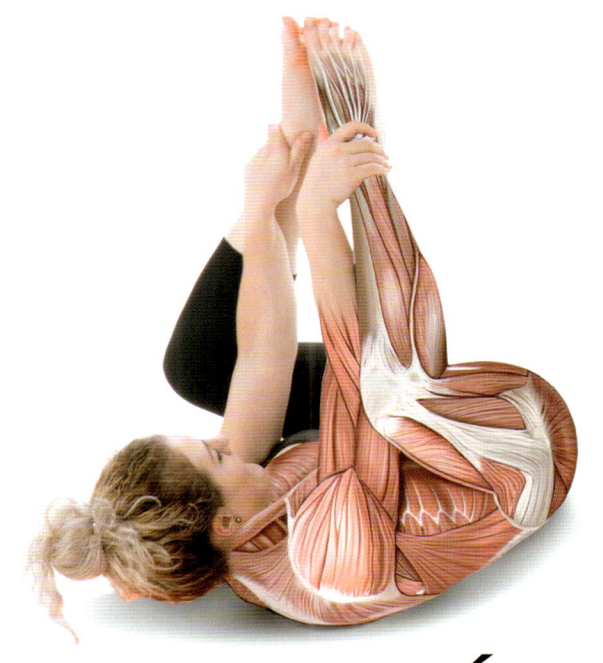

# ANATOMÍA &
# PILATES
## 해부학과 필라테스

윤숙향　박지윤　박혜원　손세인
심소연　전유범　최예지　현채원　엮음

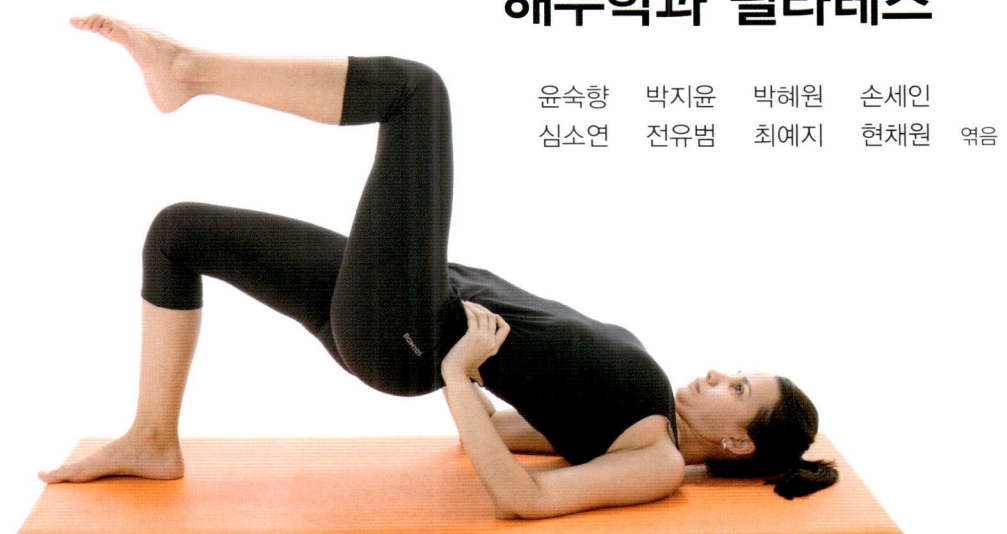

# 해부학과 필라테스
# ANATOMÍA & PILATES

Original Spanish title: ANATOMÍA & PILATES
Text: Carmen Perelló Navarro
Illustrator: Myriam Ferrón
Photographies: Nos i Soto
© Copyright 2021 Editorial Paidotribo—World Rights
Published by Editorial Paidotribo, Spain
© Copyright of this edition: DH MEDIA
This Korean translation edition arranged through THE AGENCY SOSA

이 책의 한국어판 저작권은
에이전시 Sosa를 통한
스페인 Paidotribo 출판사와의 독점계약으로
도서출판 DH미디어가 소유합니다.
저작권법에 의해 한국 내에서 보호받는 저작물이므로
무단전재와 무단복제를 금합니다.

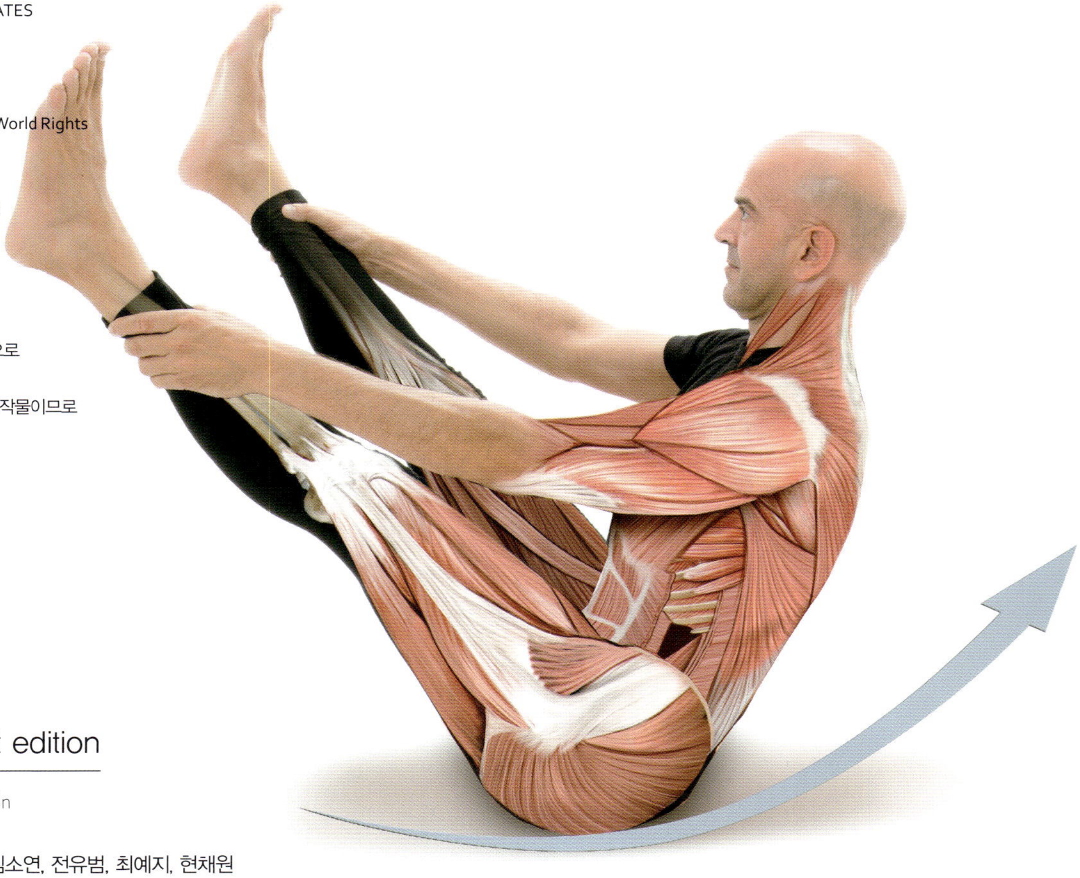

## 해부학과 필라테스 1판
## Anatomy & Pilates 1st edition

저자 | Carmen Perelló, Myriam Ferrón
대표역자 | 윤숙향
공동역자 | 박지윤, 박혜원, 손세인, 심소연, 전유범, 최예지, 현채원

초판 1쇄 발행 | 2025년 4월 25일
발행인 | 양원석
발행처 | DH미디어
디자인 | 최연정
신고번호 | 제2017-000022호
전화 | 02-2272-9731
팩스 | 02-2271-1469

ISBN 979-11-90021-57-9  93690
정가 30,000원

※잘못 만들어진 책은 구입처 및 DH미디어 본사에서 교환해 드립니다.

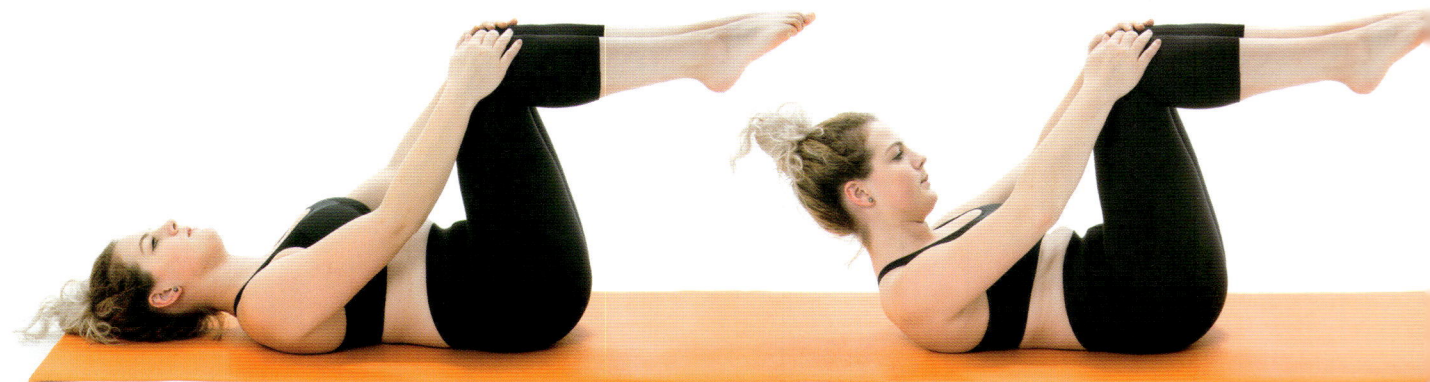

# 서문

현재 시중에는 다양한 관점에서 필라테스 방법을 설명하는 매뉴얼이 많이 있다. 이 책에서는 해부학적 관점을 제시하여 인체와 필라테스 운동 사이의 연관성을 확립하고자 한다. 우리 몸의 복잡한 운동 기관과 인체가 어떻게 움직이는지, 각 운동에 가장 중요한 근육에 집중하며 어떤 근육이 관여하는지 알고자 한다.

첫 번째 파트에서는 이 방법의 기원과 창시자, 수행을 통해 얻을 수 있는 이점, 수행 방법 및 이를 위한 기구나 도구 등에 대한 정보를 제공한다. 또한 기초 원칙 및 수행의 최대 성과를 도출하기 위한 개념들을 학습한다.

두 번째 파트에서는 수행 시작 시 염두에 두어야 할 부분: 주의사항, 올바른 자세, 신체 정렬 방법, 복부 근육과 골반기저근을 활성화하기 위한 호흡법 등에 대해 살펴본다.

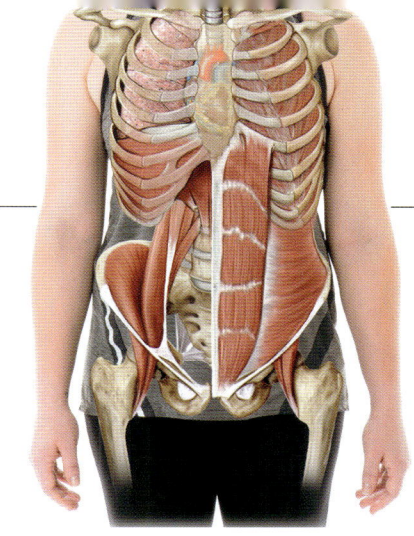

또한 견갑대, 척추 및 골반을 안정시키고 호흡과 움직임을 조정하는 방법을 배우기 위한 몇 가지 사전 준비 운동을 살펴본다. 이 모든 것의 목표는 필라테스를 안전하고 즐거운 방법으로 수련할 수 있도록 우리의 신체와 정신을 준비하는 것이다.

운동은 난이도에 따라 초급, 중급 및 고급의 세 가지 큰 그룹으로 나뉜다. 점진적으로 수행할 때 필라테스의 효과를 최대한 활용할 수 있으므로 난이도를 고려하여 학습 및 수련 순서를 따라가는 것을 추천한다.

마지막 페이지에는 레벨별 표 형태 요약본이 포함되어 있어 전체적으로 파악하고 기억하는 데 도움을 줄 것이다.

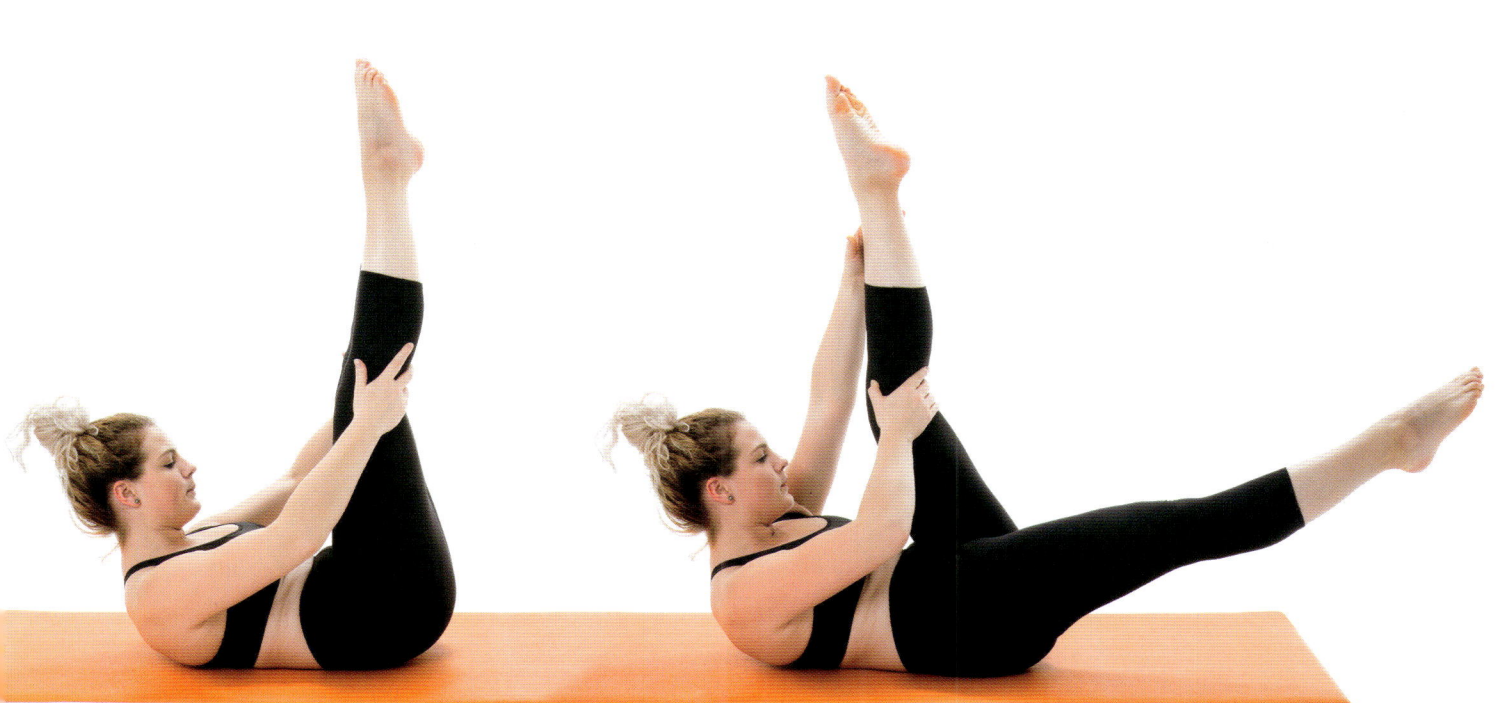

# 목차

| | |
|---|---|
| 교재 활용법 | 6 |
| 추가 콘텐츠 접근 방법 | 7 |

### 필라테스 메소드     8

**필라테스 메소드**
| | |
|---|---|
| 필라테스 메소드란 무엇인가? | 10 |
| 이점 | 12 |

**주요 필라테스 기구**
| | |
|---|---|
| 리포머, 캐딜락, 체어, 배럴 | 14 |
| 소도구 | 16 |

**조셉 필라테스의 기본 원리**
| | |
|---|---|
| 메소드 특징 | 18 |
| 조절, 정확성, 흐름 | 20 |
| 호흡 | 22 |
| 필라테스 호흡 | 24 |
| 코어 | 26 |
| 움직임 분절 | 28 |
| 관절과 근육의 유연성 | 29 |
| 자세 정렬 | 30 |
| 통합 | 31 |

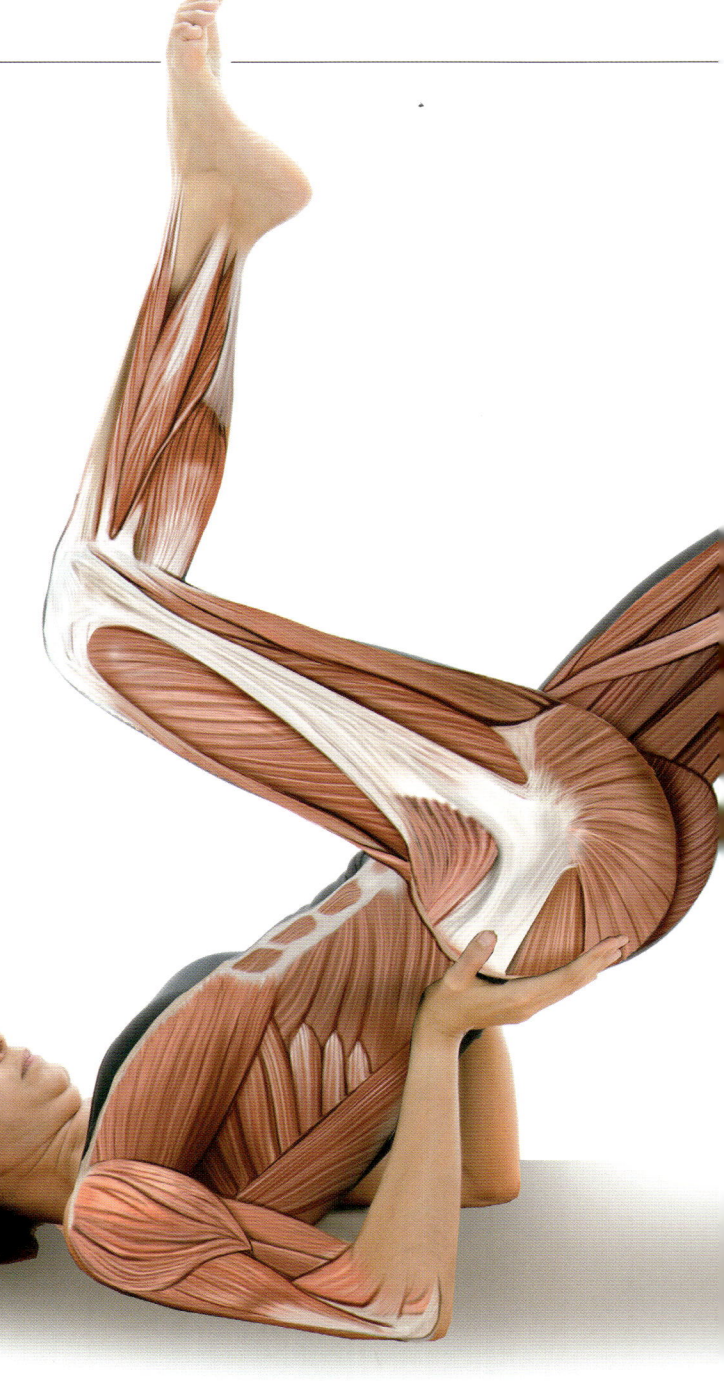
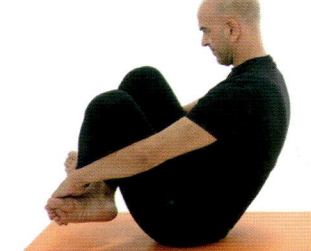
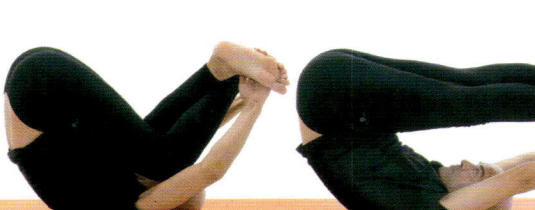
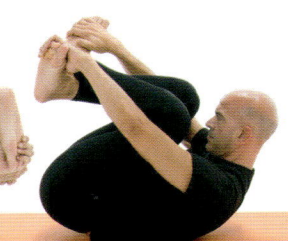
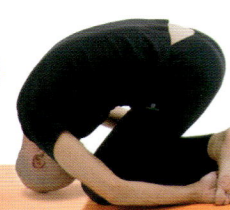

# 목차

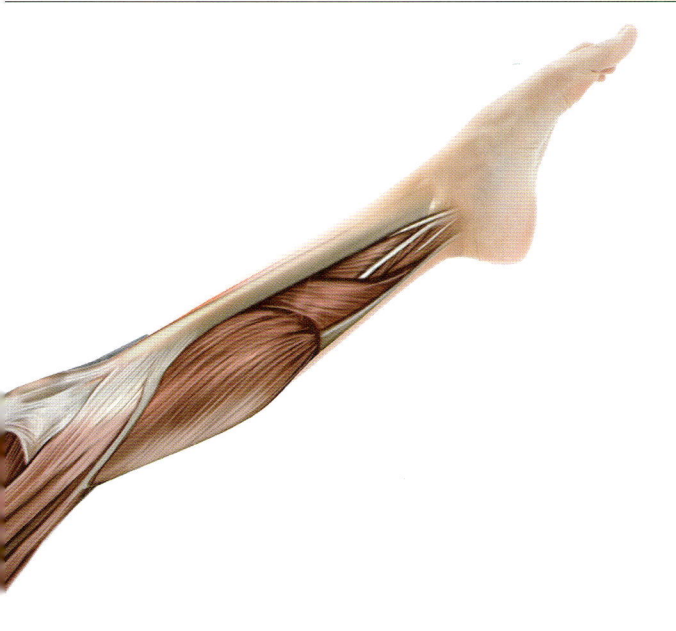

| | |
|---|---|
| **필라테스 동작** | 32 |
| **기초 입문** | |
| 시작하기 전에 | 34 |
| 목과 어깨의 위치 | 36 |
| 골반과 척추의 위치 | 38 |
| **안정화와 분리** | |
| 슬라이딩 레그 | 40 |
| 힙 릴리즈 | 42 |
| 레그 스윙 | 44 |
| 싱글 레그 체인지 | 46 |
| 체스트 리프트 | 48 |
| 오블리크 | 50 |
| 사이드 투 사이드 | 52 |
| 고양이 자세 | 54 |
| 네 발 자세 | 56 |
| 브릿지 | 58 |
| **초급 운동** | |
| 햄스트링 익스텐션 | 60 |
| 레그 서클 | 62 |
| 롤업 | 64 |
| 롤링 | 66 |
| 싱글 레그 스트레치 | 68 |
| 햄스트링 풀 | 70 |
| 스파인 스트레치 | 72 |
| 스파인 트위스트 | 74 |
| 쏘우 | 76 |
| 머메이드 | 78 |
| 백 익스텐션 | 80 |
| 싱글 레그 킥 | 82 |
| 사이드 킥 시리즈 | 84 |
| 사이드 킥 시리즈: 서클, 사이드 스플릿 | 86 |
| 사이드 킥 시리즈: 시저 | 88 |
| **중급 운동** | |
| 크리스크로스 | 90 |
| 물개 | 92 |
| 더블 레그 스트레치 | 94 |
| 업 앤 다운 | 96 |
| 더블 레그 오프닝 + 익스텐션 | 98 |
| 넥 풀 | 100 |
| 롤오버 | 102 |
| 오픈 레그 라커 | 104 |
| 크랩 | 106 |
| 더블 레그 킥 | 108 |
| 스위밍 | 110 |
| 암 서클: 엎드린 자세 | 112 |
| 사이드 킥 | 114 |
| 레그 풀 | 116 |
| 힙 서클 | 118 |
| **고급 운동** | |
| 헌드레드 | 120 |
| 컨트롤 밸런스 | 122 |
| 코르크스크루 | 124 |
| 숄더 브릿지 | 126 |
| 시저 | 128 |
| 바이시클 | 130 |
| 잭나이프 | 132 |
| 티저 | 134 |
| 부메랑 | 136 |
| 밸런스: 엎드린 자세 | 138 |
| 레그 풀 프런트 | 140 |
| 푸시업 | 142 |
| 스완 다이빙 | 144 |
| 닐링 사이드 킥 | 146 |
| 트위스트 | 148 |
| **필라테스 표** | |
| 기초 입문 | 150 |
| 초급 | 152 |
| 중급 | 154 |
| 고급 | 156 |
| 용어 | 158 |

# 교재 활용법

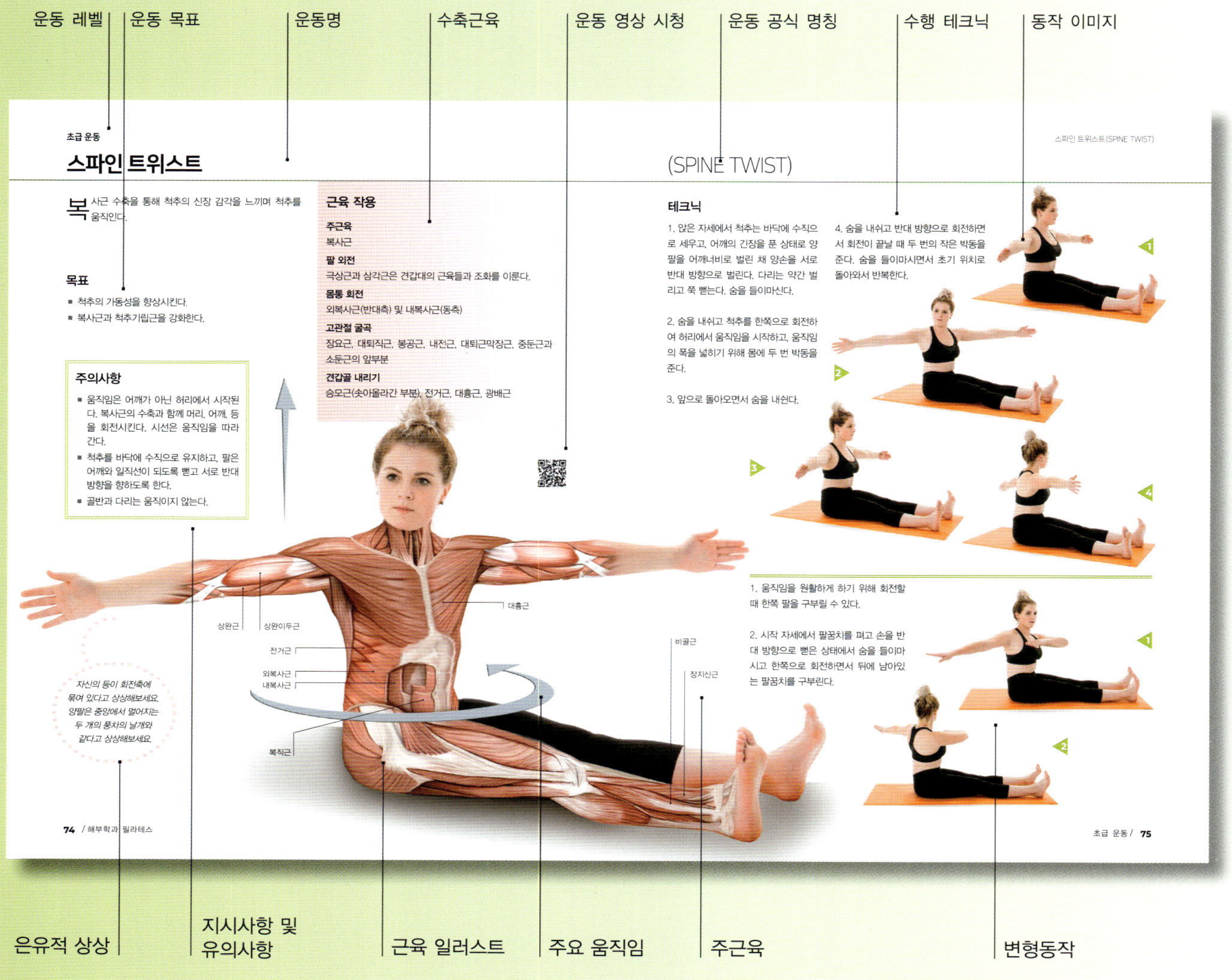

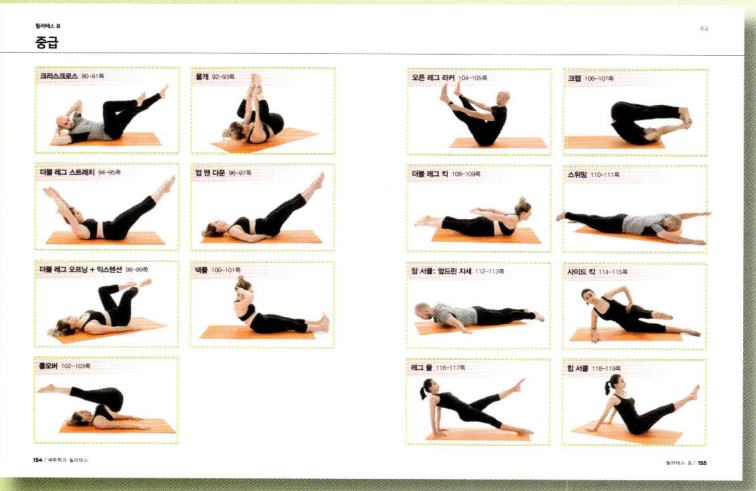

운동 레벨 | 운동 목표 | 운동명 | 수축근육 | 운동 영상 시청 | 운동 공식 명칭 | 수행 테크닉 | 동작 이미지

은유적 상상 | 지시사항 및 유의사항 | 근육 일러스트 | 주요 움직임 | 주근육 | 변형동작

## 운동표

책의 마지막 페이지에는 모든 연습문제를 난이도에 따라 표로 정리한 요약본을 제공한다.

**기초 입문**
**초급**
**중급**
**고급**

# 추가 콘텐츠

책에 실린 내용 외에도 해부학과 필라테스 페이지에 55개의 동영상 튜토리얼로 구성된 추가 콘텐츠들이 포함되어 있다. 모바일 기기로 각 페이지에 있는 QR 코드를 스캔하면 추가 콘텐츠 시청이 가능하다.

## 비디오 튜토리얼 포함

아이콘이 표시된 모든 페이지에서 접근 가능하다.

멀티미디어 콘텐츠를 사용하기 위해서는 인터넷 연결이 필요하다.

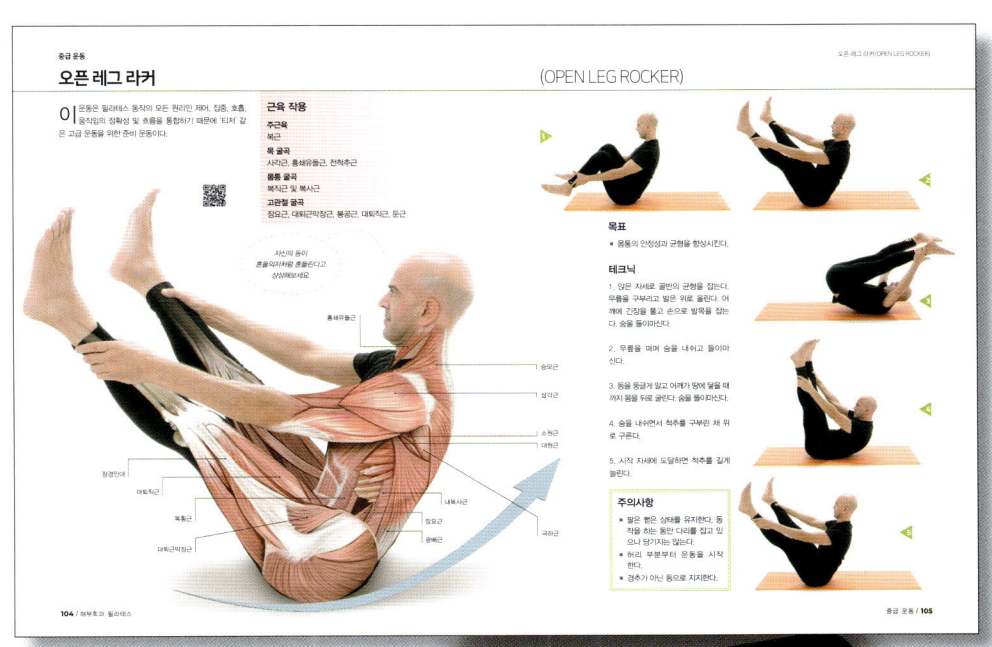

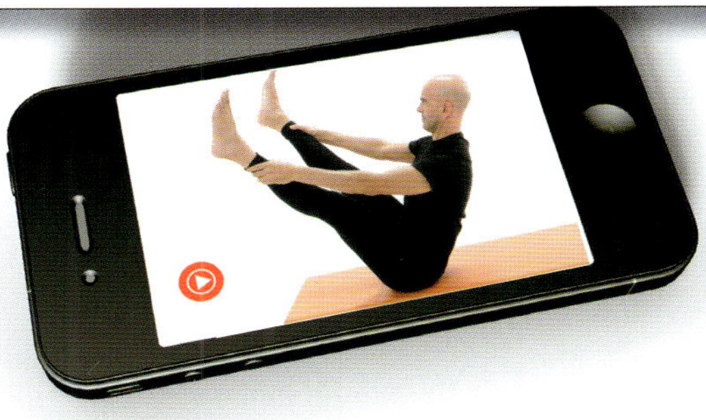

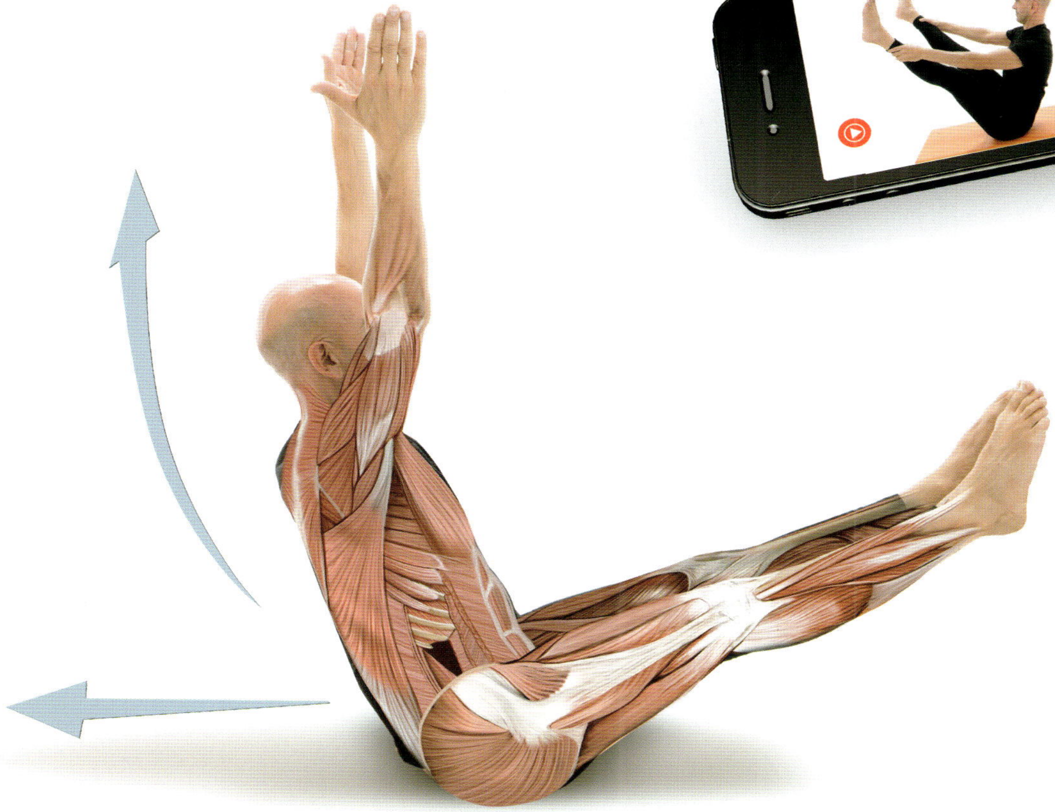

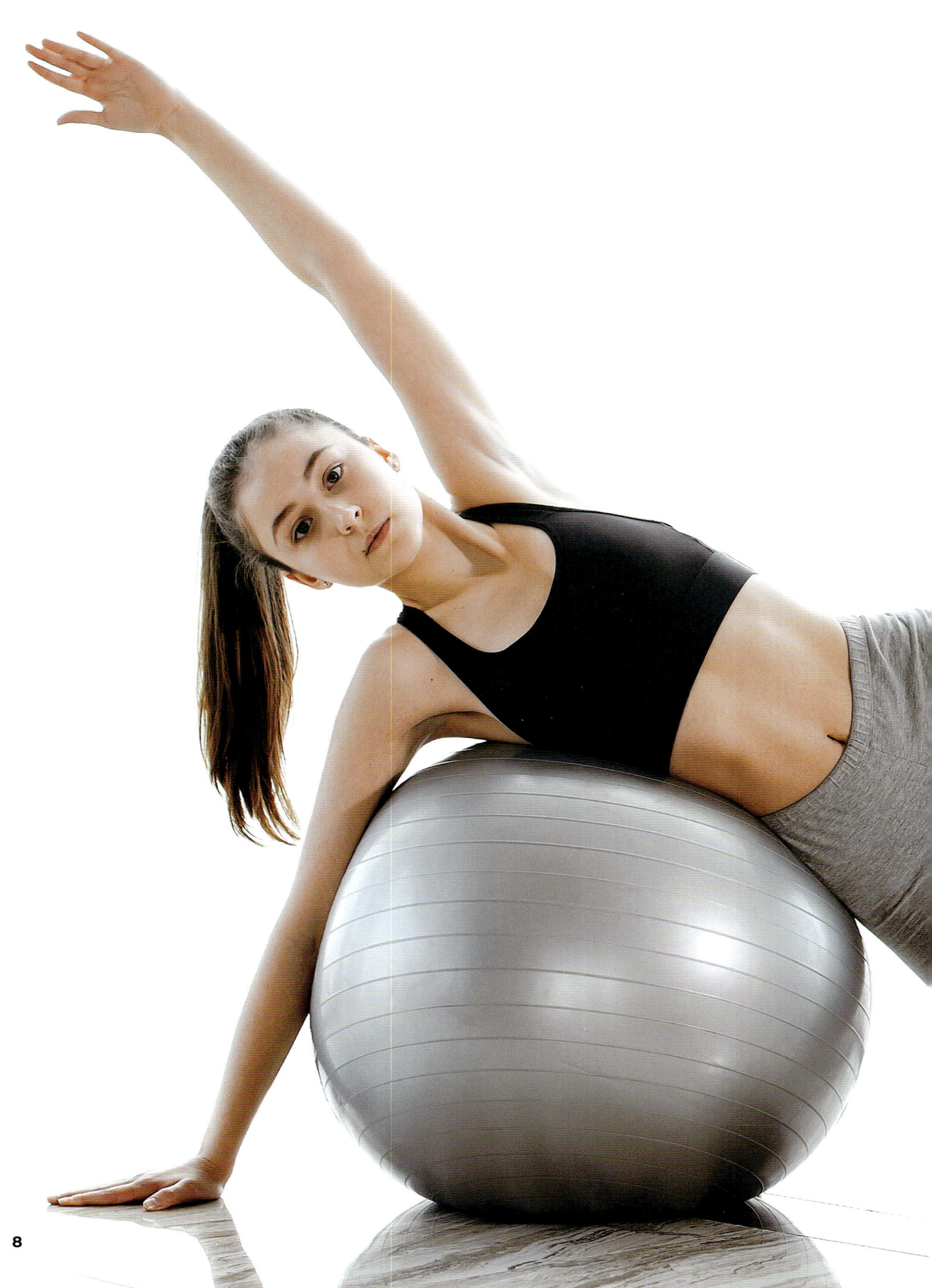

# 필라테스 메소드

"필라테스는 몸과 마음, 정신의 완벽한 조율이다. 필라테스를 통해 먼저 자신의 몸을 완전히 통제한 다음, 적절한 동작의 반복을 통해 점진적·점차적으로 모든 무의식적인 활동에 대한 자연스러운 리듬과 협응력을 습득하게 된다.

"자신감, 균형감, 욕구를 충족시킬 수 있는 힘을 가졌다는 자각, 삶에 대한 새로운 활기찬 관심은 필라테스 수련의 자연스러운 결과다."

조셉 필라테스(Joseph H. Pilates)

필라테스 메소드

# 필라테스 메소드란 무엇인가

필라테스는 자세, 유연성, 힘, 조율, 신체의 균형 및 호흡을 개선하는 제어되고 체계화된 신체 활동의 한 방법이다.

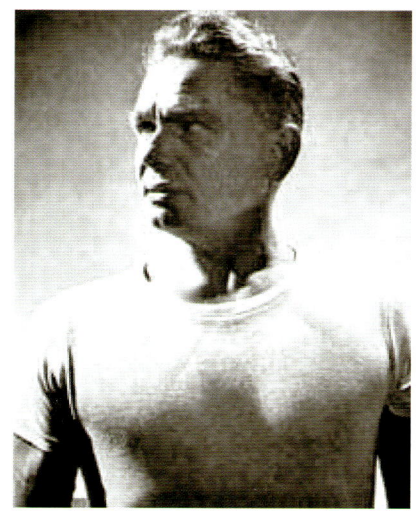

필라테스는 1883년 독일 뒤셀도르프 근교에서 태어난 조셉 필라테스(Joseph Hubertus Pilates)에 의해 개발되었다. 어린 시절 천식, 구루병 같은 건강 문제로 고생한 그는 거동이 제한될 만큼 약하고 병약했던 신체를 강화하기 위해 다양한 분야의 신체 활동을 연습했다. 그는 평생 체조, 복싱, 스키, 다이빙을 했고 서커스 공연자, 런던경찰국(Scotland Yard)에서 호신술 교관으로 일하기도 했다. 그 과정에서 지식에 대한 갈증이 일어나 자신의 운동 시스템의 이론적 기반이 된 인체 해부학, 생물학, 물리학을 공부했다.

제1차 세계대전 중 강제수용소에 수감된 그는 그곳에서 자신의 기술을 개발하고 동료들에게 가르치기 시작했으며, 그중 일부는 병에 걸렸지만 1918년 독감 유행병을 극복할 수 있었다. 이후 맨섬(Isle of Man) 병원에서 근무하며 스프링을 이용하는 방법을 고안해냈다.

환자의 거동과 근력을 개선하기 위한 침대를 개발했는데, 이에 따라 환자들의 회복이 훨씬 빨라지는 것을 확인했다. 이 경험을 바탕으로 그는 운동하는 방법의 물리적 조건들을 보완할 기구 고안에 대한 아이디어를 만들어내기 시작했다. 전쟁이 끝난 후 그는 독일로 돌아왔고 이후 미국으로 이주했다. 그가 고안한 방법은 미국의 무용계에서 무용수들의 부상 회복에 도움이 되는 것으로 호평을 받았다. 그는 자신의 첫 스튜디오를 뉴욕에 열었다.

1967년 조셉 필라테스가 사망한 후, 그의 많은 제자들은 개인 스튜디오를 열고 필라테스를 발전시켰으며, 다른 전문가들을 훈련시켰다. 아울러, 신체 기능에 대한 새로운 지식을 접목하여 이를 수정하고 업데이트했다.

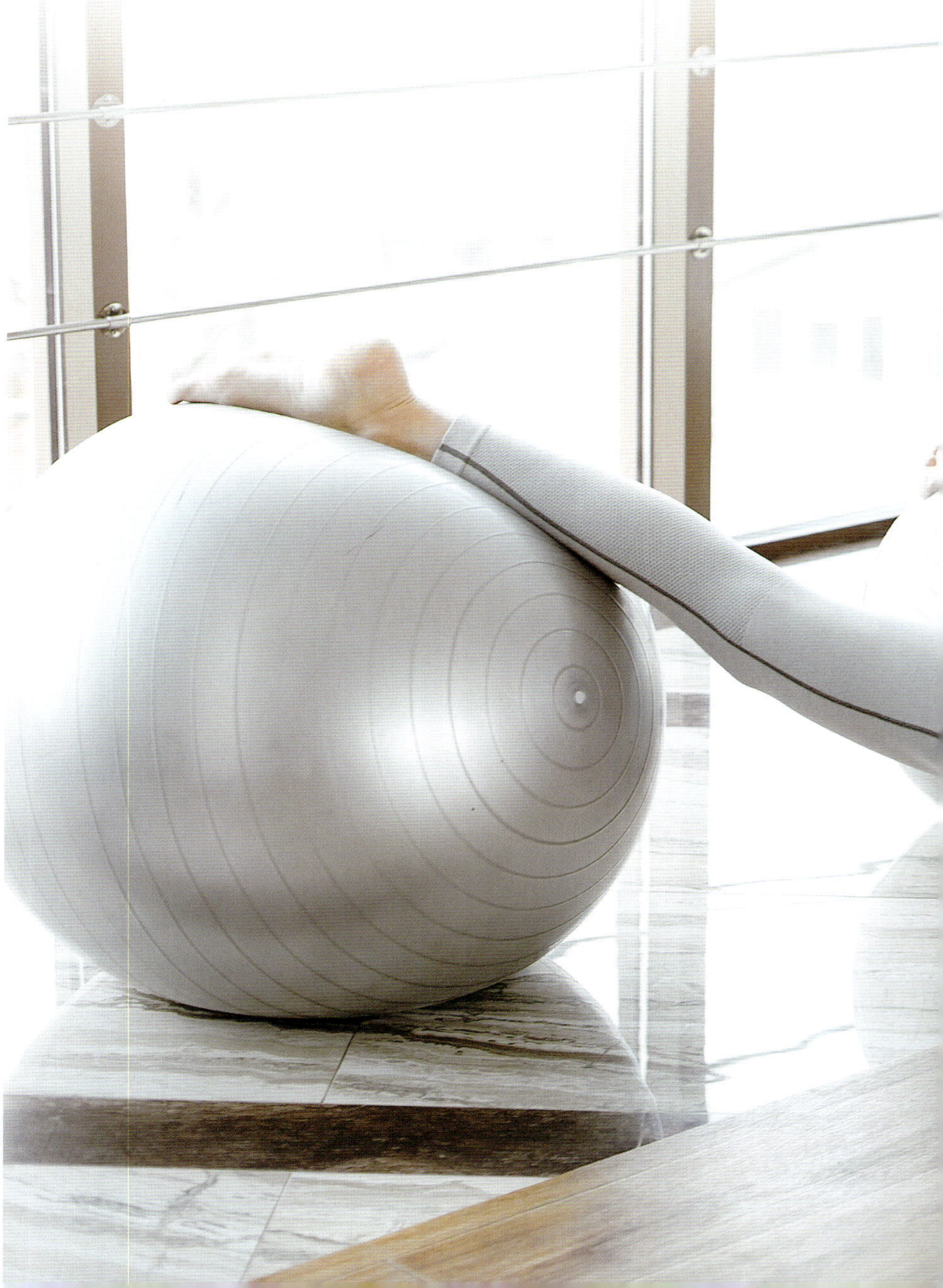

이처럼, 그의 후계자들의 헌신과 신체 운동의 이점에 대한 사람들의 인식이 제고되면서 전 세계에 수많은 학교가 설립되어 그의 유산을 이어가고 있다.

한 세기가 지난 오늘날에도 필라테스 방법의 개념은 피트니스 세계에서 여전히 인정받고 있으며, 체조 및 재활 분야에서 활용되고 있다. 이 방법은 힘의 중심, 집중, 조절, 정확성, 호흡, 흐름이라는 6가지 움직임 원칙을 기반으로 하며, 이후 페이지에서 자세히 설명한다.

이 책에 나와있는 모든 운동은 조셉 필라테스가 고안한 것이지만, 일부 운동은 그가 수행한 정확한 순서와 다를 수 있다.

*핏볼을 활용한 매트 필라테스 운동을 수행 중인 그룹 수업*

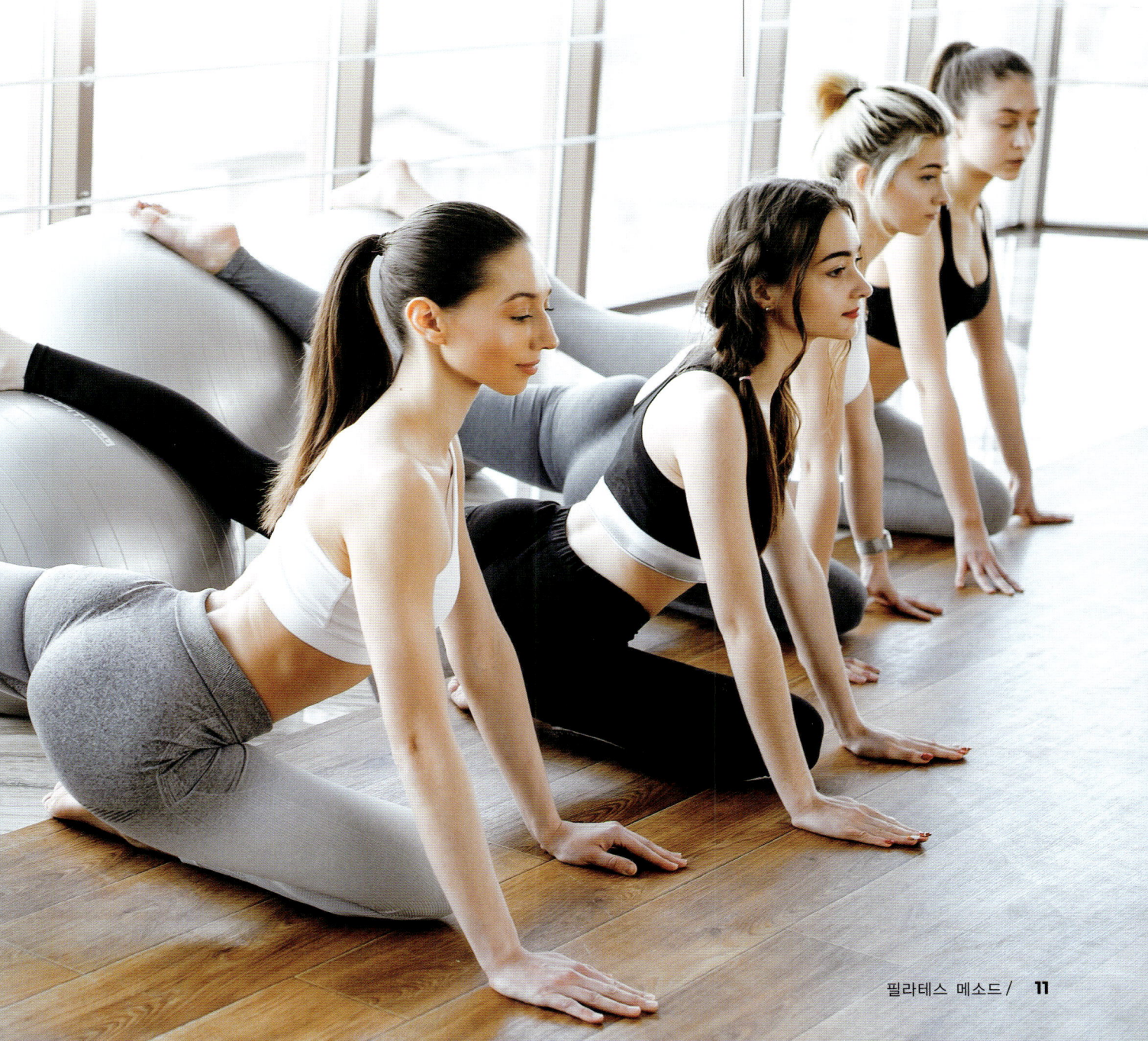

필라테스 메소드

# 이점

**필**라테스를 규칙적으로 수행할 때 얻는 수많은 이점 중 두드러지는 장점은 다음과 같다.

- 근긴장도 완화, 유연성 향상
- 관절 가동성 향상, 조정력 향상
- 올바른 자세 확립에 기여, 자신감 향상
- 신체와 정신의 통합 촉진, 행복감 조성, 질병 예방 효과
- 신체 컨디션 개선, 삶의 질 향상

필라테스는 신체 상태와 관계없이 모든 연령대의 사람들에게 유익하다. 좌식 생활을 하는 사람들에게는 점진적이고 부담 없이 올바른 방법으로 신체 운동을 시작하는 데 도움을 주며, 운동선수들에게는 훈련으로 인한 부상을 최소화하며 운동 능력을 향상시켜준다. 재활 프로그램의 치료 운동 시스템으로서의 필라테스는 항상 운동을 감독해주는 전문가의 도움을 받아야 하며, 필요한 경우 교정을 받아야 한다. 필라테스를 규칙적으로 수행하면 우리의 삶과 일상에 작은 변화들을 가져올 수 있는 바람직한 습관을 기를 수 있다. 이러한 긍정적인 변화는 직장에서든 집에서든, 매일 산책할 때, 쇼핑백을 들 때, 공원에서 자녀나 손자를 안아 들어줄 때 또는 기타 수많은 상황에서 우리가 하는 모든 활동을 용이하게 해줄 것이다.

몸과 마음을 통합하는 마음 챙김 방식으로 운동을 하면 자기인식이 가능해지며, 전반적인 삶의 질이 향상된다. 근긴장도, 유연성, 관절 가동성이 개선되면 몸의 자세가 더 바르게 되고, 이는 자신감으로 이어지게 된다.

결과적으로, 필라테스는 이를 수행하는 사람들의 삶의 질을 향상시킨다.

*수업의 마지막에는 스트레칭과 이완 운동을 한다.*

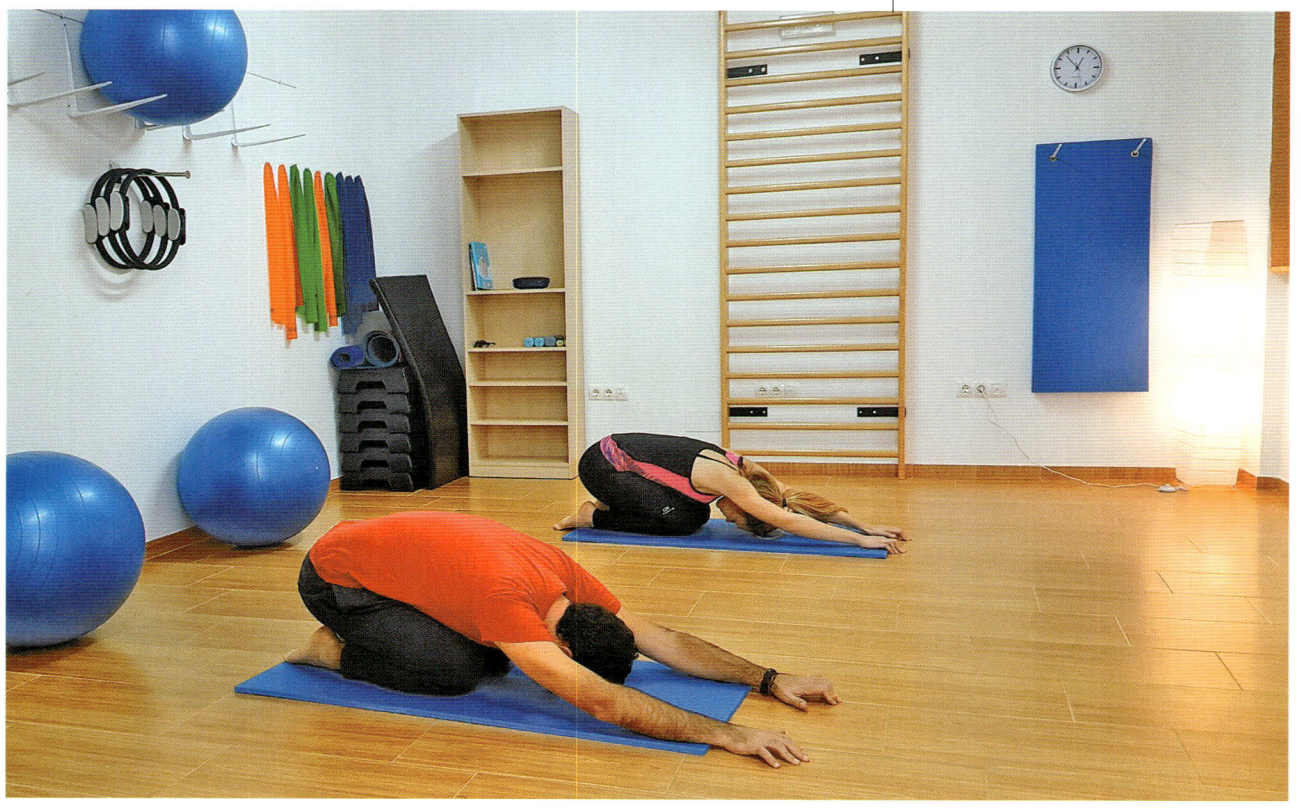

| 근긴장도 완화 | 유연성 향상 | 관절 가동성 향상 |
|---|---|---|
| 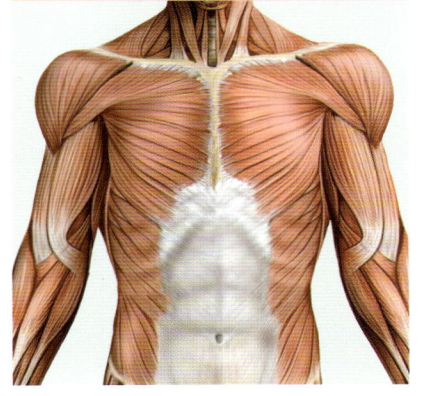 | 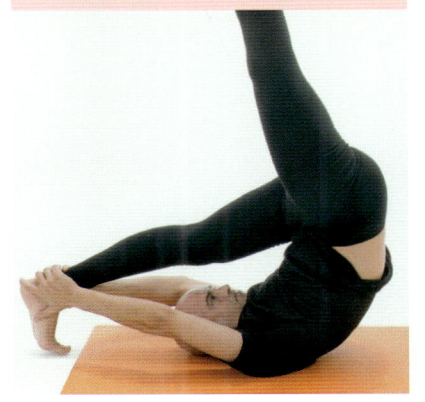 | 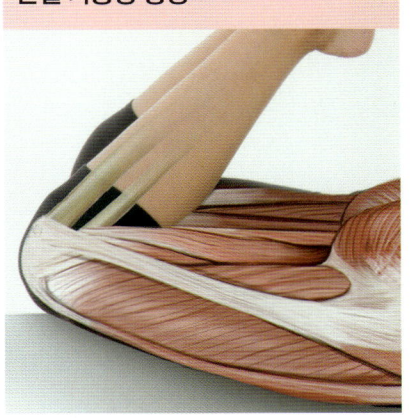 |
| 조정력 향상 | 올바른 자세 확립에 기여 | 신체와 정신의 통합 촉진/자신감 향상 |
| 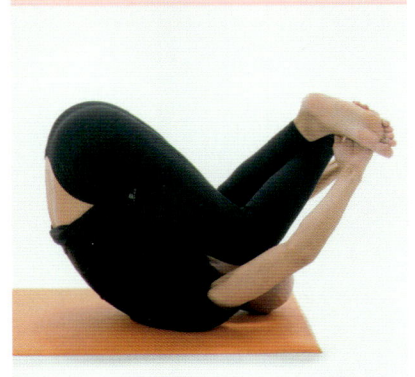 | 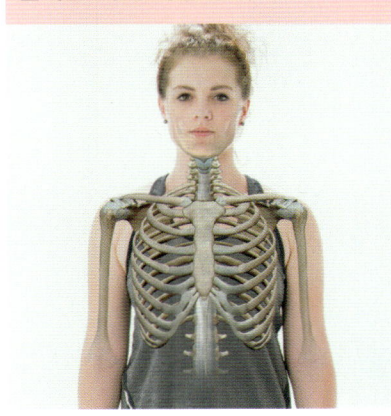 | 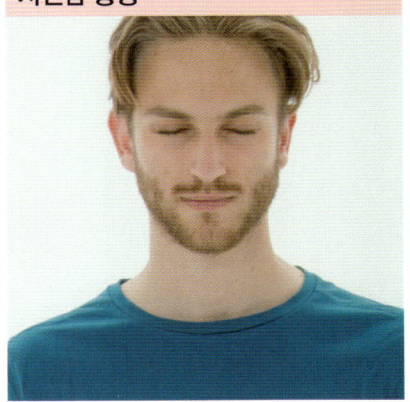 |
| 행복감 조성 | 질병 예방 효과/신체 컨디션 개선 | 삶의 질 향상 |
| 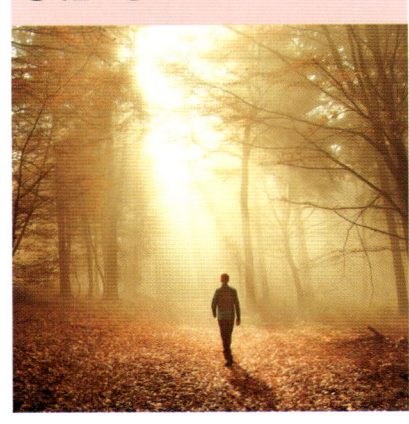 | 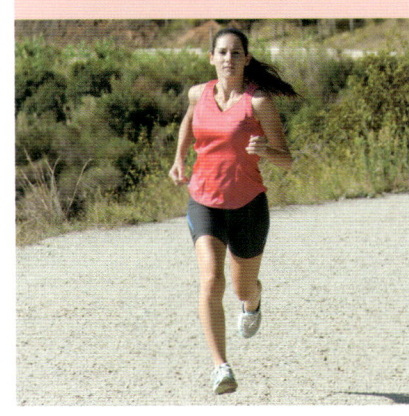 | 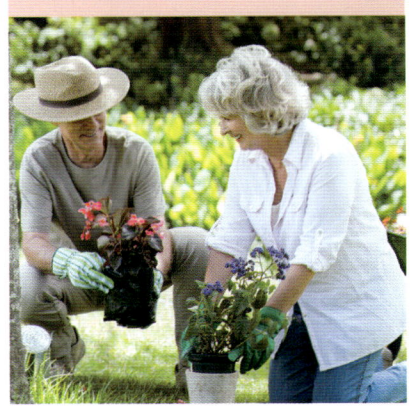 |

주요 필라테스 기구

# 리포머, 캐딜락, 체어, 배럴

**필**라테스 운동은 매트나 깔개를 사용하여 바닥에서 수행 가능하며 필라테스 수행에 특화된 기구를 통해 수행할 수 있다. 저자는 다양한 기구를 고안해냈으며, 전 세계적으로 가장 많이 사용되고 기본이라고 여겨지는 기구들은 리포머, 캐딜락, 체어, 배럴이다. 기구들은 각각의 특징을 가지고 있다.

## 리포머

가장 널리 알려지고 사용되는 기구이다. 침대에서 영감을 받은 이 기구는 레일을 따라 움직이며 스프링으로 지지되는 패딩 보드로 구성되어 있다.

사용자가 다양한 자세(눕기, 앉기, 무릎 꿇기, 서기)를 취할 수 있으며, 스프링의 저항력이 다양하여 발가락부터 머리까지 신체의 모든 근육을 강화하고 늘릴 수 있다.

활용성은 우리의 능력과 상상력에 의해서만 제한될 뿐 무한하며, 어떤 목적으로든지 사용 가능하다. 필라테스 운동을 연습하고자 하는 초보자를 위한 초급 수준의 기구이다.

## 캐딜락

조셉 H. 필라테스가 수년간 환자와 부상자의 재활을 돕기 위해 사용한 병원 침대에서 영감을 받았다. 금속 프레임으로 둘러싸인 침대로, 푸시바, 트라페즈바, 다양한 저항의 스프링으로 구성된다.

관절 운동과 복부 부위의 조절력을 향상시키기 위해 상지와 하지를 사용하는 운동에 적합하다. 리포머와 달리 이 침대는 움직이지 않는다.

*리포머는 필라테스 기구 중 가장 보편적인 기구이다. 스프링으로 지지되는 패딩 보드로 구성되어 있다.*

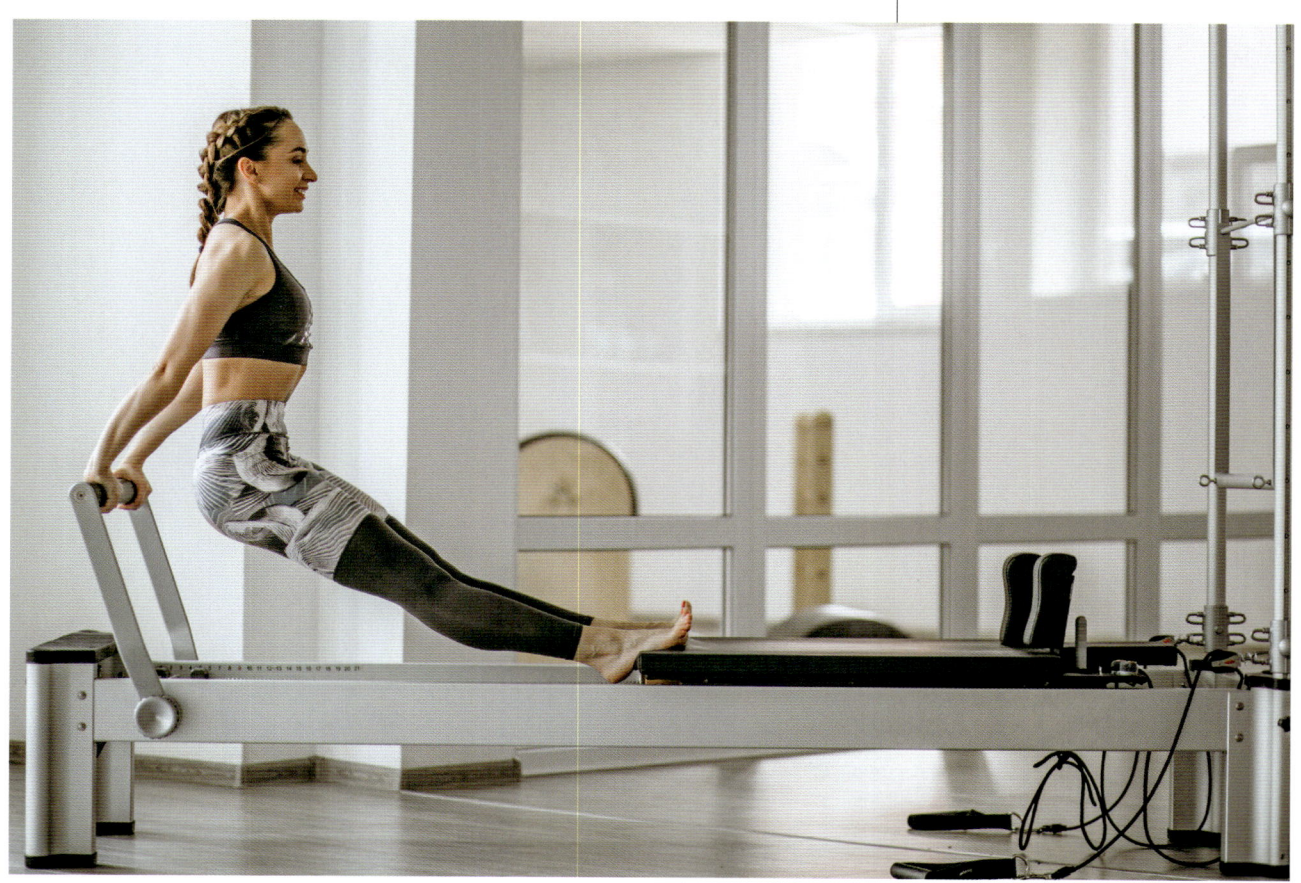

리포머, 캐딜락, 체어, 배럴

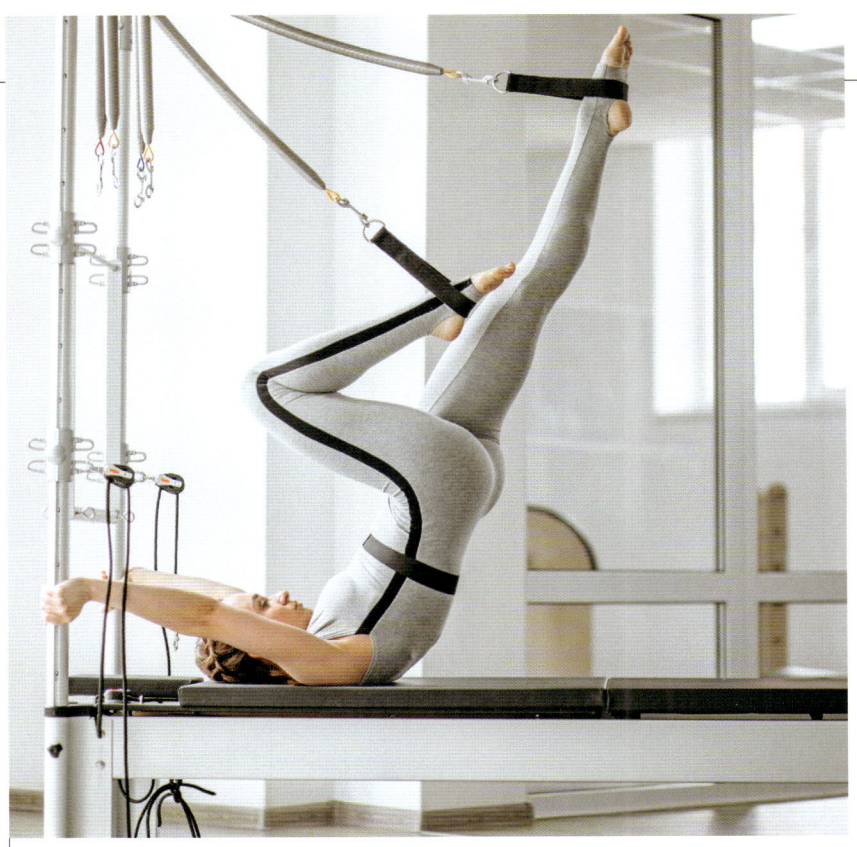

## 체어

체어는 두 개의 페달이 달린 상자로, 저항이 다른 두 개의 스프링과 측면에 두 개의 손잡이가 있다. 매우 간단한 장치이지만 이를 통해 수많은 운동을 수행할 수 있다.

다른 기구들에 비해 우리 몸의 불균형과 약점이 더 드러나기 때문에 사용이 까다롭고 쉽지 않다.

## 배럴

배럴에는 사다리 배럴이라고도 하는 빅 배럴과 스파인 코렉터 또는 스몰 배럴이라 불리는 두 가지 유형이 있다. 두 개 다 스프링이나 움직이는 구조물이 없기 때문에 스프링 대신 중력의 힘을 이용해 저항을 발생시킨다. 근육을 강화하고 스트레칭을 가능케 하는 기술적 장치이다. 척추 관절과 대칭에 작용하여 올바른 신체 정렬을 유지하는 데 도움을 준다.

*캐딜락은 푸시바, 트라페즈바, 다양한 저항의 스프링 등 금속 프레임으로 둘러싸인 침대이다.*

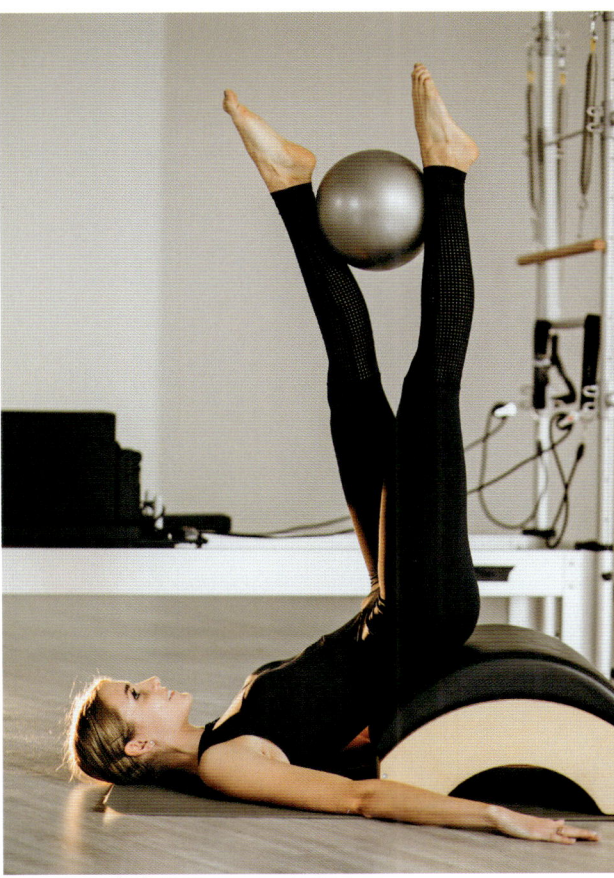

*근육을 강화하고 스트레칭을 하기 위한 다양한 종류의 배럴이 있다.
사진 속의 배럴은 미디엄 배럴이다.*

주요 필라테스 기구 / 15

주요 필라테스 기구

# 소도구

**필**라테스는 피트니스나 재활치료 분야에서 사용하는 도구들도 통합하여 사용하기 때문에 그 가능성의 범위가 넓어지고 있다. 예를 들어 고유수용성 감각과 균형 감각을 단련하여 운동을 더 쉽게 만들거나 난이도를 높일 수 있다.

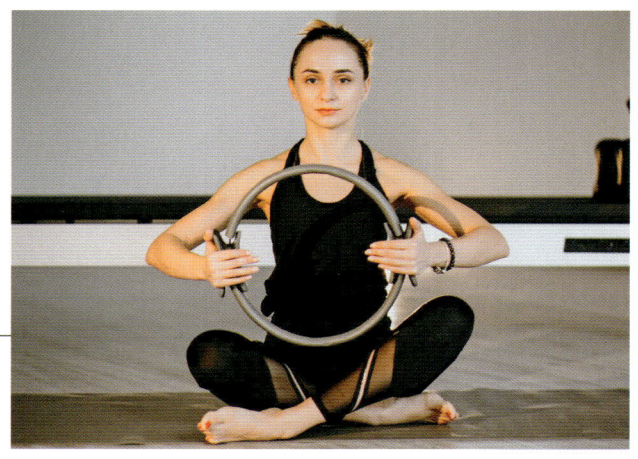

*서클링 또는 매직 서클은 허벅지 안쪽과 팔 운동에 이상적인 도구이다.*

### 핏볼

'스위스볼'이라고 불리기도 한다. 튕기거나 앉거나 누울 수 있는 커다란 공이다. 불안정한 베이스로 인해 균형 잡기가 어렵기 때문에 안정성과 균형 감각을 기를 수 있다. 근력 운동의 경우 공의 불안정성을 조절하여 운동의 난이도를 높일 수 있다.

### 탄성밴드

고무 소재이며, 몸의 모든 근육을 단련하는 데 사용된다. 근긴장도를 개선하고 스트레칭에도 사용할 수 있다.

재활치료에서도 특정 운동을 용이하게 하는 데 밴드가 사용된다. 밴드의 그립을 짧게 하거나 길게 하여 운동의 강도를 조절하여 움직임에 저항을 더하면서 난이도를 더 어렵게 만들 수 있다.

밴드의 색상은 저항의 정도를 나타내는데, 이는 판매하는 회사에 따라 다르다.

### 서클링

매직 서클이라고도 불리는 이 도구는 조셉 H. 필라테스가 발명한 유일한 제품이다. 사용하기 쉬우며 패드를 조이면서 허벅지와 팔의 안쪽을 단련하거나 안에서 밖으로 밀어내어 허벅지와 팔의 바깥쪽을 단련할 수 있다.

*핏볼 또는 스위스볼은 튕기거나 앉거나 누울 수 있는 커다란 공이다. 안정성과 균형 감각을 기르는 데 이상적이다.*

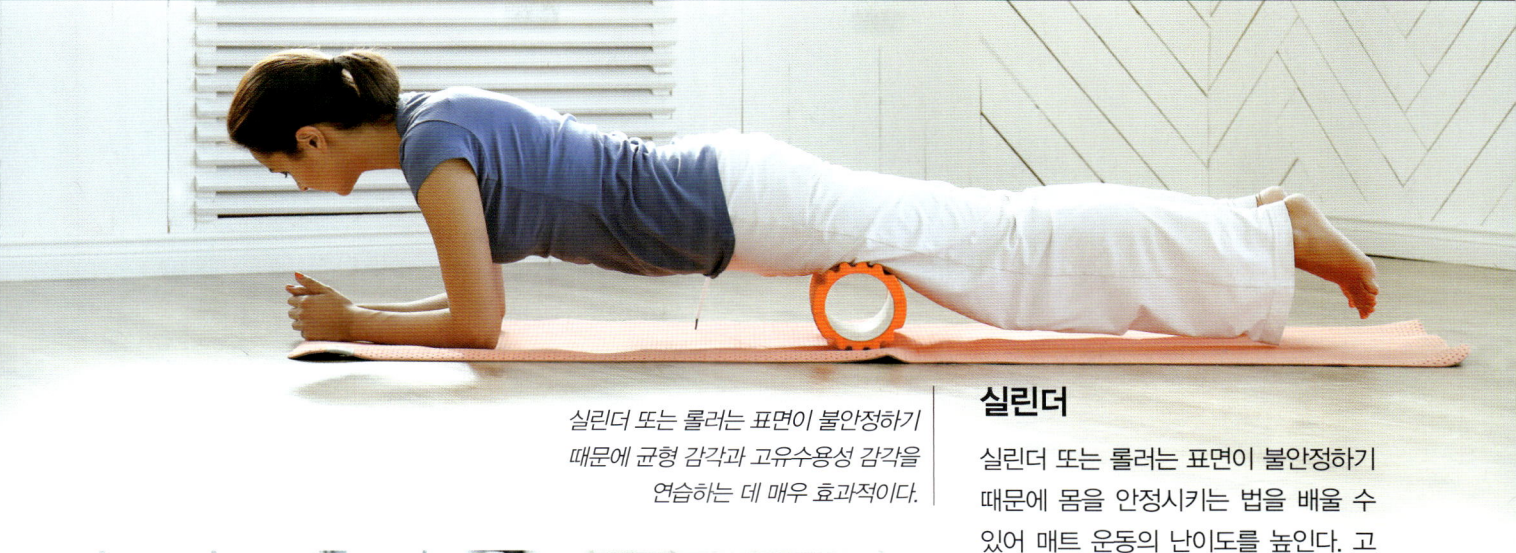

*실린더 또는 롤러는 표면이 불안정하기 때문에 균형 감각과 고유수용성 감각을 연습하는 데 매우 효과적이다.*

### 실린더

실린더 또는 롤러는 표면이 불안정하기 때문에 몸을 안정시키는 법을 배울 수 있어 매트 운동의 난이도를 높인다. 고유수용성 감각을 개선하고 허리와 어깨에 누적된 긴장을 완화하며 일상생활에서의 잘못된 자세로 인한 허리 통증을 완화하는 데 도움이 된다.

### 로테이션 디스크

서로 반대 방향으로 회전하는 두 개의 겹쳐진 디스크이다. 한 손 또는 양손을 도구 위에 올려놓거나 서거나 무릎을 꿇거나 앉을 수 있다. 움직임과 고유수용성 감각을 향상시킨다.

### 보수

반구 또는 공이 반으로 나뉜 형태로 한 부분은 둥글고 부드러워 불안정하고, 다른 부분은 평평하고 단단하여 안정성이 더 높다. 이를 통해 유산소, 근력 및 균형 운동 등 다양한 난이도의 모든 종류의 운동을 할 수 있으며 연령이나 신체 상태에 맞게 조정하여 전체적인 운동이 가능하고, 운동을 기능적으로 만들 수 있다.

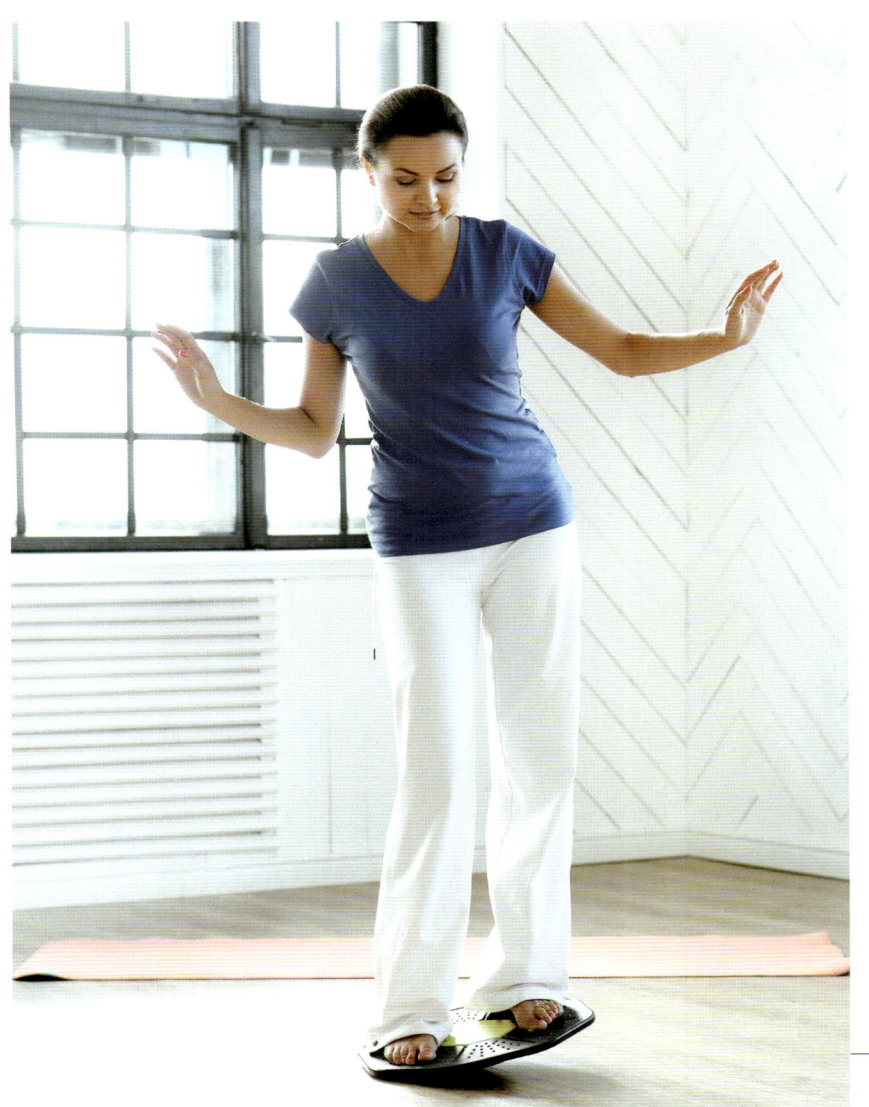

*불안정한 플레이트는 균형 감각과 고유수용성 감각을 키우는 데 도움을 준다.*

조셉 필라테스의 기본 원리
# 메소드 특징

조셉 필라테스는 "건강은 행복하기 위한 첫 번째 요건"이라고 말했다. 그는 몸과 마음은 분리할 수 없는 하나의 단위이며, 마음의 상태가 몸의 상태에 결정적인 영향을 미치고 그 반대의 경우도 마찬가지라고 생각했기 때문에 총체적인 목표를 추구하면서 두 개가 함께 작동하도록 훈련하는 것이 필요하다고 생각했다.

그의 필라테스 철학은 오늘날에도 여전히 유효한 세 가지 원칙에 기반을 두고 있다.

- 신체는 전체적으로 건강해야 하며, 이는 신체와 마음, 정신의 조화를 의미한다.
- 개인은 자신의 건강을 위해 노력해야 한다.
- 호흡은 몸과 마음에 활력을 불어넣는 최고의 조직적 정화 메커니즘 중 하나이다.

조셉 필라테스는 자신의 운동 시스템을 '컨트롤로지(contrology)'라고 불렀다. 그에 따르면 호흡의 제어 및 조정과 움직임의 에너지 중심은 서로를 보완하고 궁극적으로 더 효과적이다. 요약하자면 이 방법은 "신체를 균일하게 발달시키고, 잘못된 자세를 교정하며, 신체적 활력을 회복하는 동시에 마음을 단련하고 정신을 고양시키는" 역할을 한다.

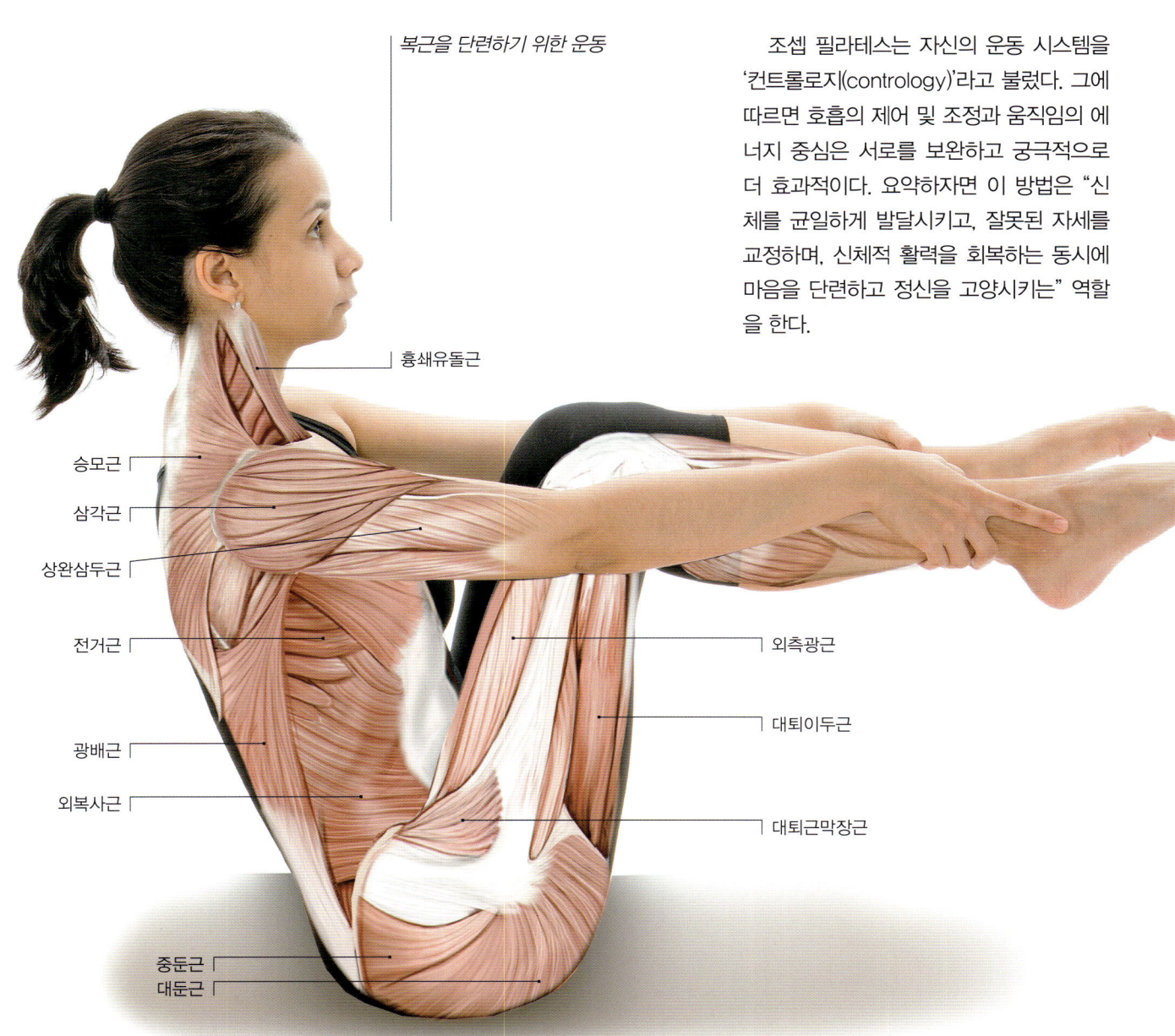

## 에너지 중심

조셉 필라테스는 이를 '파워 하우스(power house)'라고 불렀다. 몸의 무게중심을 의미하며 움직임이 발생하고 몸의 나머지 부분으로 퍼져나가는 곳이다. 중심의 내부에서 밖으로 흐른다. 해부학적으로 갈비뼈 아래쪽에서 골반 아랫부분까지를 의미한다. 복직근, 내복사근, 외복사근, 복횡근, 요방형근, 장요근 및 다열근 등 여러 근육으로 구성되어 있다.

에너지의 중심이 균형을 이루면 이를 형성하는 근육들이 더 나은 자세 정렬과 올바른 움직임의 역학을 가능하게 한다. 이를 위해서는 신체의 나머지 부분을 지탱하고 보호하며 올바르게 배치하는 몸이 튼튼해야 한다.

## 집중

필라테스에서 집중하는 법을 배우는 것은 우리의 마음과 신체의 모든 부분을 제어하기 위해 필수이다. 이는 우리가 수행하는 각 동작과 운동에 있어 올바른 정렬과 필요한 호흡을 몸과 마음으로 인식하는 것을 의미한다. 기계적으로 반복하는 것이 아니라 가능한 한 적은 긴장을 유지하며 모든 생각과 걱정을 내려두고 현재 순간에 모든 주의를 집중한다. 집중력이 높아지면 움직임의 정확성도 높아진다.

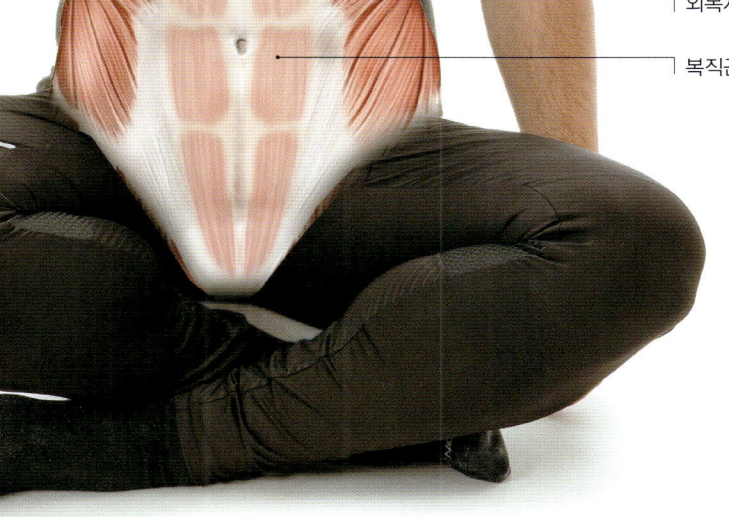

필라테스 운동을 제어력 있게 수행하기 위해서는 집중력이 필수이다.

조셉 필라테스의 기본 원리

# 조절, 정확성, 흐름

조절을 터득하는 것은 수행을 통해 달성되는 의식적인 과정이다. 조절력이 정확성과 결합되면 효율성과 운동의 질이 개선되어 움직임의 흐름이 부드러워진다.

## 조절

필라테스 수행을 시작할 때, 정확하게 하기 위해 움직임은 느리게 진행되고 통제되어야 한다. 우리의 신체와 정신이 하나 될 수 있도록 완전히 집중해야 한다. 이는 자신을 위한 시간이며, 이 시간을 최대로 활용해야 한다.

## 정확성

수행을 계속하고 움직임이 더욱 정확해지면 속도를 높일 수 있다. 하나의 운동을 반복하는 횟수보다 어떻게 운동하는가가 더 중요하다. 이 경우 '더 많이'는 '더 나은'의 동의어가 아니며, 양이 아닌 움직임의 질을 추구하는 것이다. 따라서 중력의 힘이나 추진력이 아닌 보상이 발생하는 것을 피하며 움직임을 제어하여 할 수 있는 만큼 움직일 것이다. 필라테스에서는 각 동작을 정확하게 실행하고 각 근육의 활성화에 중점을 둔다. 이러한 정확성은 부상의 위험성을 낮춰 준다.

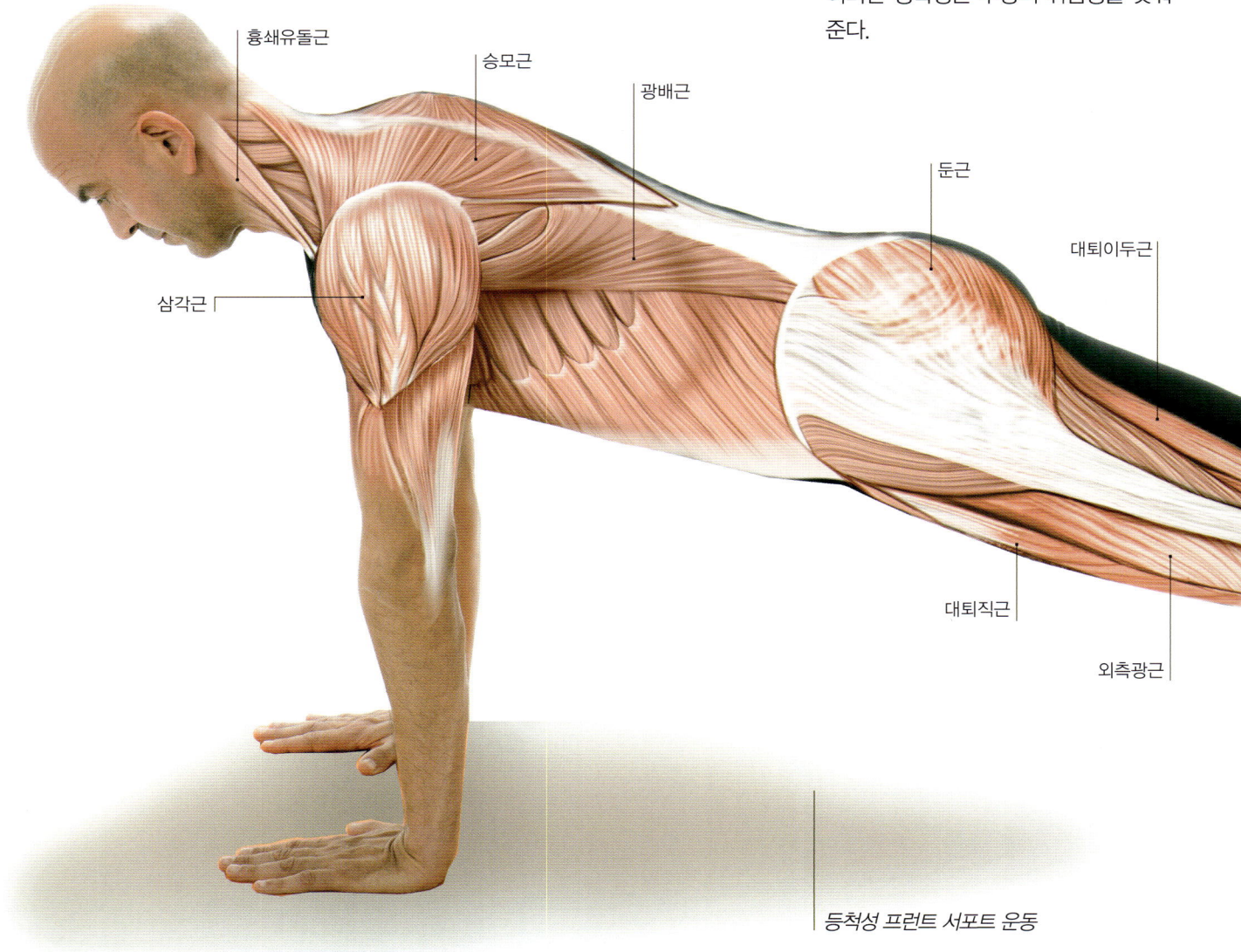

등척성 프런트 서포트 운동

조절, 정확성, 흐름

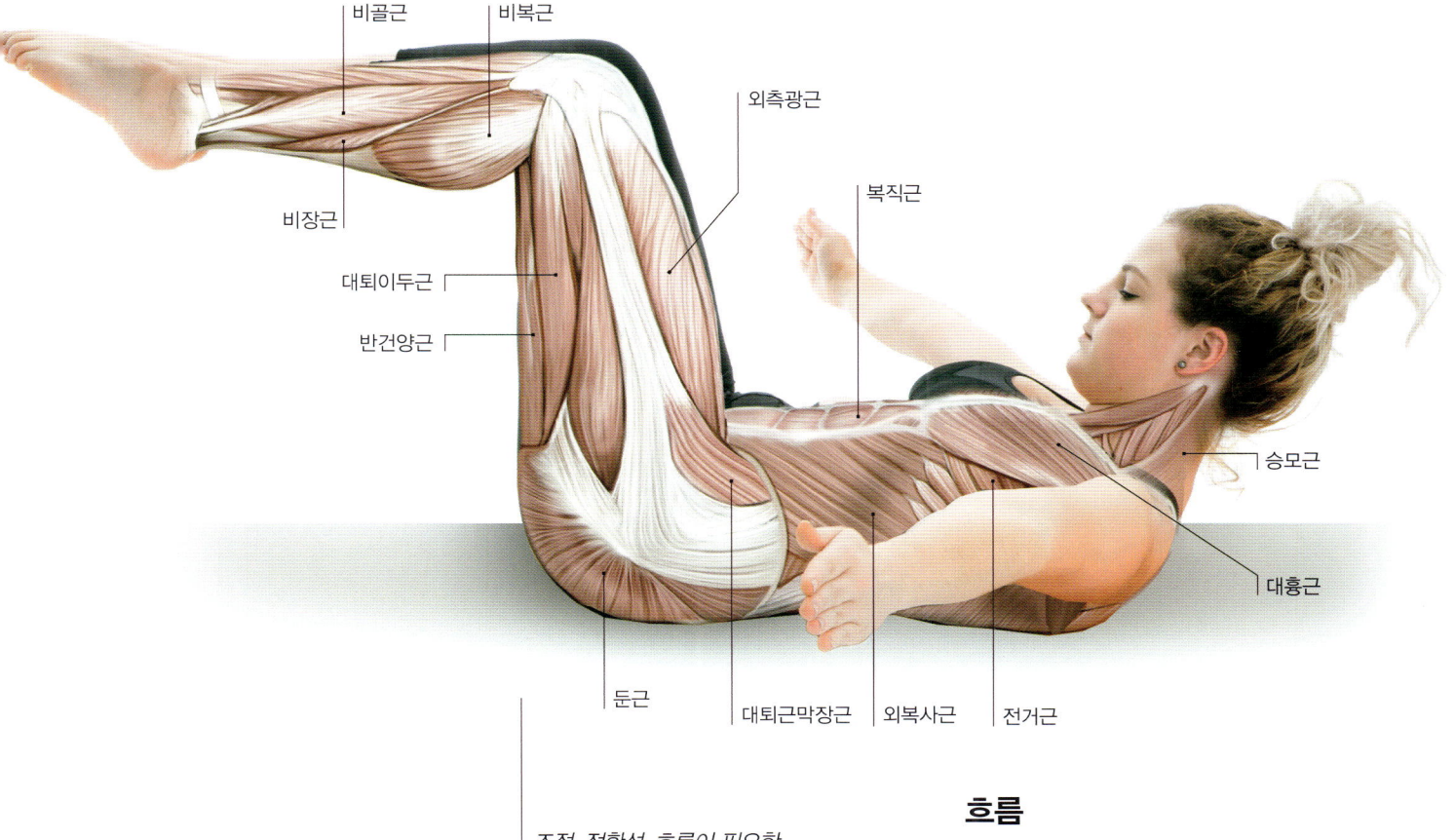

조절, 정확성, 흐름이 필요한 복부 운동

## 흐름

필라테스에서 움직임은 제어되고 리드미컬하며 조화롭게 호흡을 따라 이뤄져야 한다. 흐름은 각각의 움직임과 운동과 운동 사이의 연결에서 나타나며, 이는 쉼 없이 연속적인 움직임으로 인식되어 일련의 동작을 만든다. 갑작스럽지 않게 각 운동의 타이밍을 유지하며, 한 운동의 끝이 다음 운동의 시작과 연결되어야 한다. 수행을 통해 의식하지 않은 채 큰 노력 없이 자연스럽게 속도와 리듬을 마음대로 바꿀 수 있게 된다.

적절한 호흡으로 중심부터 시작하여 조절하고 집중하여 정확히 움직이면 유연하게 움직일 수 있다.

조셉 필라테스의 기본 원리 / 21

조셉 필라테스의 기본 원리

# 호흡

호흡은 생명체가 외부 환경과 기체를 교환하는 자동적이고 필수적인 과정이다. 호흡 운동은 이를 돕는 역할을 한다. 호흡 조절은 폐활량을 증가시키고 혈액 순환을 개선하여 신체의 힘과 유연성을 향상시키고 자세를 개선하여 결과적으로 더 나은 신체와 정신의 조화를 이루도록 한다. 이 과정은 들숨과 날숨의 두 단계로 구성된다.

## 들숨

들숨은 호흡의 활동적인 단계이다. 산소가 풍부한 공기는 폐로 가기까지 상기도(비강, 인두, 후두)를 통과한다. 이 과정에서 공기는 여과되고 온도가 올라가며 습도를 머금고 흉부의 하기도(기관, 기관지 및 그 가지)로 계속 이동한다. 숨을 들이마시기 위해서는 흉강의 부피를 늘려야 한다. 횡격막은 호흡의 주 근육이다. 돔 모양으로 평평하며 중앙에는 힘줄이 있고 흉강과 복강을 분리한다. 숨을 들이마시는 동안 수축하고 평평해지며 내려가 흉강의 지름이 늘어나고 압력이 낮아져 공기가 흡입되도록 한다. 횡격막이 내려가면서 복부 부위의 장기들을 밀어낸다. 숨을 깊이 들이마시면 **외늑간근**, **대흉근 및 소흉근**, **전거근**, **사각근 및 흉쇄유돌근** 등 호흡 보조 근육이라고 불리는 근육들이 사용된다. 폐와 외부의 압력이 같아질 때까지 공기가 들어간다.

## 날숨

날숨은 호흡의 수동적 단계로, 들숨과 역순으로 일어나는 호흡이다. 흉곽의 부피가 감소함에 따라 폐 내에는 산소가 부족하고 이산화탄소로 가득 찬 공기가 압축되어 밖으로 배출된다. 이후에 흉곽과 횡격막은 원래 위치인 휴식 상태로 돌아간다.

웃거나 기침이나 재채기와 같이 강제로 숨을 뱉을 경우에는 복근, 골반기저근, 내늑간근 등 날숨 보조 근육이 활성화되어 복강 내 압력이 증가하고 횡격막을 위로 강하게 밀어 올린다.

호흡 조절에는 흉부, 복부 근육 및 골반기저근의 조절도 포함된다. 그러므로 이러한 근육 운동을 할 경우 호흡이 개선된다.

*호흡에 관여하는 흉부 구조와 근육 구조*

조셉 필라테스의 기본 원리 / 호흡

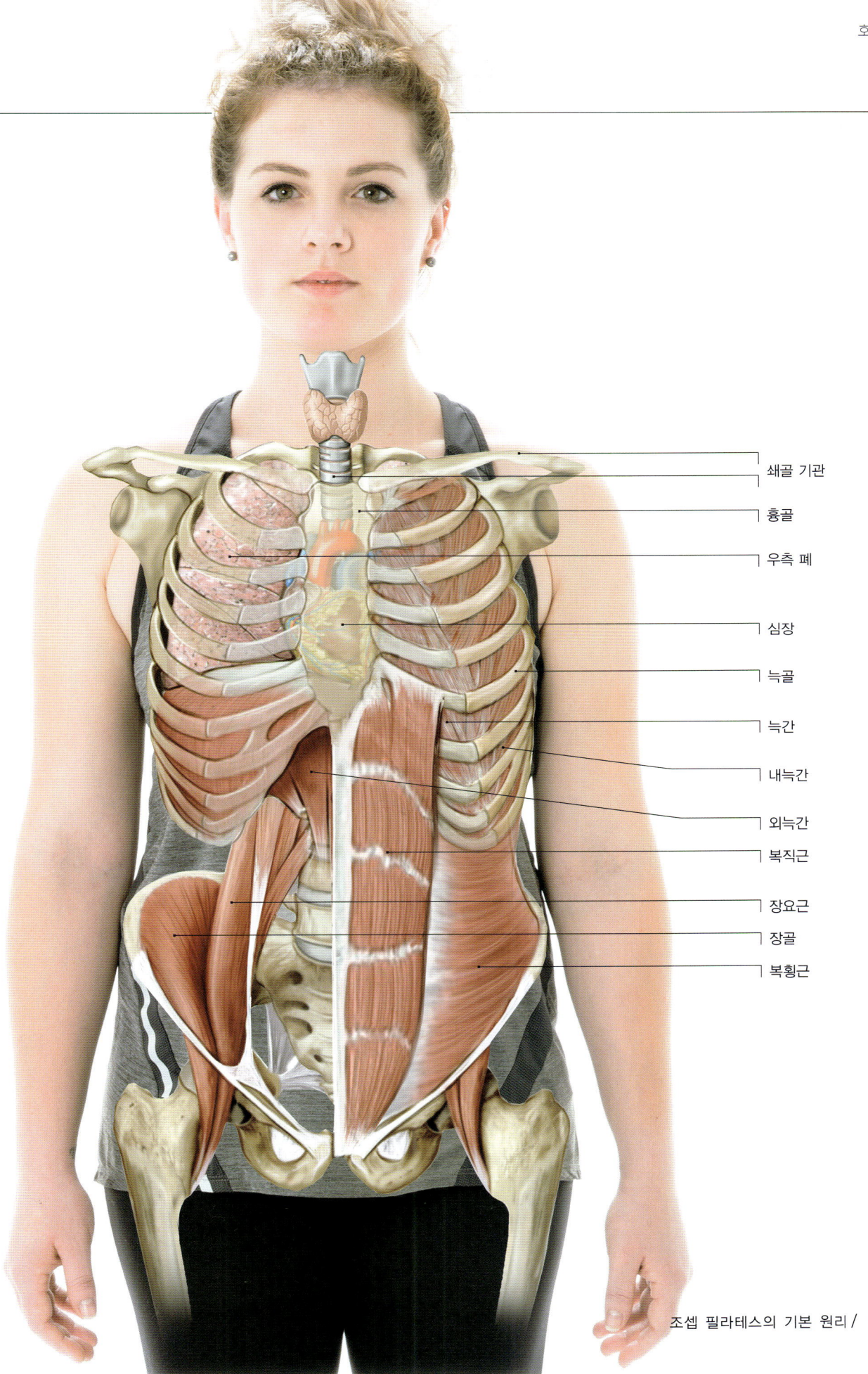

- 쇄골 기관
- 흉골
- 우측 폐
- 심장
- 늑골
- 늑간
- 내늑간
- 외늑간
- 복직근
- 장요근
- 장골
- 복횡근

조셉 필라테스의 기본 원리

# 필라테스 호흡

**필**라테스의 호흡은 우리 몸의 모든 움직임과 조화를 이루며 이루어진다. 따라서 이를 조절하고 운동과 조화되게 하는 방법을 배우는 것이 필수이다.

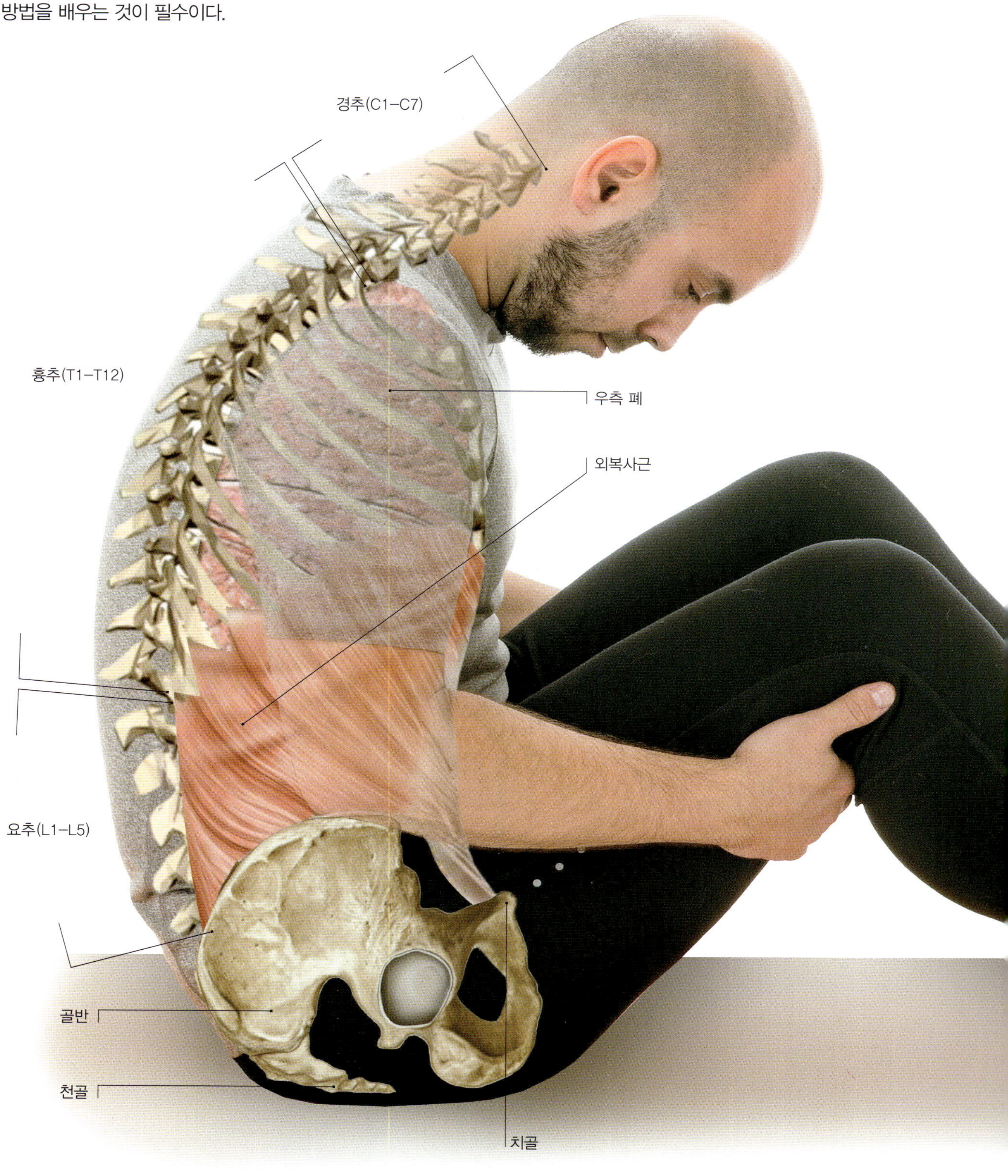

경추(C1–C7)

흉추(T1–T12)

우측 폐

외복사근

요추(L1–L5)

골반

천골

치골

24 / 해부학과 필라테스

호흡하는 동안 우리 몸은 들숨과 날숨 단계에서 기체를 교환하기 위해 일련의 자동화된 자발적 움직임을 수행한다. 자동화된 움직임이기에 이에 대해 그다지 많은 주의를 기울이지 않는데, 말할 때, 먹을 때, 재채기할 때, 기침할 때 등 조율이 된다. 우리는 스스로 호흡을 수행하며 통제력을 되찾고, 훈련을 통해 호흡을 의식할 수 있다.

이러한 움직임에는 흉부(늑골 호흡), 복부(복식 호흡), 주변의 내장 근육 및 골반 부위의 근육까지 포함된다.

필라테스에서 호흡은 의식적이고 자발적이어야 하며, 동작을 시작하는 원동력으로, 우리 몸의 중심(코어)과의 연결을 촉진하여 동작을 수행할 때 균형과 안전을 제공한다.

휴식 또는 이완 호흡 중에는 횡격막이 수축하고 내려가면서 복벽이 이완되고 복부 직경이 증가하면서 공기를 들이마시게 된다. 숨을 내쉴 때, 횡격막은 이완되며 상승하고 복벽의 긴장이 증가하고 직경이 감소한다. 기침이나 재채기와 같이 공기에 더 큰 압력을 가해야 할 때는 숨을 더 많이 들이마시고 횡격막이 빠르게 내려가며 복부가 더 이완된 후 복부와 골반기저근이 강하게 수축된다. 이로 인해 횡격막이 빠르게 상승하여 폐의 기압이 높아져 공기가 더 강하게 배출된다.

위의 메커니즘을 고려하여 흡기 시 늑골(가슴) 호흡을 강조하면 복부 부위가 덜 팽창하여 운동 내내 복부 근육의 제어 및 수축을 촉진하여 몸통을 안정화시킬 수 있다. "아래 갈비뼈를 닫으며" 날숨을 깊이 내쉼으로써 외복사근, 내복사근, 복횡근, 골반기저근을 활성화한다.

따라서 일반적으로 숨을 내쉬는 동안 복강 내 압력이 떨어지고 복부 근육의 수축이 증가하기 때문에 힘을 주는 순간 숨을 내쉬게 된다.

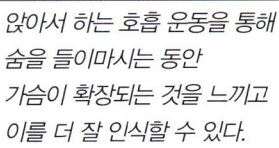

*앉아서 하는 호흡 운동을 통해 숨을 들이마시는 동안 가슴이 확장되는 것을 느끼고 이를 더 잘 인식할 수 있다.*

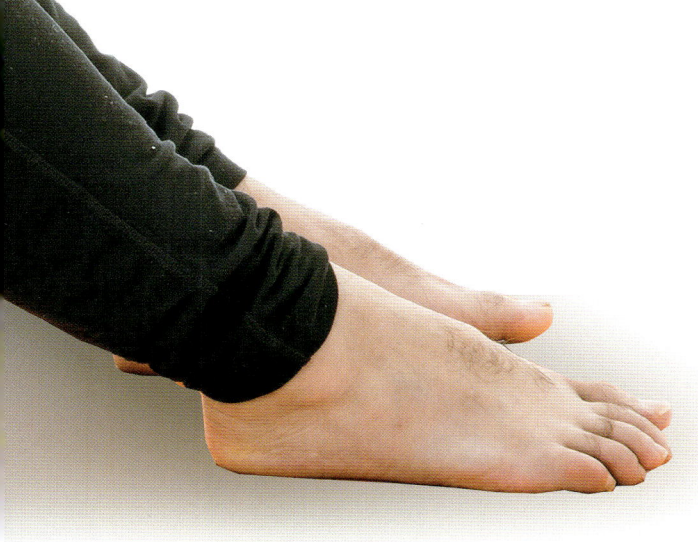

조셉 필라테스의 기본 원리

# 코어

조셉 필라테스에 따르면 코어 또는 파워하우스는 복부의 벨트처럼 우리 몸의 무게중심을 잡아주는 역할을 하며, 모든 움직임이 시작되는 곳이다.

복부, 척추 기저부, 골반을 연결하는 신체의 중심 근육 구조를 전체적으로 지칭하는 기능적 개념으로, 다음의 근육들이 포함된다. 복직근, 외복사근, 내복사근, 복횡근, 요방형근, 장요근. 이러한 근육들은 몸통에 안정성을 제공하여 자세 제어를 용이하게 하고 몸통과 팔다리의 움직임을 가능하게 할 뿐만 아니라 민첩성, 균형감, 조정력 및 근력을 향상시킨다. 코어를 단련하는 것은 부상을 예방하고 운동 능력을 향상시키는 데 중요하다.

필라테스에서는 모든 운동이 몸의 중심에서 시작되며 그 중심으로부터 이어진다. 이를 강화하면 뼈 구조가 몸의 체중을 더 잘 지탱하고 움직일 때 힘을 전달하여 잠재적인 부상을 방지하는 지지대 역할을 한다. 이 부위를 유연하게 하고 강화하는 것은 시간과 노력, 훈련이 필요한 과정이다.

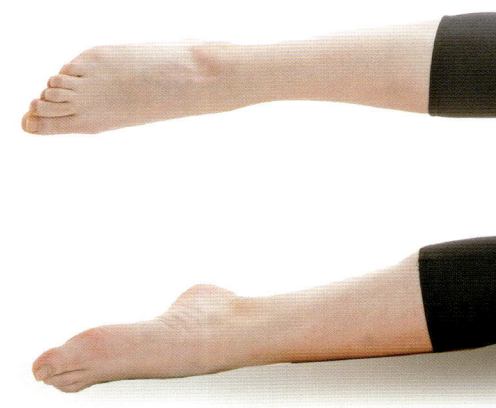

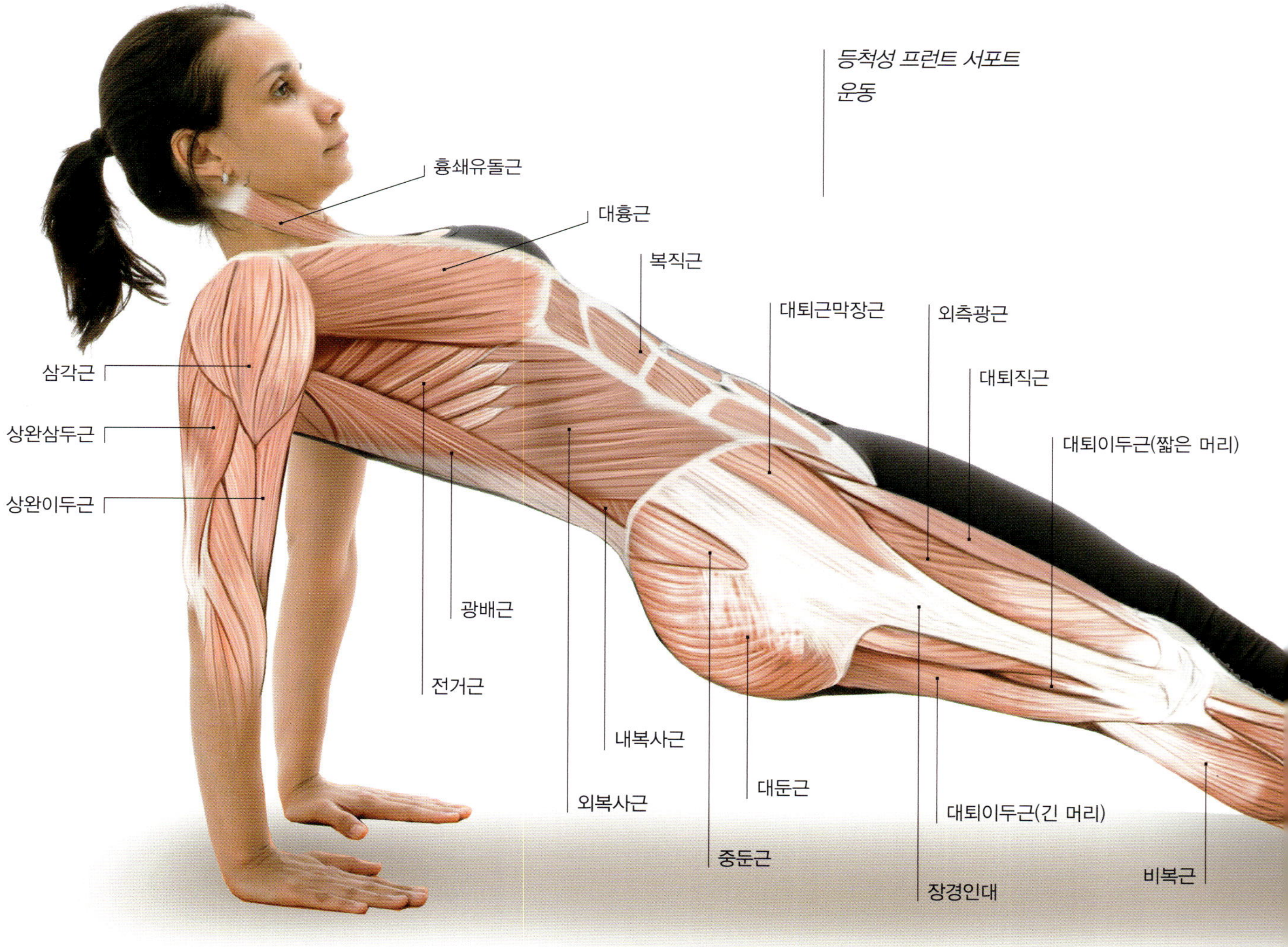

등척성 프런트 서포트 운동

- 흉쇄유돌근
- 대흉근
- 복직근
- 대퇴근막장근
- 외측광근
- 대퇴직근
- 대퇴이두근(짧은 머리)
- 삼각근
- 상완삼두근
- 상완이두근
- 광배근
- 전거근
- 내복사근
- 외복사근
- 대둔근
- 중둔근
- 대퇴이두근(긴 머리)
- 장경인대
- 비복근

26 / 해부학과 필라테스

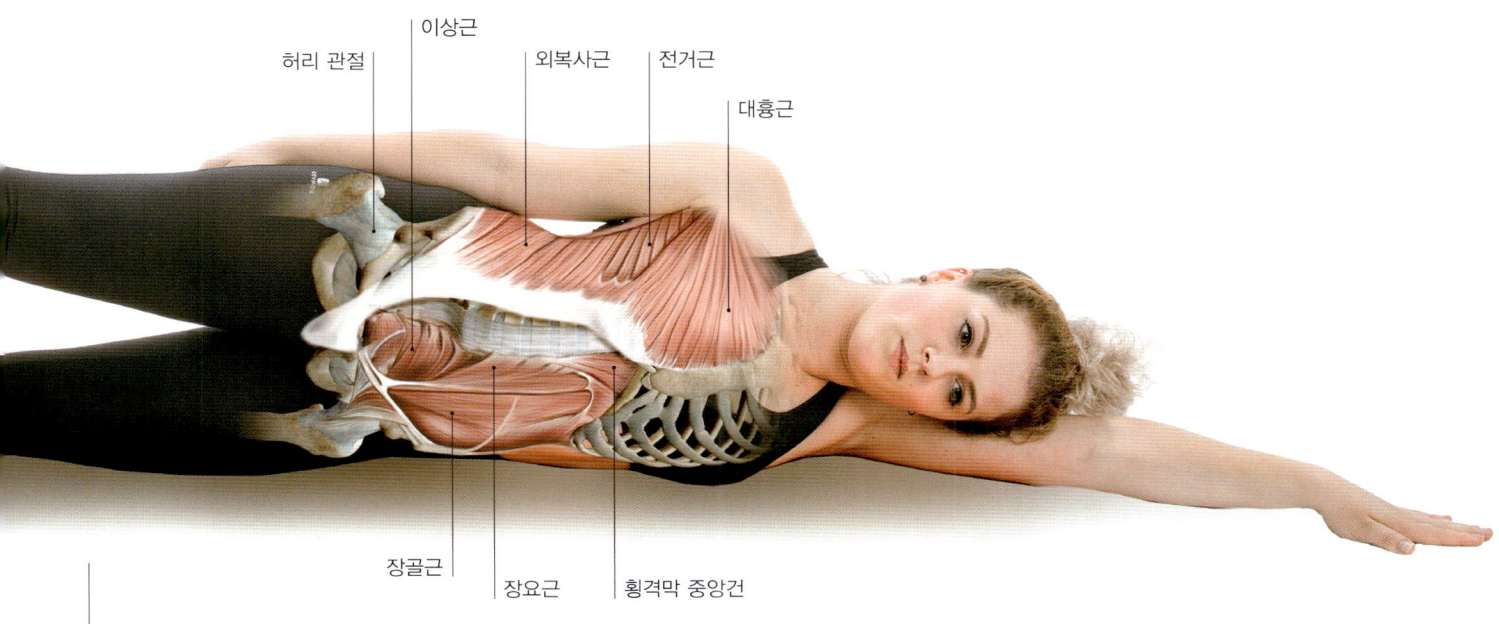

둔부 근육 단련을 위해 옆으로 누운 자세에서의 사이드 킥 시리즈

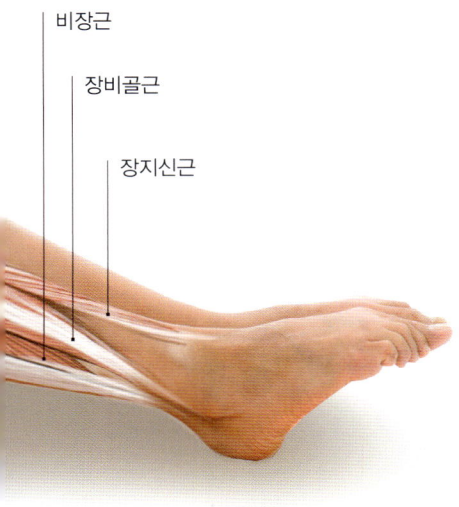

## 복부, 흉부 및 골반기저 연결부

흉부, 복부 및 골반 근육은 시너지 효과를 발휘하여 신체에 안정성을 제공한다. 여기에는 늑간근, 요방형근, 장요근, 횡격막, 복근(복직근, 외복사근, 내복사근, 복횡근) 및 골반 기저근 등 다양한 근육이 포함된다.

복근은 몸의 중앙 부분을 거들처럼 둘러싼 원 형태이다. 횡격막과 골반기저근은 한쪽이 수축하면 다른 쪽이 팽창하고 그 반대의 경우도 마찬가지이기 때문에 어떤 의미에서는 서로의 길항근이라 할 수 있다. 호흡하는 동안 횡격막 외에도 다른 코어 근육들이 관여하여 몸통의 안정성을 유지한다.

필라테스 운동에서는 코어에서부터 의식적인 호흡과 함께 운동을 시작한다. 날숨을 내쉬면서 다음을 연결한다. 공기가 방출되면서 흉골과 갈비뼈가 내려가고 횡격막이 상승하며 복근과 골반 근육이 수축한다.

## 조셉 필라테스의 기본 원리
# 움직임의 분절

**필**라테스에서 분절은 해당 동작에 관여되지 않는 다른 부위를 포함시키지 않고 신체 각 부위의 독립적인 동작을 제어하고 조정하는 능력을 의미한다. 즉, 신체의 여러 부위에서 독립된 동작을 수행하고 제어하여 한 부위를 고정하여 다른 부위의 이동성을 촉진함으로써 해당 동작을 최적화할 수 있는 능력이다.

몸 구조를 분리하여 움직이는 것은 우리 몸 자체의 하중뿐만 아니라 움직임에 대한 제어력과 효율성이 높아진다. 코어의 활성화는 몸 중심의 안정성을 촉진하여 팔, 다리 움직임의 분절을 가능하게 하고 보상 작용이 생기지 않도록 한다.

몸 전체 근육 수축과 동시에 일어난다. 예를 들면, 우리가 걸으며 다리를 움직일 때, 근육의 견인력에 의해 요추-골반 부위 같은 다른 부위에 보상을 유발한다. 팔을 움직일 때는 어깨와 목도 함께 움직인다. 두 경우 모두 제어하지 않으면 척추 곡선이 바뀌고 추간판에 과도한 하중이 실리거나 마모를 유발할 수 있다.

외부로부터 추가적인 무게가 더해질 때 최적의 방법으로 하중을 분산시킬 수 있다.

조셉 필라테스는 이를 다음의 문장으로 요약했다. "무엇을 하느냐가 아니라 어떻게 하느냐가 중요하다."

*네발 자세에서의 팔다리 움직임의 분절*

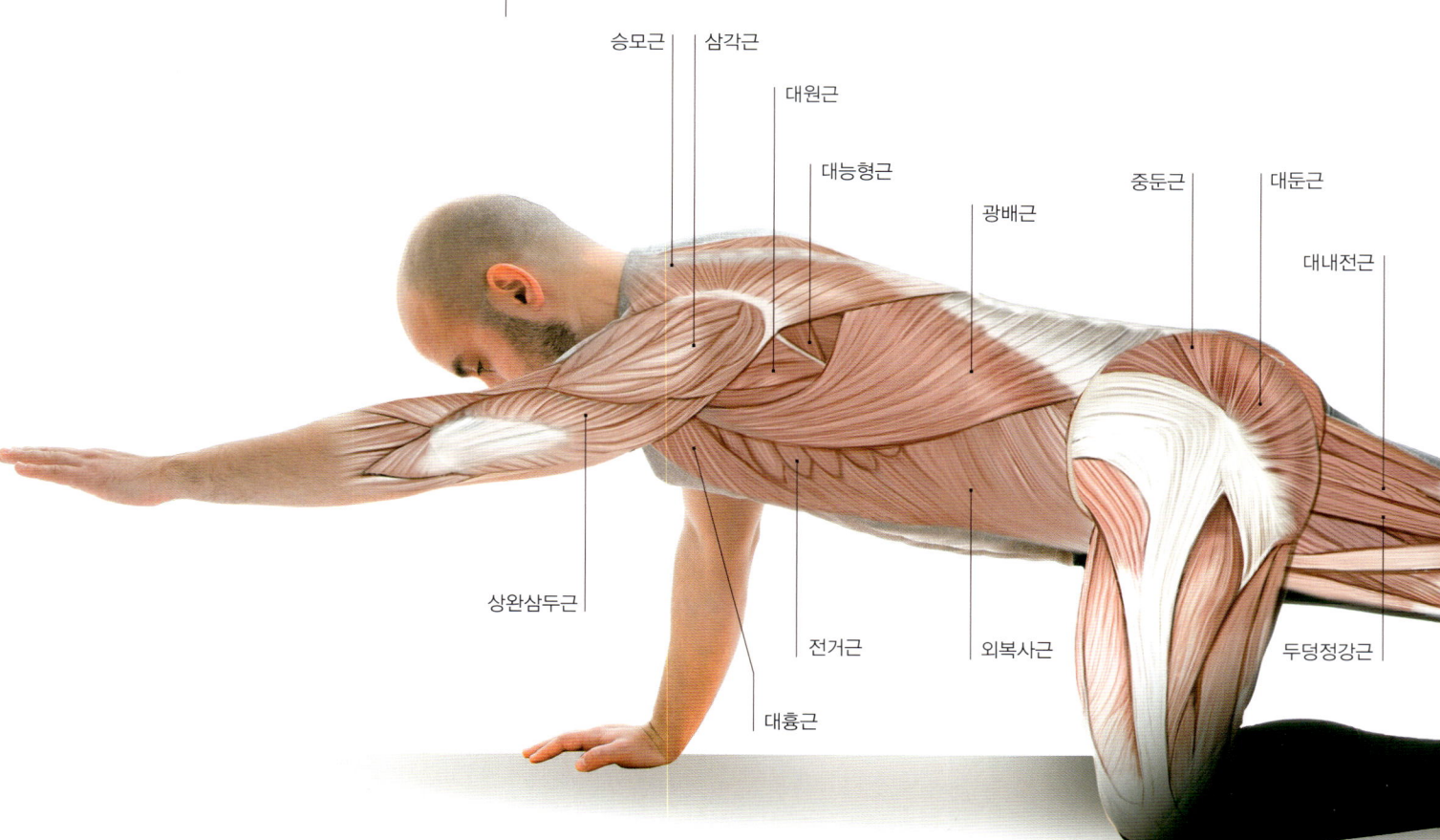

# 관절과 근육의 유연성

**필**라테스에서는 신체 상태와 근력을 반영하는 근긴장도와 정상 수준 내에서 운동 범위의 증가를 의미하는 유연성 개선 사이의 균형을 추구한다. 즉, 안정적이며 제어된 최대 운동 범위를 찾는 것이다.

이러한 이유로 움직임을 정확하게 수행하고, 보상을 피하면서 최대한으로 움직이는 것이다.

유연성이란 관절이 최대한의 범위로 움직임을 수행할 수 있는 능력을 의미한다. 유연성은 관절의 유형, 움직임을 만들어내는 근육, 관절과 근육에 의해 조절된다.

연조직의 스트레칭 능력. 인대, 근육, 힘줄은 신축성이 있어 변형되었다가 원래 모양으로 돌아갈 수 있는 능력이 있다.

유연성 개선은 건강한 신체 활동 프로그램의 목표 중 하나이다. 운동 범위의 유지와 개선은 관절의 기능을 가능하게 하고 나이와 관계없이 일상적인 활동을 수행할 수 있는 자율성을 제공한다. 또한 근육 불균형과 부상을 예방할 수 있는 요소이기도 하다.

조셉 필라테스의 기본 원리

# 자세 정렬

자세 정렬은 신체의 균형 잡힌 조정과 대칭을 의미하며, 이는 우리의 모든 움직임에 영향을 미친다. 올바른 자세 정렬은 척추에 가해지는 부담을 줄이고 근육 활동을 더 효율적으로 만들어준다.

근력과 유연성 사이의 균형을 유지하는 잘 발달된 근육은 효과적이고 유연한 움직임을 위한 전제 조건이다. 우리는 다양한 운동 단계에서 여러 근육의 균형을 맞춰야 한다. 첫 번째 단계는 고정된 자세를 취하든 동적인 자세를 취하든 우리의 신체를 완전히 인식하는 것이다.

나쁜 자세 습관, 지속적인 동작의 반복, 한쪽에 치우친 운동 연습 등은 시간이 지남에 따라 불편함이나 통증을 유발하고 가동성을 제한할 수 있다.

우리 몸과 자세에 대해 인식하는 것이 중요하며 운동하는 동안 움직임을 인식해야 한다. 이는 운동을 개선시키기 위한 변화의 기본이기 때문이다.

*서있는 자세. 발 사이의 지지대에 중력선이 떨어지는 최적의 자세*

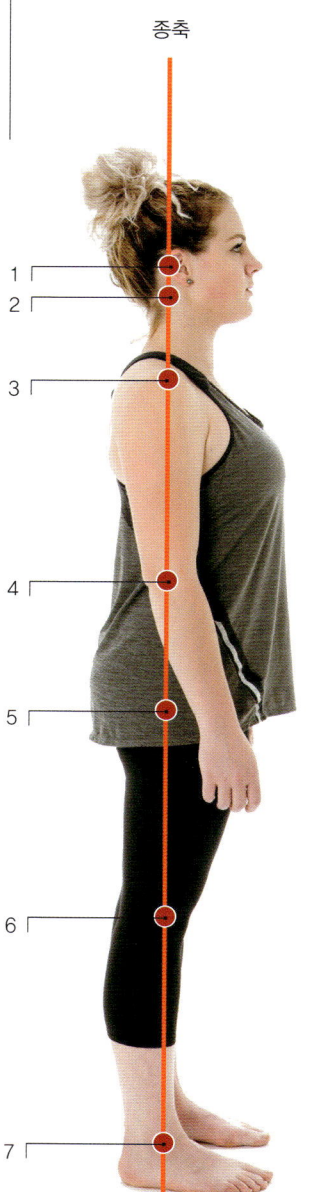

종축

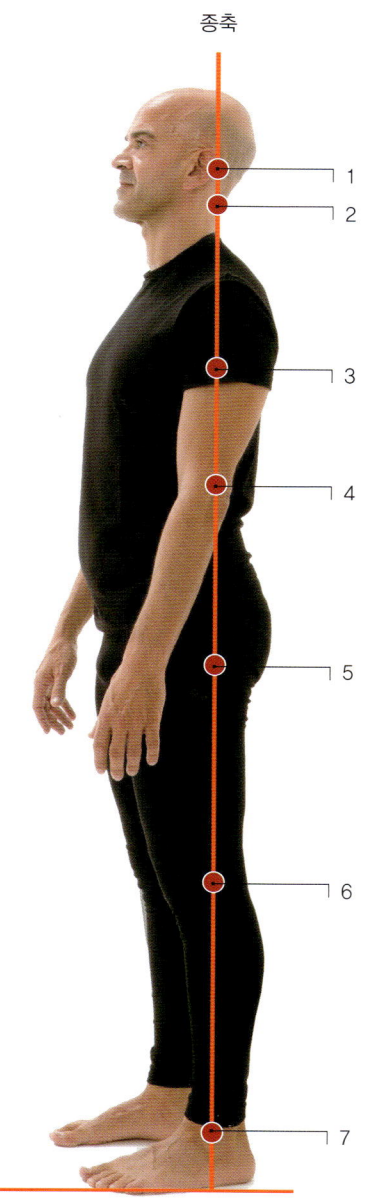

종축

**1**
이도

**2**
2번 경추[Axis(C2)]

**3**
C7–T1

**4**
T12–L1

**5**
엉덩이 관절

**6**
무릎 관절

**7**
발목 관절

# 통합

**통**합은 신체를 전체적으로 인식하는 능력이다. 통합에는 전신의 감각 정보와 조율된 운동 반응이 포함된다.

각 운동마다 머리부터 발끝까지 전체 근육을 활성화해야 한다. 특정 근육들을 분리하는 것이 아니라 모든 근육이 동시에 작동하도록 하고, 일부 근육은 안정화되어 다른 근육들이 움직임을 만들어 효율적으로 수행할 수 있도록 한다. 처음에는 이러한 운동들이 우리가 일상에서 하는 움직임과 전혀 관련이 없어 보일 수 있지만, 실제로 이는 몸을 인식하는 도구 역할을 한다. 이러한 운동을 통해 습득한 움직임 패턴들은 걷기, 달리기, 무거운 물건 들고 운반하기, 책상에서 8시간 동안 앉아 있기 등 우리의 일상생활에 적용할 수 있다.

또한 통합의 원칙은 어느 정도의 직관을 의미하기도 한다. 몸을 무리하게 움직이거나 긴장을 유발하는 동작은 필연적으로 부상으로 이어질 수 있으므로 우리의 몸을 다룰 때 몸의 소리에 귀를 기울이는 것이 중요하다는 뜻이다. 빠른 해결책을 찾는 것이 아닌 우리 자신의 몸을 돌보는 데 집중해야 한다.

*어깨의 수직운동*

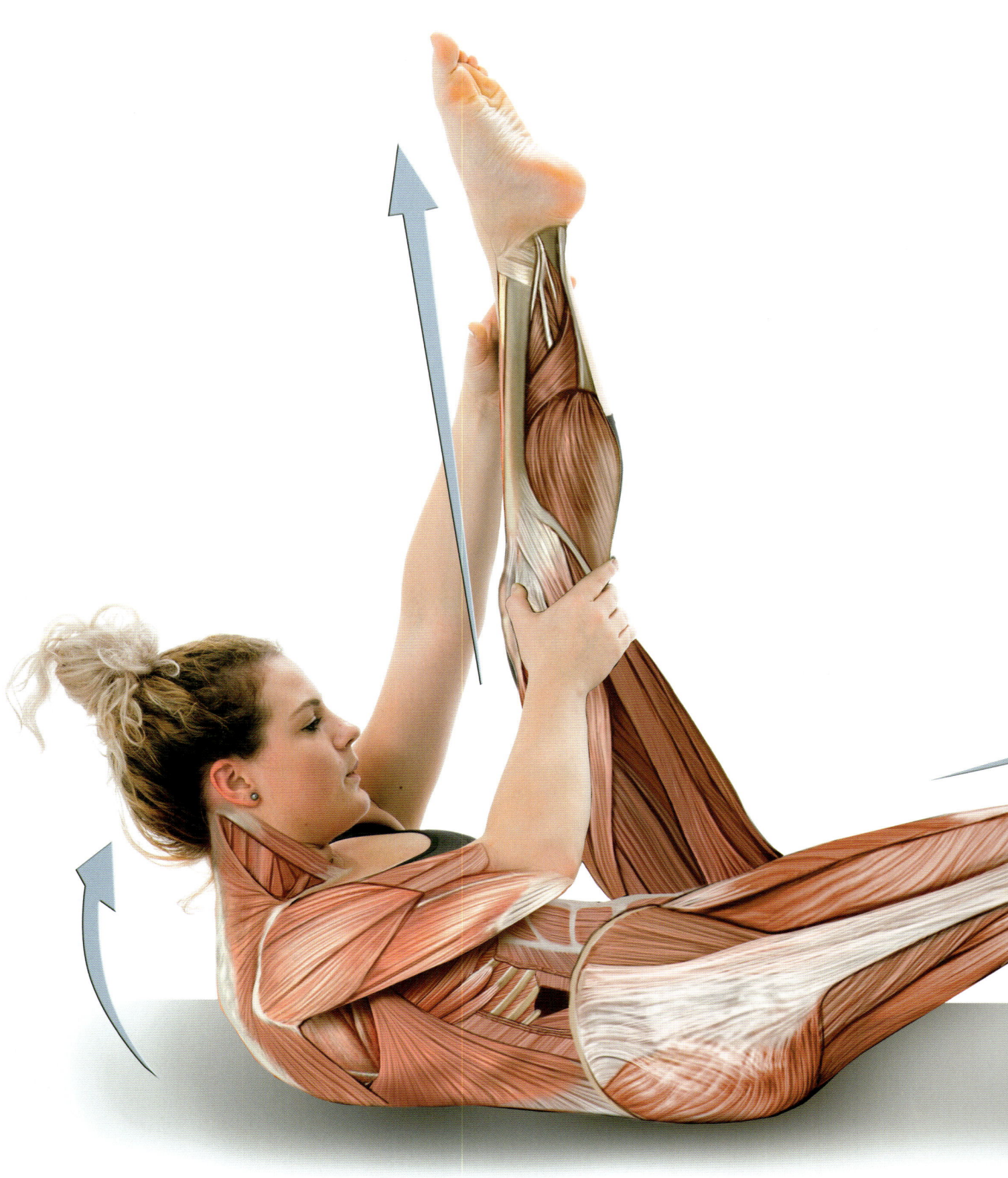

# 필라테스 동작

"우리는 튼튼하고 건강한 신체를 갖기 위해 노력하고, 우리의 능력의 한계까지 정신을 발전시켜야 한다."

"소근육 발달은 대근육 발달에 영향을 미친다. 큰 건물을 짓는 데 작은 벽돌들이 사용되는 것처럼 각각의 근육들은 근육계 전체의 발달에 중요하다."

조셉 필라테스

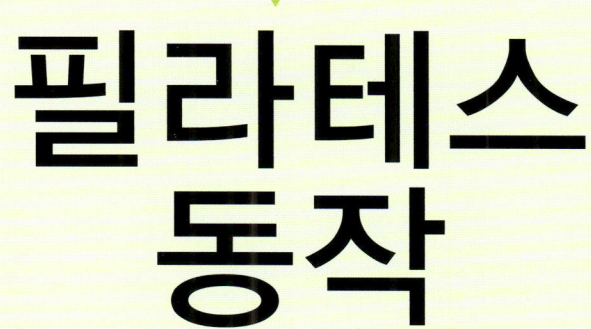
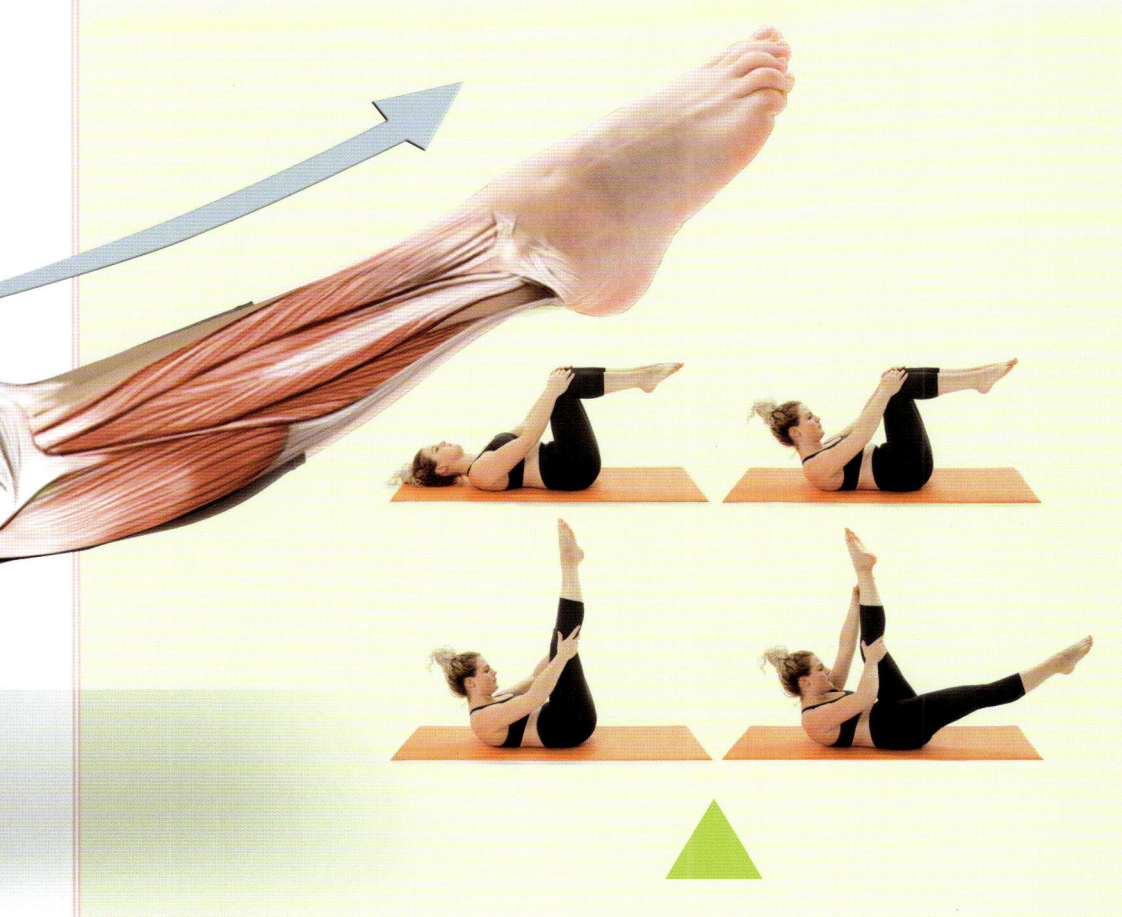

기초 입문

# 시작하기 전에

이 책은 집에서 자율적으로 매트를 활용한 필라테스 운동을 수행할 수 있도록 하는 세션을 제공한다. 하지만 개인별 맞춤 조언을 위해서는 전문가와 상담하는 것을 추천한다.

이러한 훈련을 한 번도 해본 적이 없다면 임신 중에 시작하는 것은 적절하지 않지만, 의사가 허용하는 산후 기간에 항상 전문가의 도움을 받아 시작하는 것은 가능하다.

다음 페이지에는 사진과 함께 자세한 단계별 운동법과 각 운동에 대한 구체적인 지시사항들을 확인할 수 있다. 또한 모든 운동에 유용한 다른 일반적인 설명도 포함되어 있다.

척추를 보호하기 위해서는 항상 매트 위에서 운동을 수행한다. 누운 자세에서는 필요한 경우, 작은 쿠션이나 수건을 이용하여 편안할 정도로만 머리를 살짝 들어 올려줄 수 있으나 경추의 곡선을 고려하는 수준이어야 한다.

꽉 끼는 옷이 아닌 편안한 옷을 착용한다. 양말을 신어도 되고 맨발로도 가능하다.

코로 숨을 들이마시고 입으로 내뱉는다. 호흡 조절은 운동에 집중하고 수행하는 데 도움을 줄 것이다.

가장 간단한 운동부터 시작하여 정확하게 수행한 후 다음 단계로 넘어가는 것을 추천한다. 고급 단계에서는 복부를 올바르게 제어하는 것이 필수이기 때문이다. 다양한 운동을 연속적이고 유동적으로 할 수 있으며, 이러한 방식으로 전신을 단련할 수 있다.

신체적·정신적으로 동작을 인식하기 위해 너무 많은 횟수를 반복하지 않는 것이 좋으며, 5~10회 정도가 적당하다. 운동의 난이도에 따라 간단한 운동은 더 많이, 복잡한 운동은 더 적게 할 것이다. 너무 많이 반복할 경우 피해야 하는 보상작용이 나타난다.

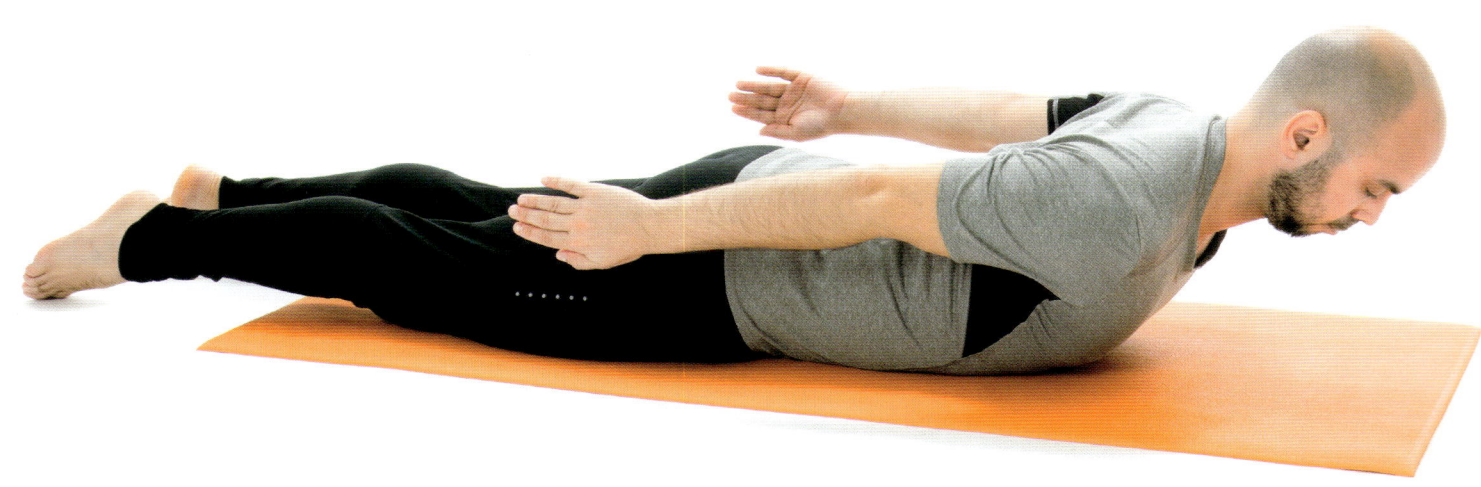

*엎드린 자세에서의 등 신전*

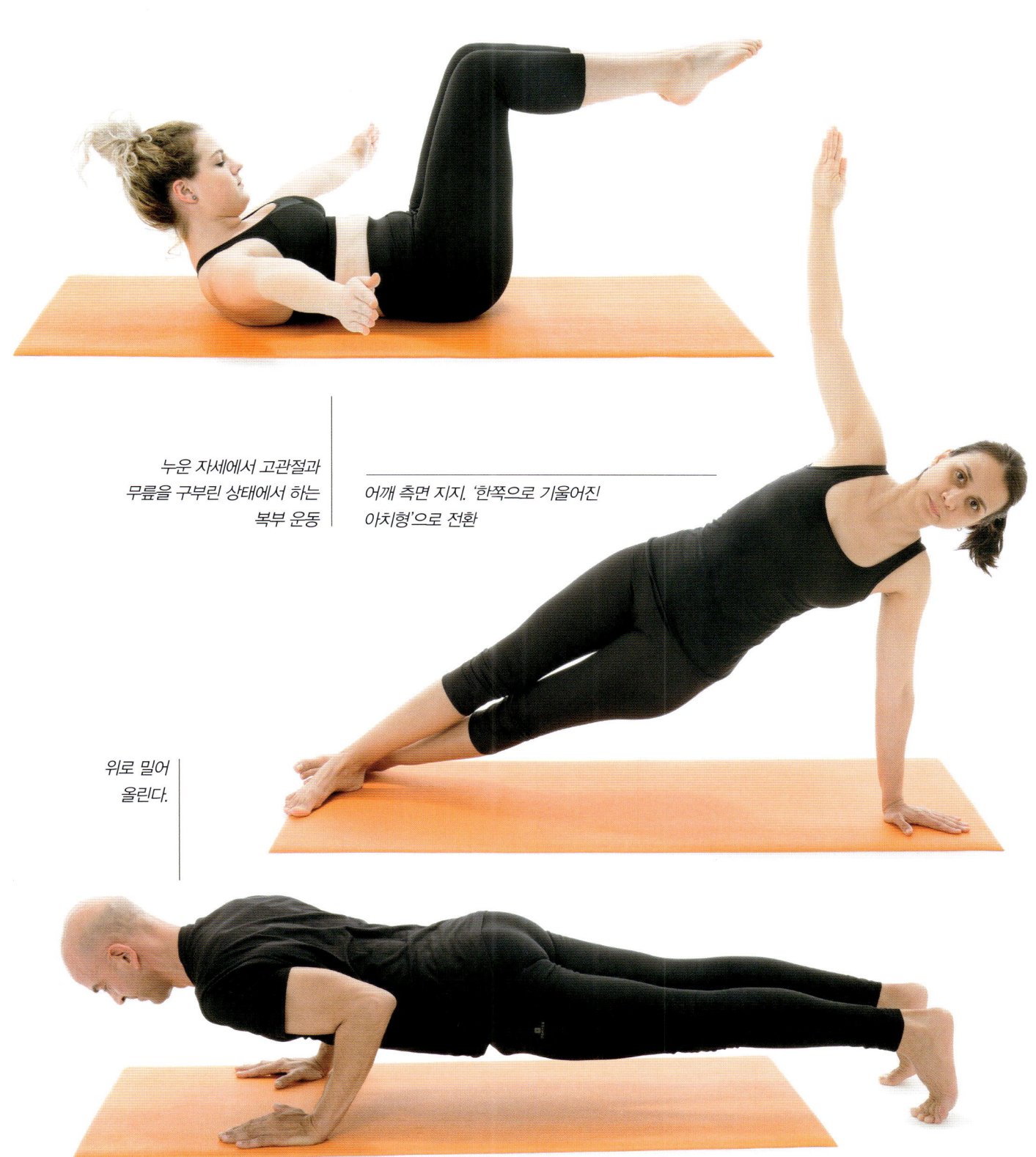

누운 자세에서 고관절과 무릎을 구부린 상태에서 하는 복부 운동

어깨 측면 지지. '한쪽으로 기울어진 아치형'으로 전환

위로 밀어 올린다.

기초 입문

# 목과 어깨의 위치

머리와 어깨를 올바른 자세로 유지하고 전반적으로 자세의 균형을 잘 유지하면 목에 과부하가 걸리는 것을 방지할 수 있다. 이를 위해서는 개별 근육에만 집중하는 것이 아니라 모든 근육이 조화롭고 통제된 방식으로 작용하도록 집중해야 하며, 이를 통해서만 근육의 긴장, 과부하 및 부상을 예방할 수 있다.

경추의 균형을 되찾으려는 자세 중 하나는 소위 '뒷목이 길어지는 상태"를 느끼는 것이다. 이 자세는 마치 키가 커지는 것처럼 정수리를 위로 끌어올려 척추를 펴거나 길게 늘리는 동작으로 구성된다. 몸통을 구부리는 복부 운동을 할 때는 척추와 머리가 자연스러운 곡선을 유지해야 하며, 머리를 앞으로 내밀지 말고 목을 약간 당긴다. 턱은 절대로 들어 올리지 말고 약간 흉골 쪽으로 향하게 한다.

견갑대는 상완골, 견갑골 및 쇄골로 구성된 복잡한 구조를 가지고 있다. 쇄골은 이러한 뼈 중 유일하게 흉골, 몸통과 연결되며, 견갑대의 안정성은 기본적으로 지지와 움직임의 요소인 근육 구조에 달려 있다. 견갑대에 작용하는 많은 근육은 목, 흉부 및 등에서부터 이어져 나오기 때문에 이러한 근육이 불필요하게 긴장하면 언급된 부위에 변화가 생길 수 있다.

바른 자세를 유지하려면 어깨를 들어 올리거나 앞으로 내밀지 말고, 어깨를 '귀에서 멀리 떨어진' 자세, 또는 '가슴을 활짝 편' 자세를 유지하도록 한다.

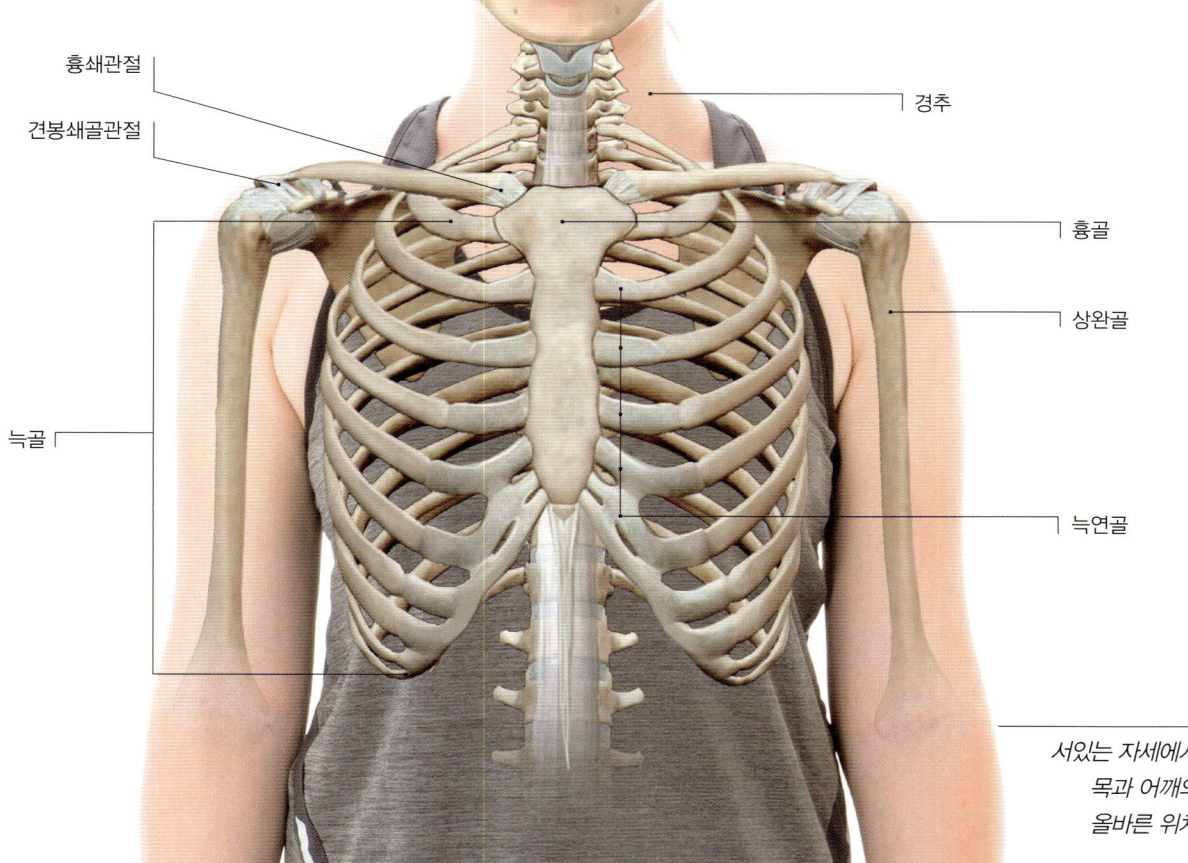

*서있는 자세에서 목과 어깨의 올바른 위치*

목과 어깨의 위치

누운 자세에서
목의 올바른 위치

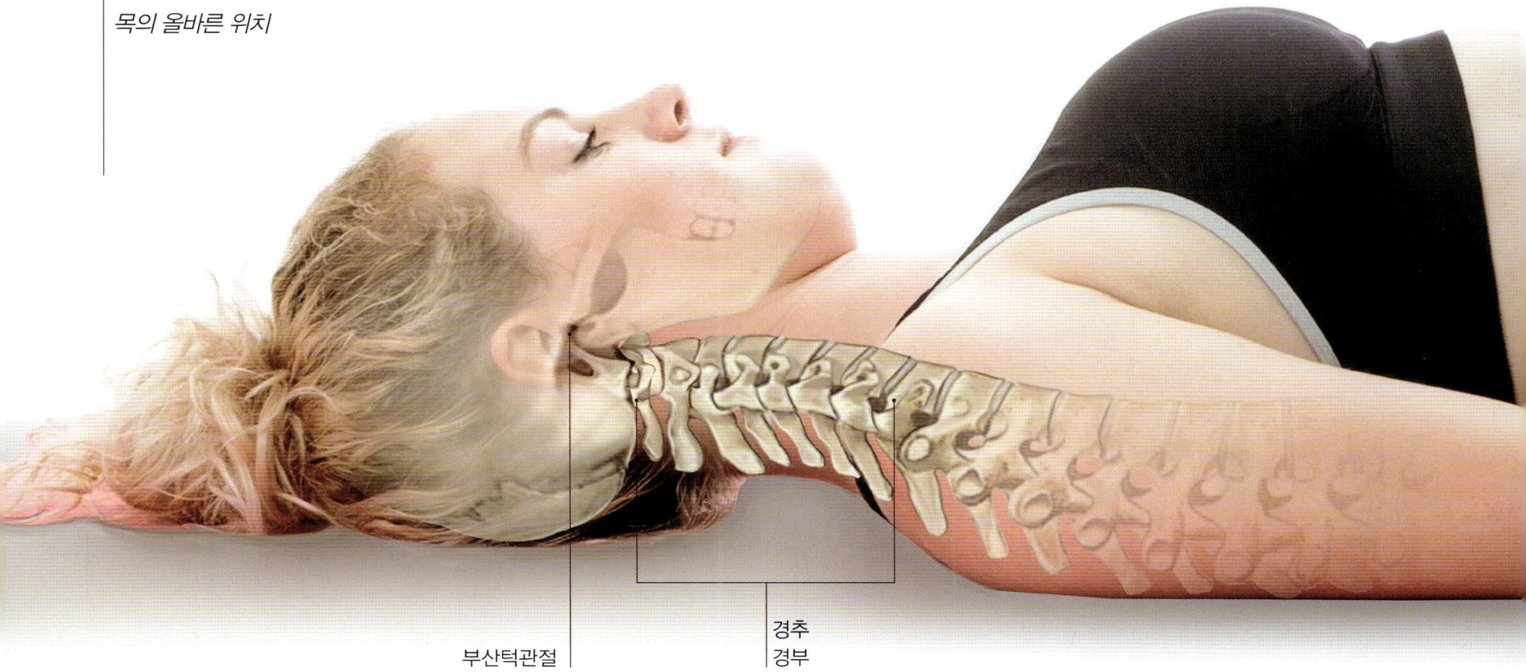

부산턱관절　　경추
　　　　　　　경부

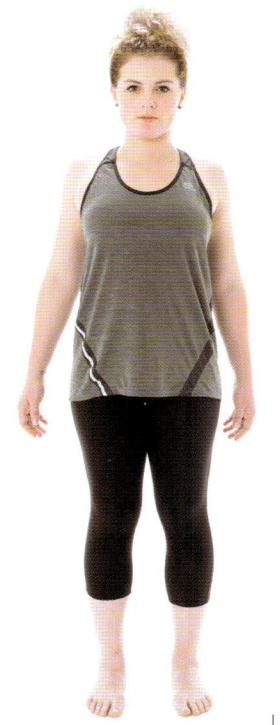
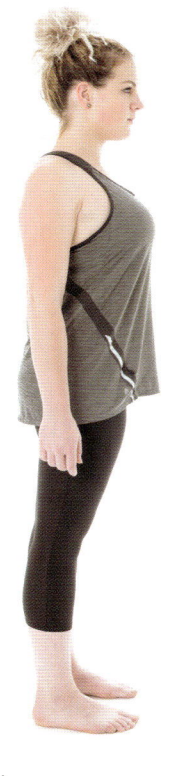

잘못된
자세

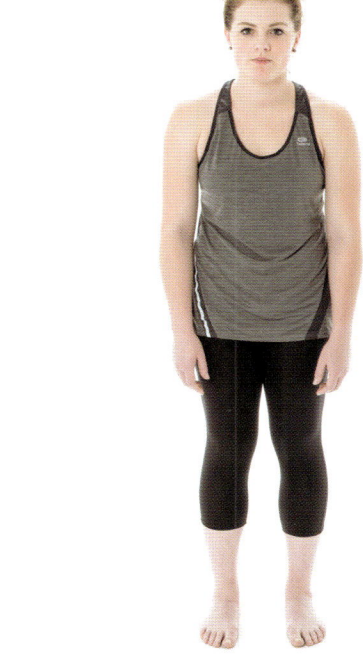
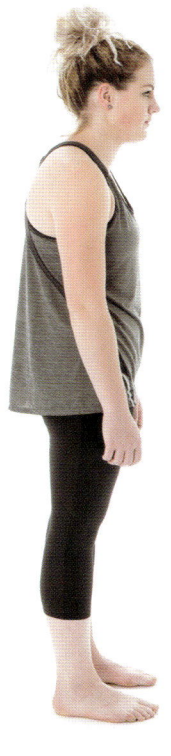

잘못된
자세

기초 입문 / 37

## 기초 입문
# 골반과 척추의 위치

골반 중립은 자연스러운 생리적 곡선을 가진 요추를 유지하는 데 도움이 되기 때문에 기준 자세로 본다. 자세에 있어 골반과 요추는 그 위에 있는 척추의 모든 윗부분에 영향을 미치기 때문에 매우 중요하다. 필라테스 운동을 하는 동안 유지해야 하는 기본 자세 중 하나이기 때문에 세심한 주의를 기울여야 한다.

골반이 중립 위치에 있는지 알려면 두 개의 뼈를 기준으로 삼아야 한다. 한 손으로 피부 밑에 있는 두 개의 작은 뼈 돌기인 전상장골극(ASIS)을 만져본다.

다른 손으로 치골 뼈를 만져본다. 서 있는 자세에서 이 두 기준점은 동일한 수직선에 있어야 한다. 즉, 한 점이 다른 점의 앞이나 뒤에 있지 않아야 한다. 이 자세에서는 요추의 곡선이 생리학적 또는 정상적으로 유지되며, 몸통 및 머리 무게와 힘의 전달이 올바르게 분산된다. 누운 자세에서 골반을 중립으로 유지하면 요추가 정상적인 곡선을 나타내므로 요추가 바닥에 닿지 않고 요추 부위가 과도하게 아치형 모양으로 꺾이지 않는다.

골반을 중립 자세로 유지한 채로 운동 시 요추, 복부 및 골반 부위의 균형 잡힌 근육 발달이 촉진된다. 효율적이고 이상적인 정렬 자세를 가르친다.

요추를 중립 위치에 둔 누운 자세

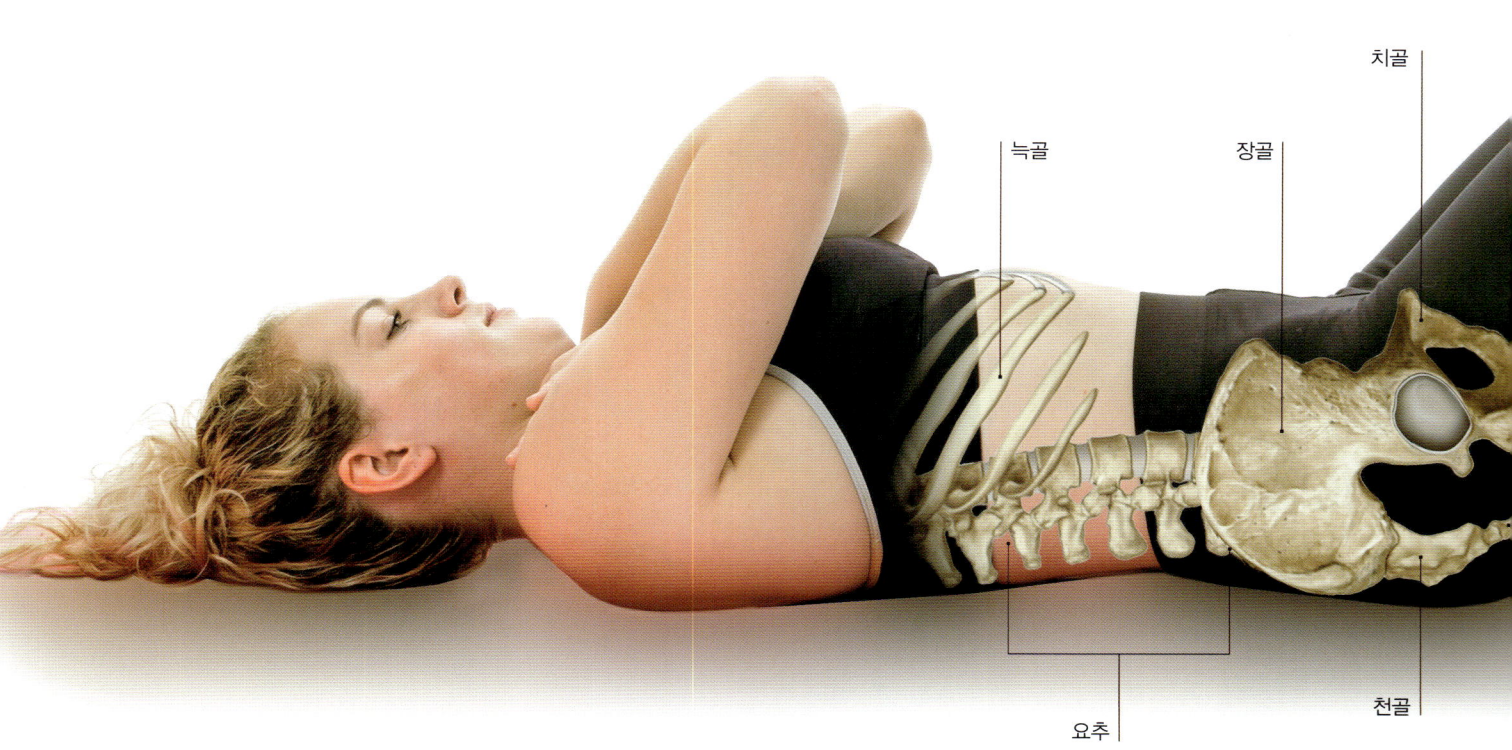

골반과 척추의 위치

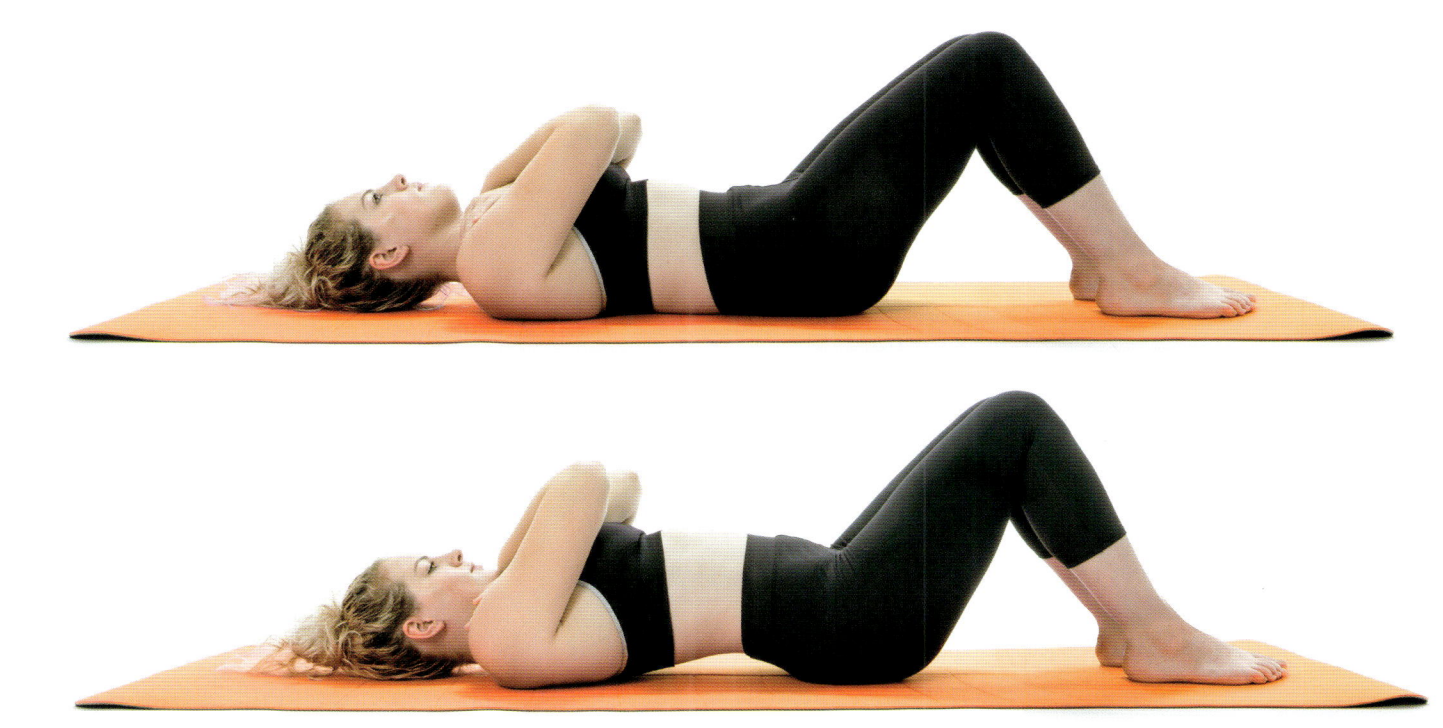

골반의 잘못된 위치:
골반 후방 경사(위), 골반 전방 경사(아래)

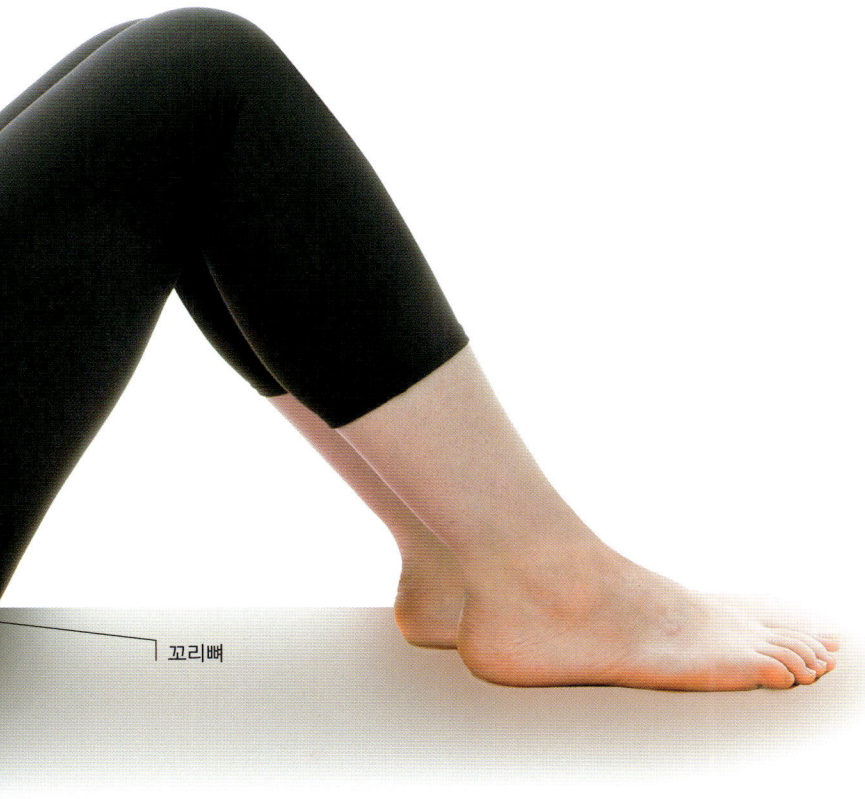

꼬리뼈

기초 입문 / 39

안정화와 분리

# 슬라이딩 레그

**골**반의 안정성 및 호흡 패턴과 움직임 간의 조율 훈련

## 목표
- 고관절의 움직임을 분리하며 골반의 안정성을 개선한다.
- 호흡과 움직임을 조율한다.

## 근육 작용

**주근육**
복근

**고관절 굴곡**
장요근, 대퇴직근, 봉공근, 대퇴근막장근

## 주의사항
- 움직임은 고관절에서만 발생하며 골반이나 척추는 움직이지 않는다.

**발뒤꿈치**가 바닥에 선을 그리고 있다고 상상해 보세요.

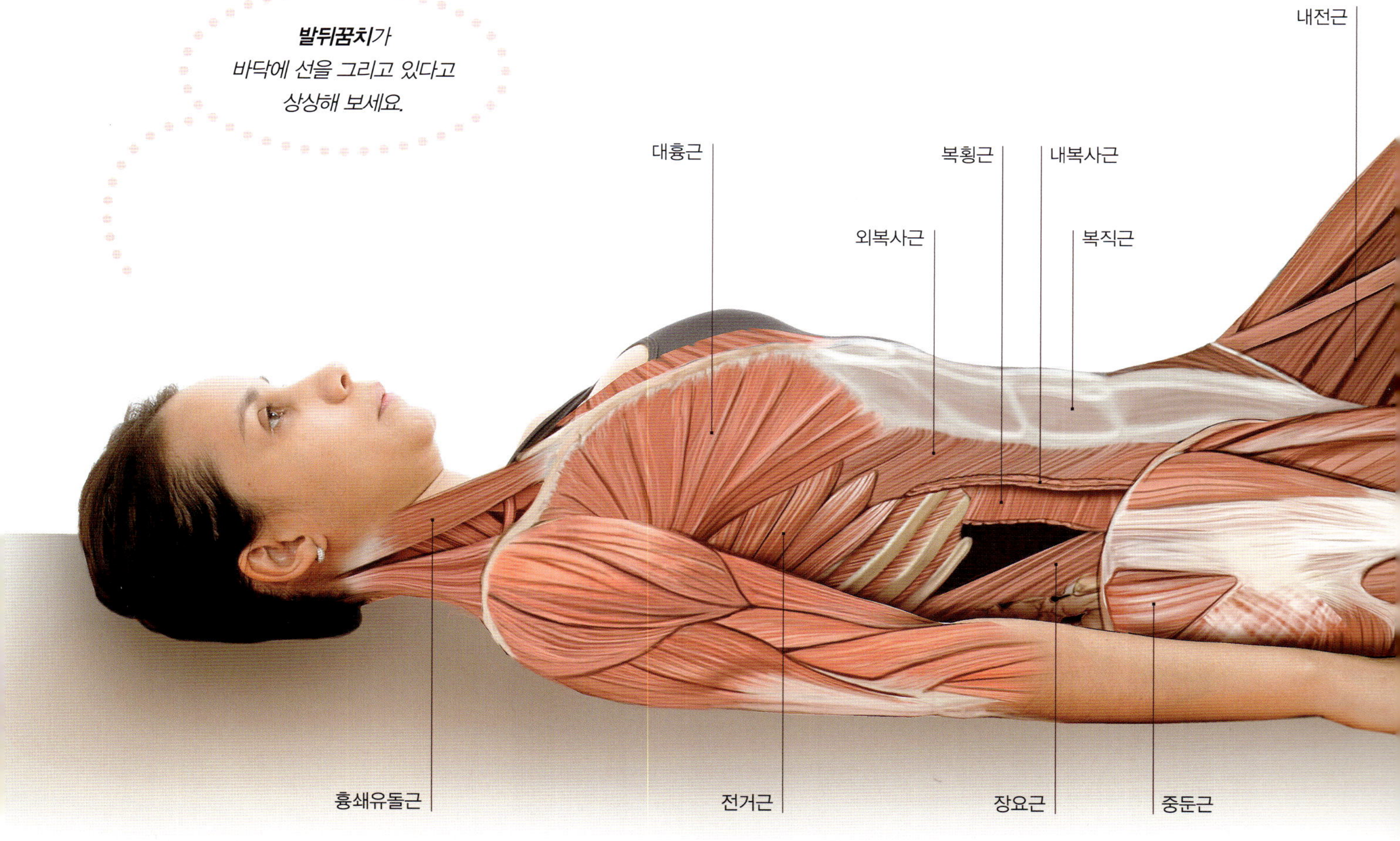

내전근
대흉근
복횡근
내복사근
외복사근
복직근
흉쇄유돌근
전거근
장요근
중둔근

# (SLIDING LEGS)

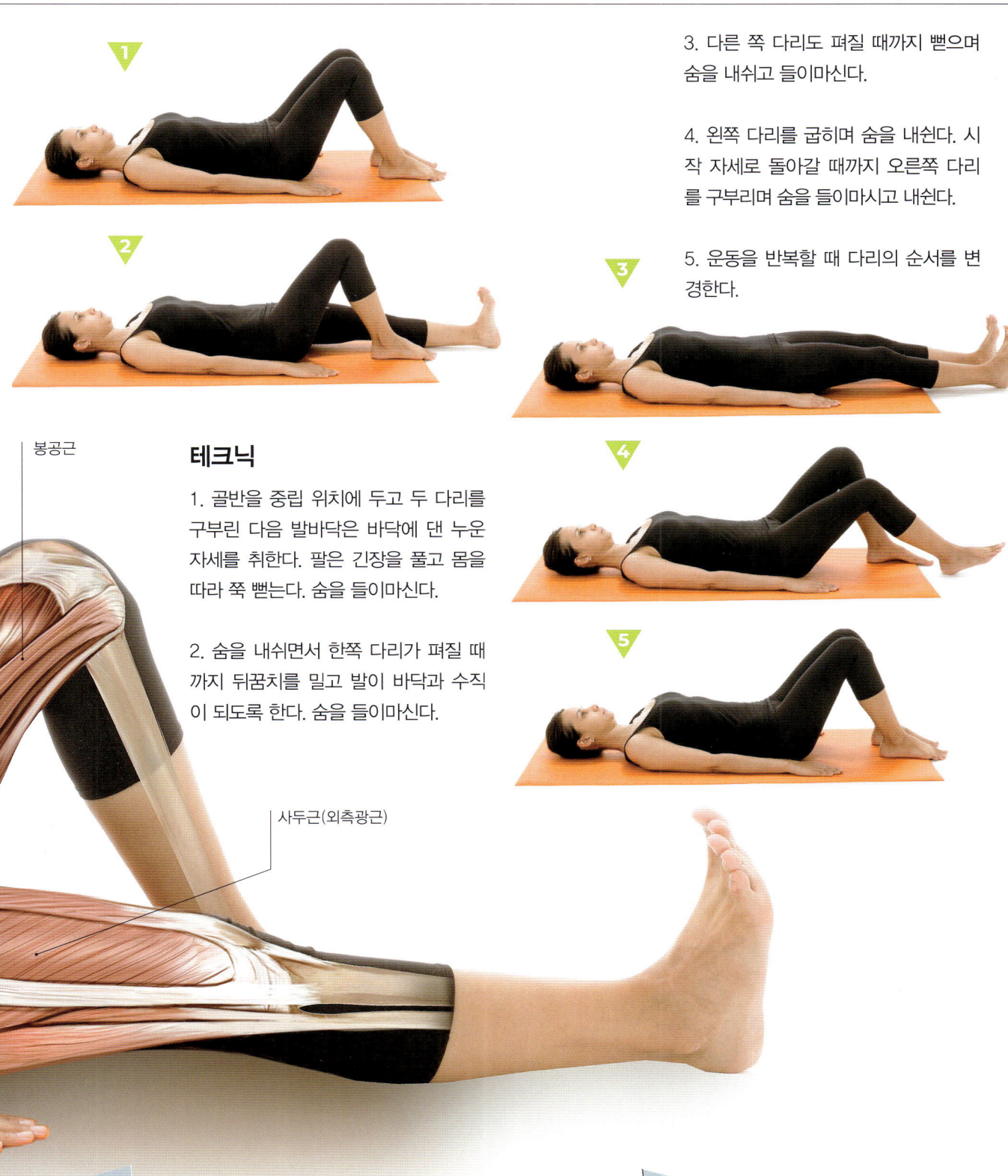

3. 다른 쪽 다리도 펴질 때까지 뻗으며 숨을 내쉬고 들이마신다.

4. 왼쪽 다리를 굽히며 숨을 내쉰다. 시작 자세로 돌아갈 때까지 오른쪽 다리를 구부리며 숨을 들이마시고 내쉰다.

5. 운동을 반복할 때 다리의 순서를 변경한다.

## 테크닉

1. 골반을 중립 위치에 두고 두 다리를 구부린 다음 발바닥은 바닥에 댄 누운 자세를 취한다. 팔은 긴장을 풀고 몸을 따라 쭉 뻗는다. 숨을 들이마신다.

2. 숨을 내쉬면서 한쪽 다리가 펴질 때까지 뒤꿈치를 밀고 발이 바닥과 수직이 되도록 한다. 숨을 들이마신다.

안정화와 분리

# 힙 릴리즈

요추–골반 안정성, 움직임의 분리 및 호흡과 움직임 조정 훈련

## 목표

- 고관절의 움직임을 분리하여 요추–골반의 안정성을 개선한다.
- 호흡에 맞춰 움직임을 조정한다.

## 근육 작용

**주근육**
장요근, 복근

**고관절 외전**
둔근, 내전근, 대퇴근막장근(편심성)

**골반 안정화**
복부 근육이 골반을 안정시키고 요추전만증을 예방한다.

## 주의사항

- 무릎을 구부릴 때 골반이 전방으로, 무릎을 펼 때 골반이 후방으로 돌아가지 않도록 주의한다.
- 움직임은 고관절에서만 이뤄진다.

*대퇴골두가 고관절 내부에서 회전하는 모습을 상상해보세요.*

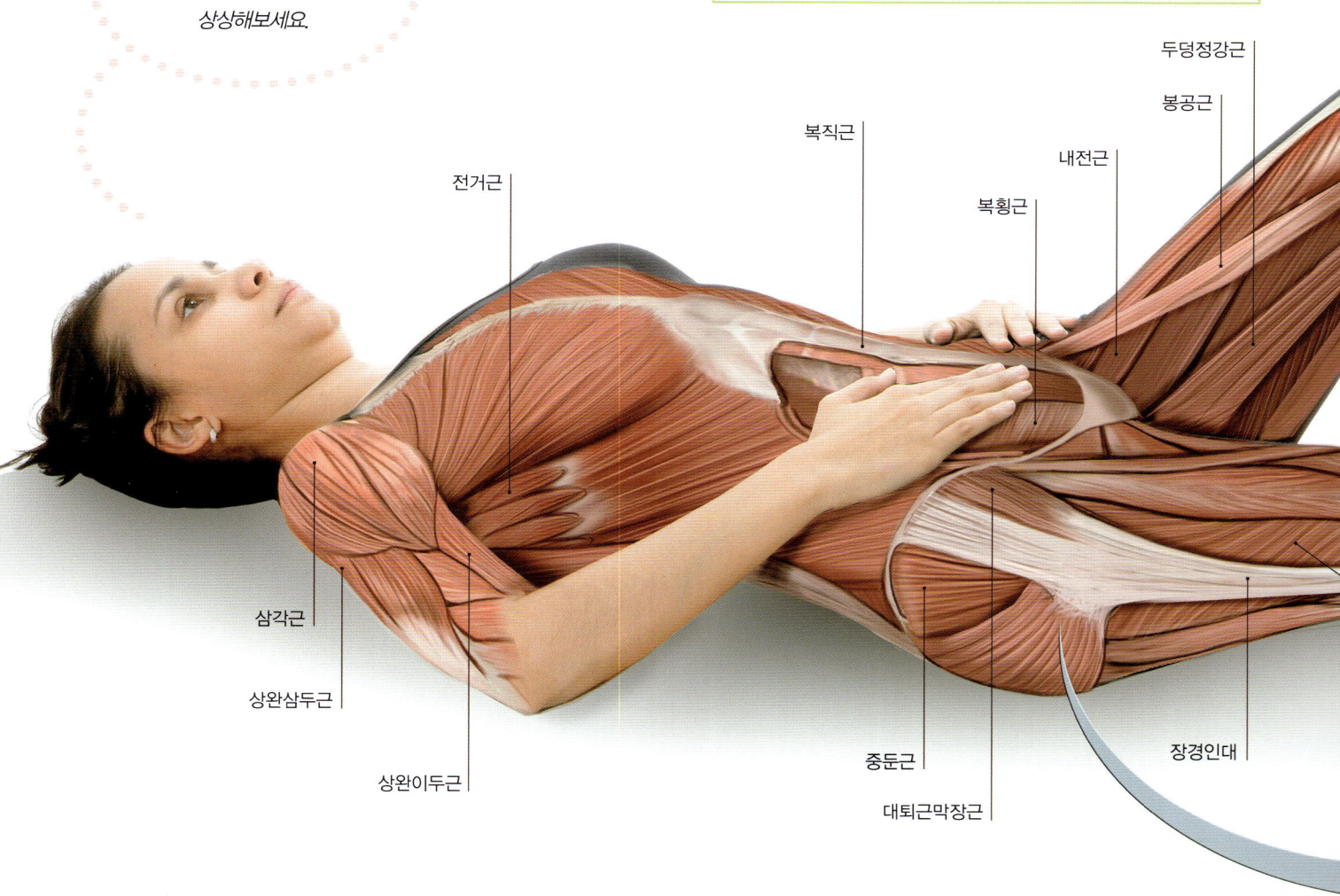

# (HIP RELEASE)

## 테크닉

1. 골반 중립 자세를 유지하며 누운 자세에서 다리를 구부려 평행하게 하고 발은 바닥에 댄다.

2. 숨을 들이마시면서 한쪽 다리를 바깥쪽으로 벌린다.

3. 바깥쪽으로 회전을 유지한 채 무릎을 펴면서 숨을 내쉰다.

4. 숨을 들이쉬고 내쉬면서 무릎을 다시 구부리며 시작 자세로 돌아간다.

5. 반대쪽 다리도 반복한다.

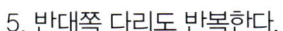
외측광근

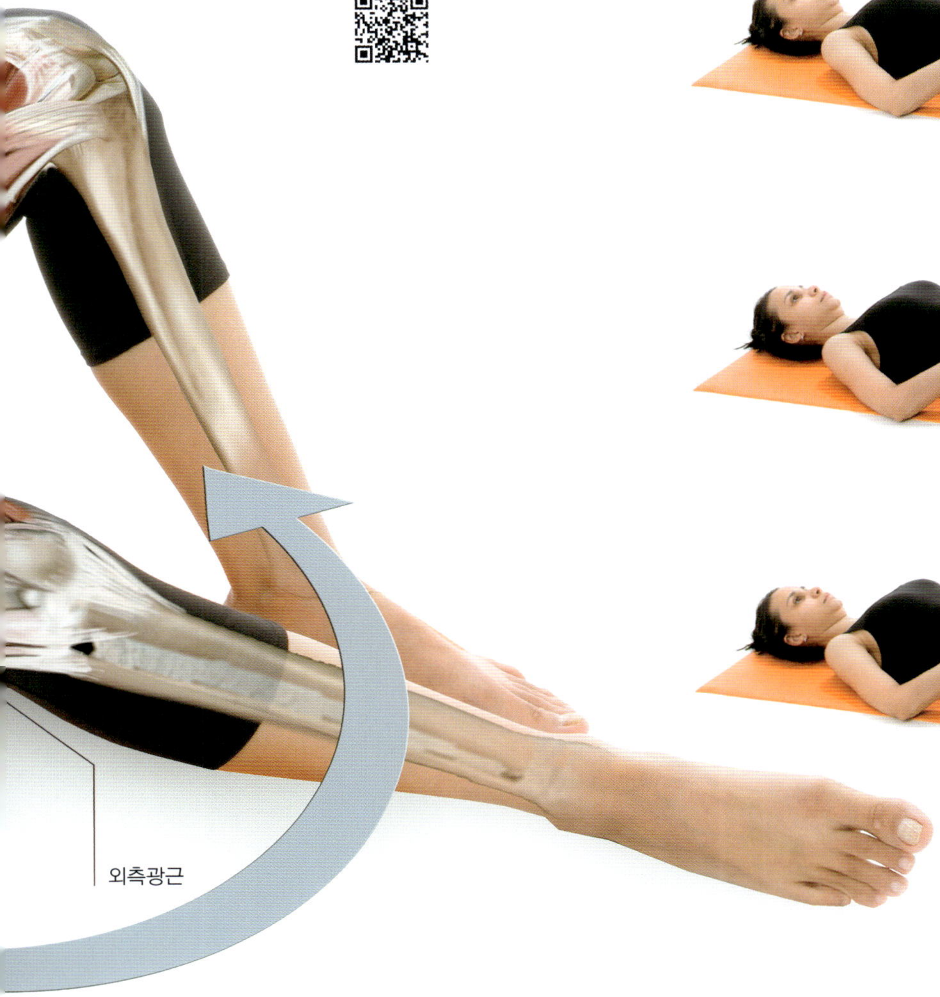

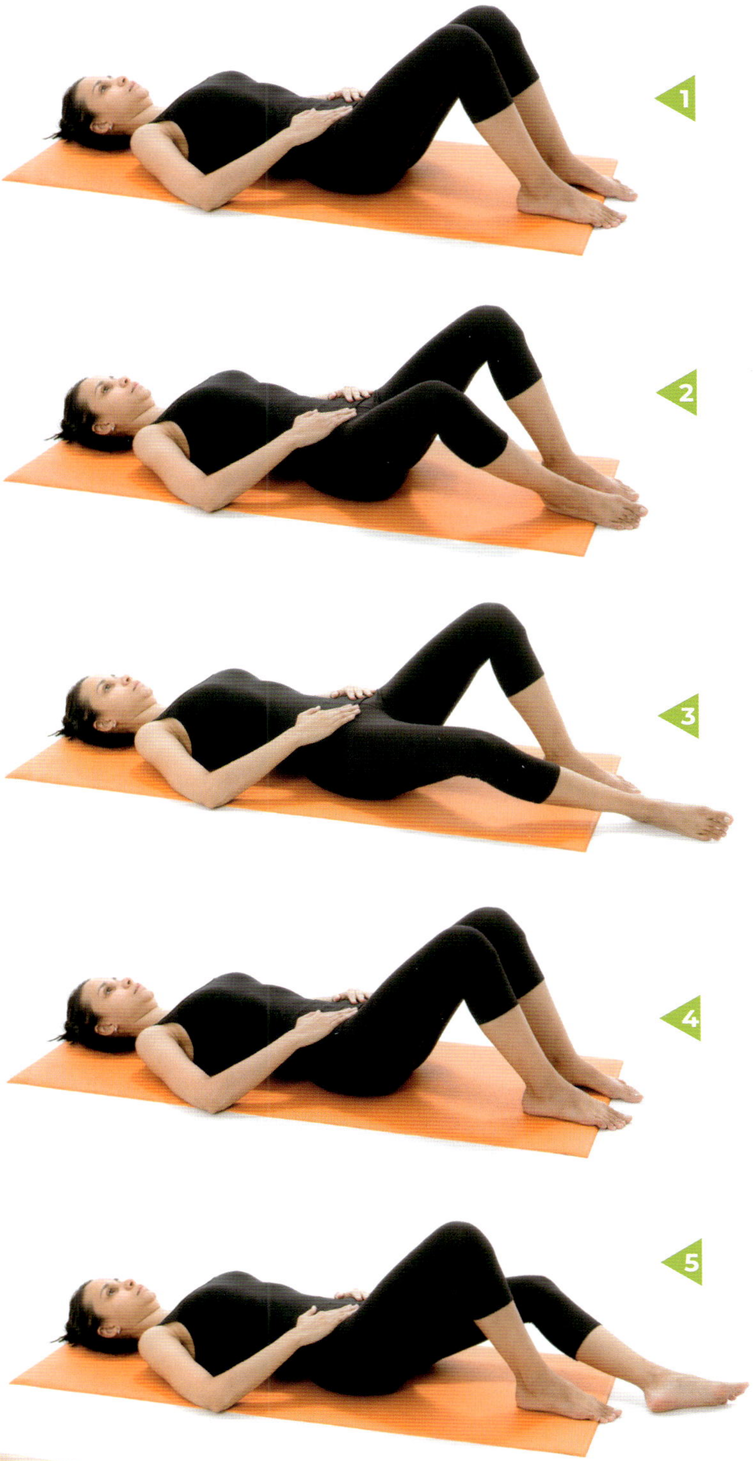

안정화와 분리

# 레그 스윙

이 운동에서는 복부 근육을 사용하여 골반을 안정화한다. 복부 근육의 힘이 충분하지 않을 때 특히 적합하다.

## 목표

- 요추–골반 안정성을 향상시킨다.
- 고관절의 움직임을 분리한다.
- 고관절 굴곡근을 강화한다.

### 주의사항

- 골반과 척추는 중립을 유지하고 움직이지 않는다. 움직임은 고관절에서만 발생한다.
- 어깨와 목은 이완된 상태여야 하며 보상작용으로 인해 목 뒤가 짧아지지 않도록 한다. 각각의 다리로 운동을 반복한다.

## 근육 작용

### 주근육
장요근, 사두근. 복근은 골반과 요추를 안정화시킨다.

### 다리 들어 올리기
장요근, 대퇴직근, 봉공근, 내전근, 중둔근과 소둔근의 앞부분, 대퇴근막장근

### 다리 내리기
편심성 거상 동일 근육

### 골반 안정화
복부 근육이 골반을 안정시키고 요추과전만을 예방한다.

*다리를 위아래로 흔들 때마다 다리가 조금씩 더 길어지고 발을 더 멀리 뻗을 수 있다고 상상해보세요.*

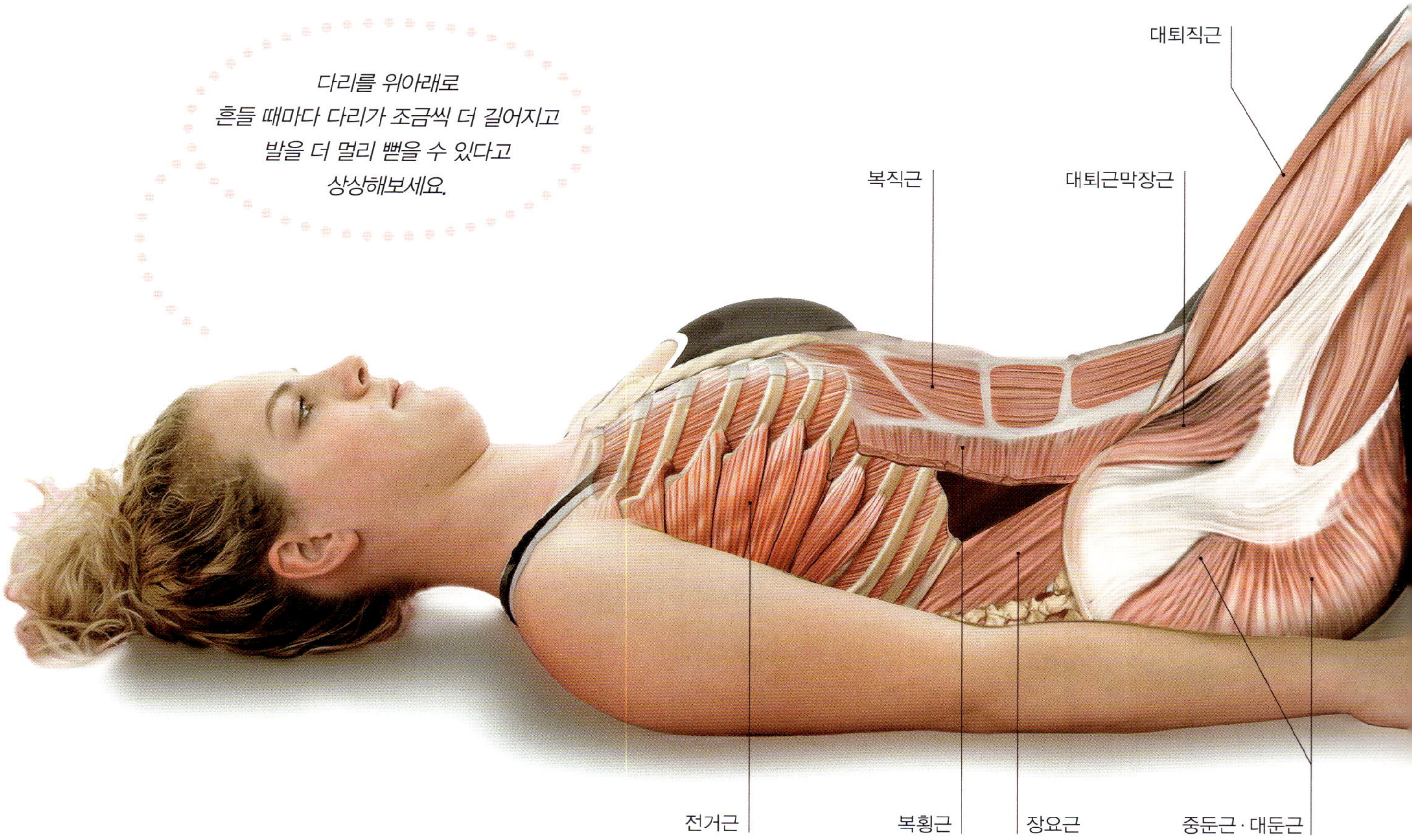

대퇴직근
복직근
대퇴근막장근
전거근
복횡근
장요근
중둔근·대둔근

44 / 해부학과 필라테스

# (LEG SWING)

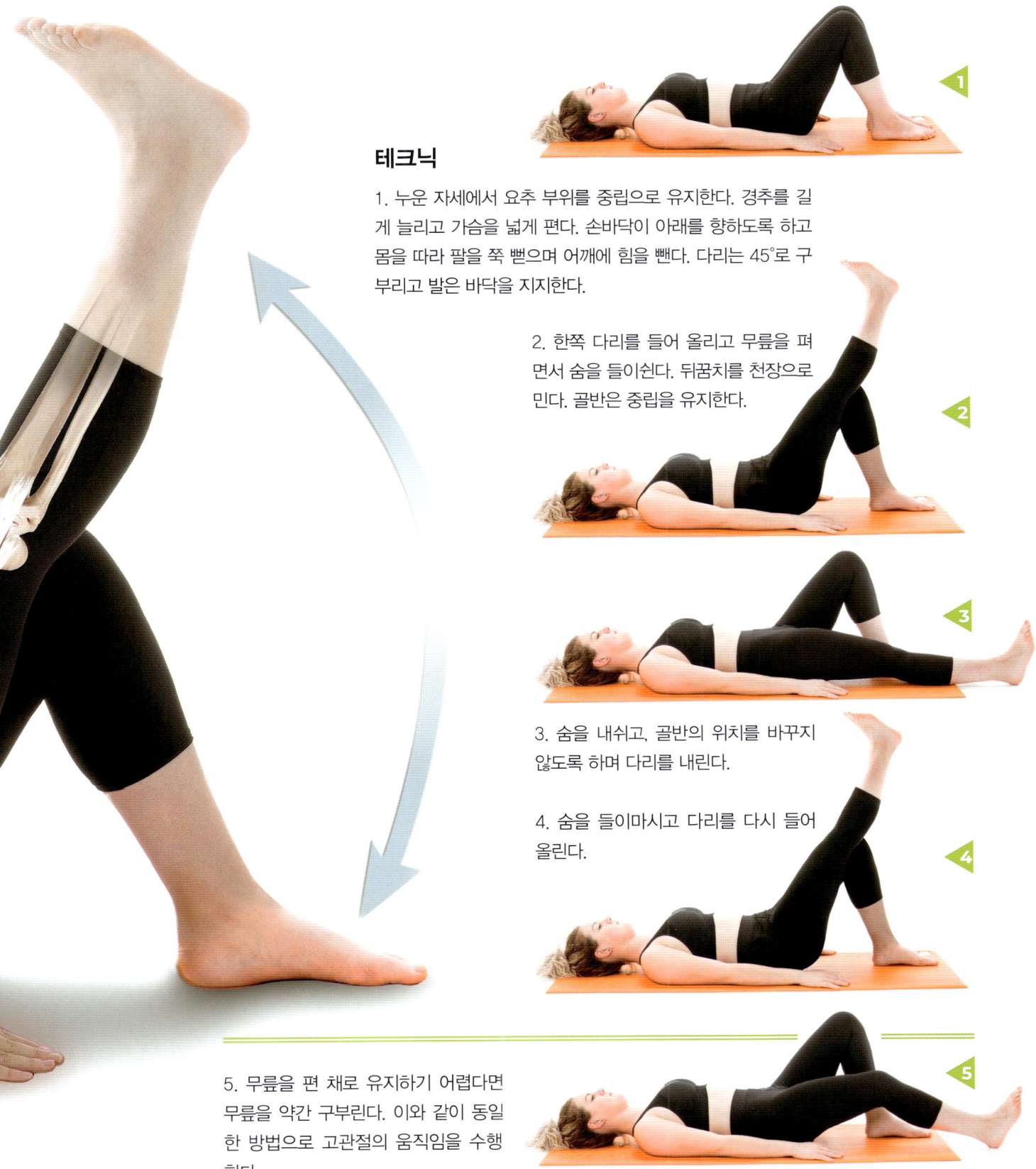

### 테크닉

1. 누운 자세에서 요추 부위를 중립으로 유지한다. 경추를 길게 늘리고 가슴을 넓게 편다. 손바닥이 아래를 향하도록 하고 몸을 따라 팔을 쭉 뻗으며 어깨에 힘을 뺀다. 다리는 45°로 구부리고 발은 바닥을 지지한다.

2. 한쪽 다리를 들어 올리고 무릎을 펴면서 숨을 들이쉰다. 뒤꿈치를 천장으로 민다. 골반은 중립을 유지한다.

3. 숨을 내쉬고, 골반의 위치를 바꾸지 않도록 하며 다리를 내린다.

4. 숨을 들이마시고 다리를 다시 들어 올린다.

5. 무릎을 편 채로 유지하기 어렵다면 무릎을 약간 구부린다. 이와 같이 동일한 방법으로 고관절의 움직임을 수행한다.

안정화와 분리

# 싱글 레그 체인지

하지의 움직임은 요추-골반의 안정성에 영향을 미친다. 이 운동에서는 다리를 움직일 때 골반과 요추를 안정시키기 때문에 복부 근육이 강화된다.

## 근육 작용

**주근육:**
장요근, 복부 근육

**다리 들어올리기:**
장요근, 대퇴직근, 봉공근, 내전근, 중둔근과 소둔근의 앞부분, 대퇴근막장근

**다리 내리기:**
편심성 거상 근육

**골반 안정화:**
복근은 골반을 안정화시키고 요추과전만을 예방한다.

## 목표

- 복부 근육을 강화하여 요추-골반의 안정성을 개선한다.
- 고관절 움직임에 집중하여 굴곡근을 강화한다.

## 주의사항

- 목과 어깨를 편안하게 유지한다.
- 요추와 골반은 움직이지 않는다.
- 복부가 부풀지 않도록 하고, 척추를 안정화시켜야 한다.
- 무릎의 각도를 바꾸지 않은 채 다리를 움직인다. 발이 땅에 닿게 하기 위해 무릎을 더 구부리지 않는다.

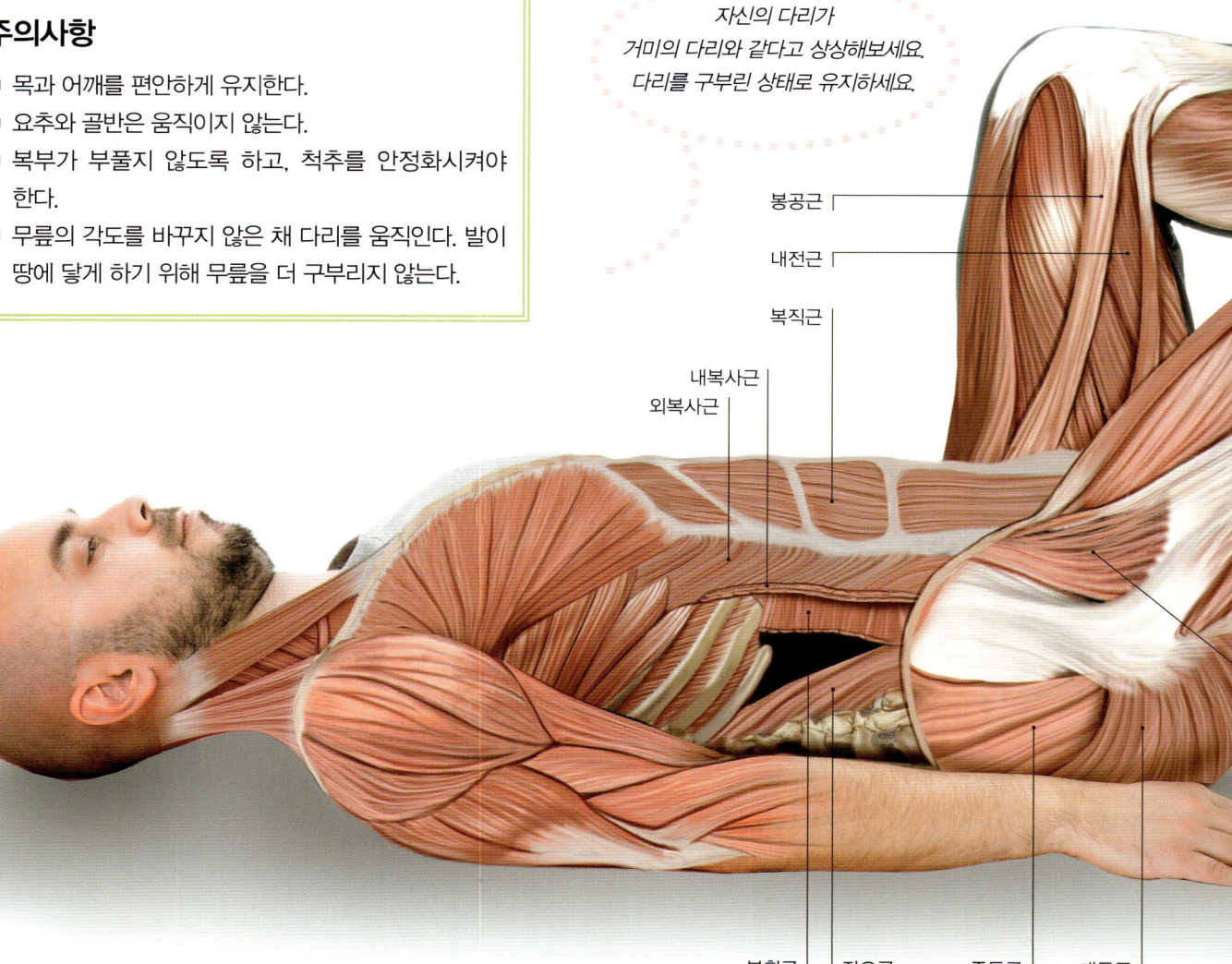

자신의 다리가 거미의 다리와 같다고 상상해보세요. 다리를 구부린 상태로 유지하세요.

# (SINGLE LEG CHANGES)

## 테크닉

1. 허리는 중립을 유지하고 목은 뒤로 길게, 가슴은 넓게 편 상태로 누운 자세를 취한다. 양팔은 몸을 따라 곧게 뻗고 손바닥은 아래로 내리고 어깨는 이완한다. 다리는 평행하게 하고 무릎은 구부리고 발은 바닥을 지지한다. 숨을 들이마신다.

2. 숨을 내쉴 때 한쪽 발을 바닥에서 들어 올려 무릎과 엉덩이가 90° 각도를 이루도록 한다.

3. 다시 숨을 들이마시고 복부를 수축시키면서 숨을 내쉬어 요추를 안정화한다. 반대쪽 다리를 2번과 같이 들어 올린다.

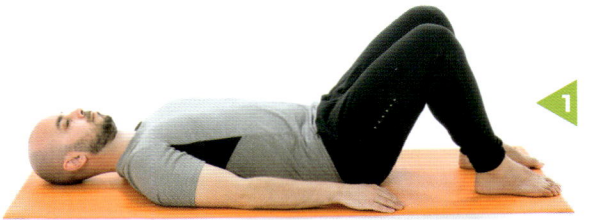

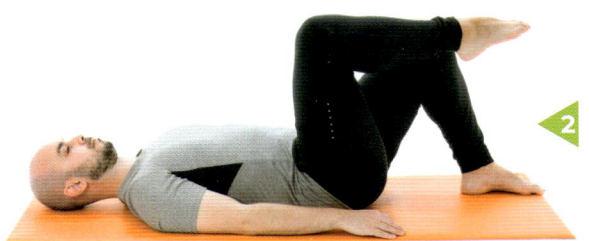

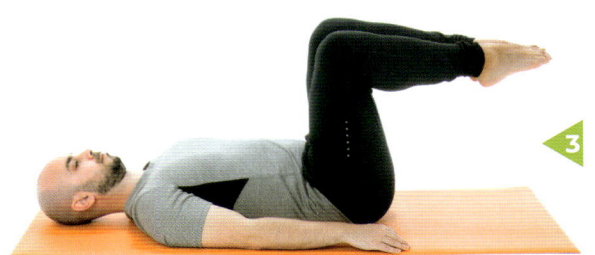

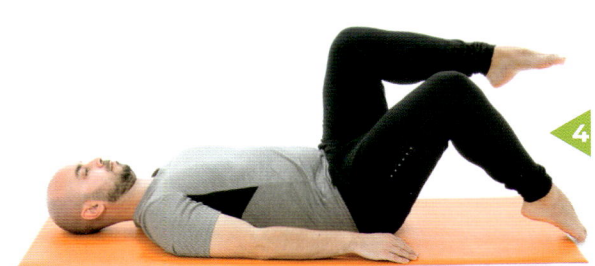

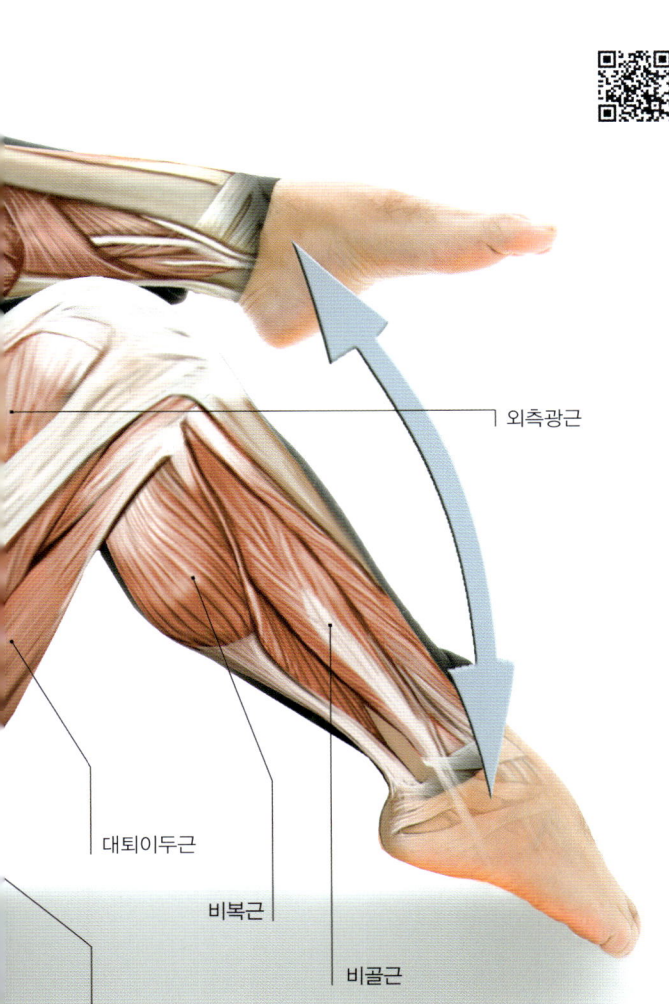

4. 숨을 들이마시고 내쉬면서 무릎은 같은 각도로 유지하면서 발끝이 바닥을 지지하는 것이 아닌 닿게끔 한쪽 다리를 내린다.

5. 숨을 들이마시고 두 다리가 직각이 될 때까지 한쪽 다리를 들어 올린다. 숨을 내쉬며 반대쪽 다리도 같은 동작을 수행한다.

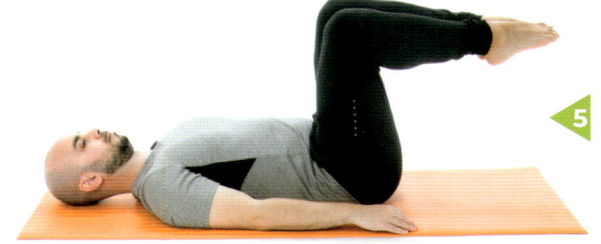

안정화와 분리

# 체스트 리프트

**복**부 근육을 강화하고 저항력을 높이는 운동이다. 골반 경사 없이 복부를 수축하는 방법을 배운다.

## 근육 작용

**주근육**
복직근 및 복사근(양측 수축)

**목 굴곡**
사각근, 흉쇄유돌근, 전척추근, 목 앞부분

**몸통 굴곡**
복직근 및 복사근(양측 수축)

**고관절 굴곡(지지대 없이 다리를 구부린 상태)**
장요근, 대퇴직근

## 목표

- 복부 근육을 강화하고 골반 안정성과 제어력을 향상시킨다.
- 복부 수축과 호흡을 조율한다.

## 주의사항

- 호흡과 골반저 수축 움직임을 천천히 조율한다. 이것은 '복부 크런치'와 다르다.
- 머리, 어깨, 등 윗부분을 하나의 단위로 생각하며 들어 올린다.
- 목은 뒤로 젖히지 말고, 턱을 가슴에 붙이지 말고 머리를 뒤로 떨어뜨리지 않은 채 등과 일직선을 유지한다.
- 복부를 수축하는 동안 골반을 중립으로 유지한다.

*자신의 복부를 그릇이라고 상상하고 시각화해보세요. 몸통을 구부릴 때마다 배는 점점 더 움푹 들어가게 됩니다.*

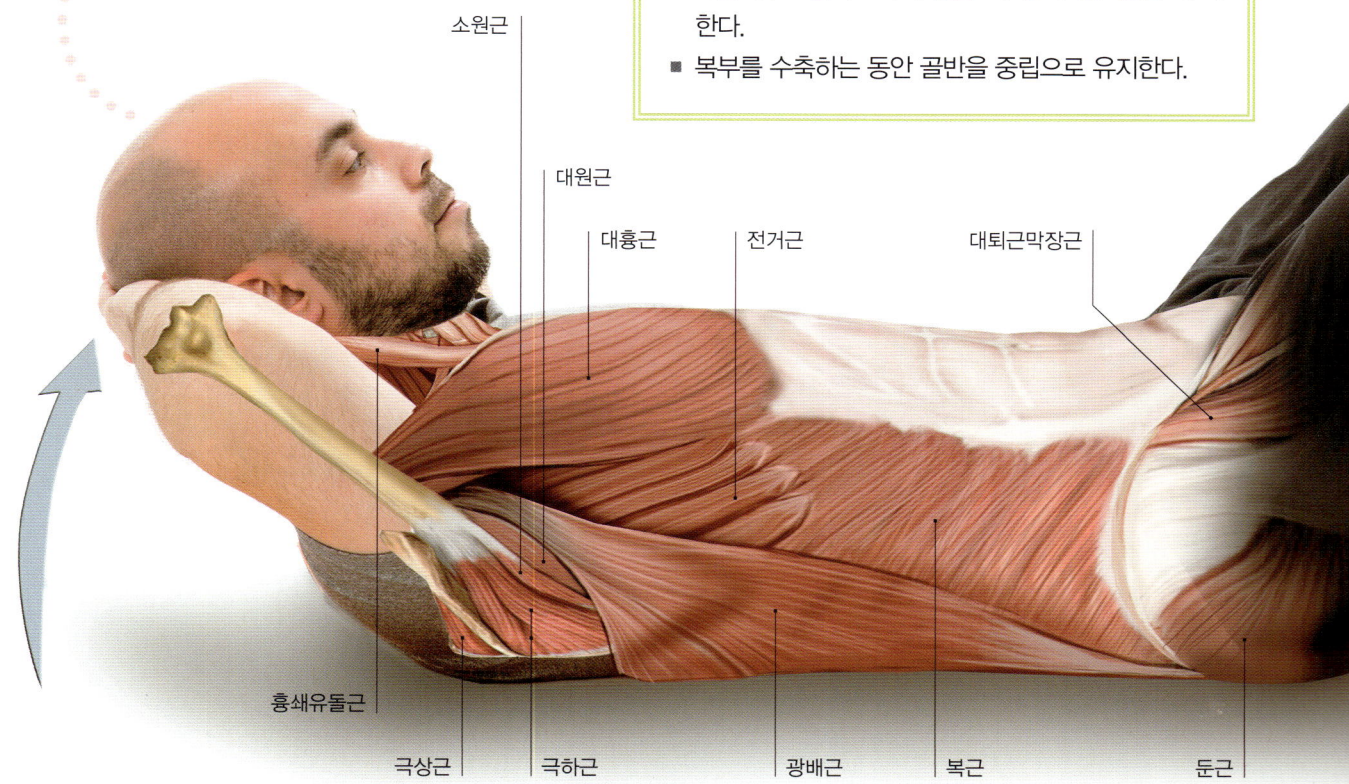

# (CHEST LIFT)

## 테크닉

1. 손을 목 뒤로 하고 팔꿈치를 쭉 뻗은 상태에서 누운 자세를 취한다. 목의 긴장을 풀고 턱을 가슴 쪽으로 살짝 당긴다. 요추를 중립 위치에 놓고 다리를 구부리고 발은 평행하게 바닥에 댄다. 척추가 길어지는 느낌을 찾는다. 숨을 들이쉬고 들이마신다.

2. 머리부터 견갑골 아래까지 등뼈를 척추 단위로 구부리면서 숨을 내쉰다. 요추의 중립을 유지하면서 숨을 들이마신다.

3. 척추를 시작 위치로 내리며 숨을 내쉰다. 운동을 반복한다.

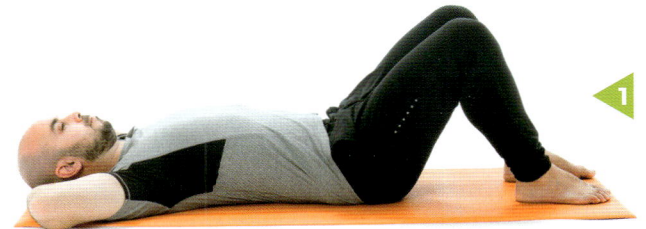

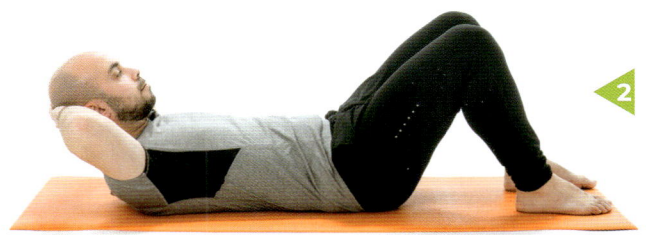

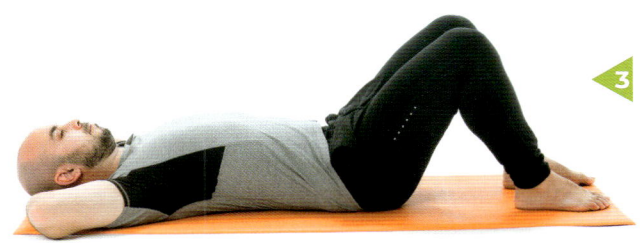

4. 난이도를 높이고 싶으면 다리를 들어 올려 90°로 구부린다.

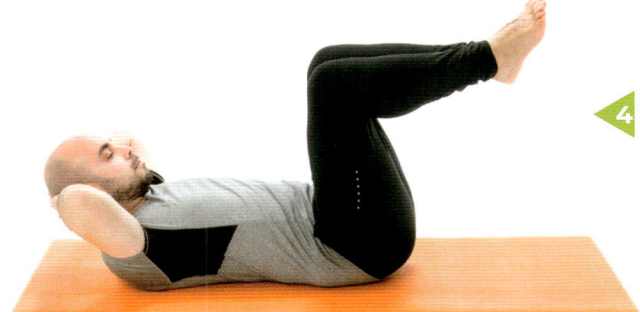

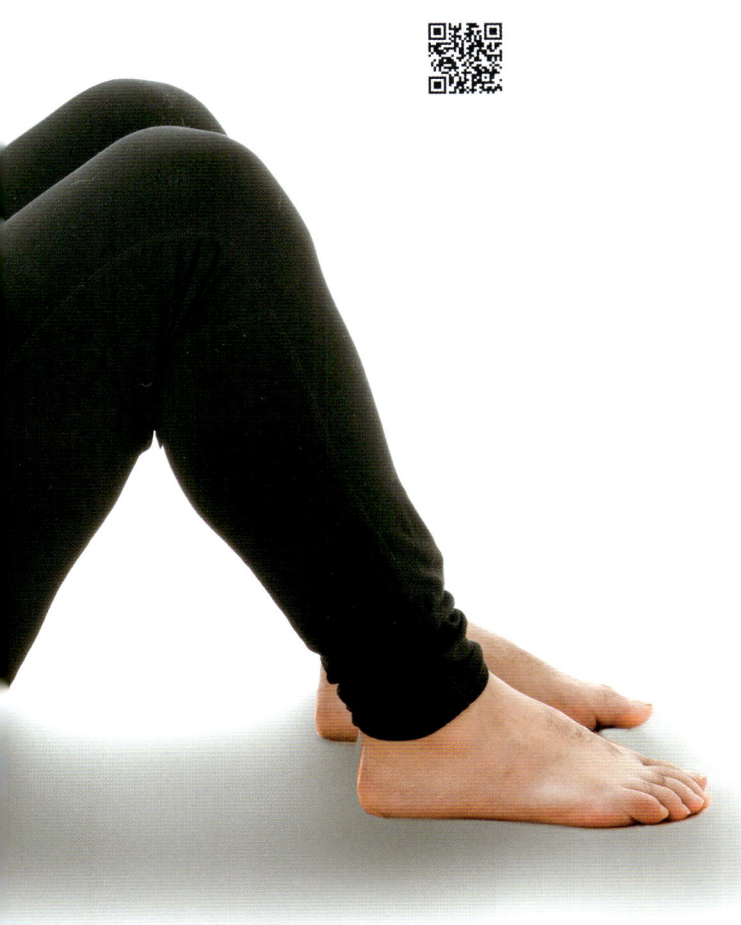

안정화와 분리

# 오블리크

이 운동은 '체스트 리프트(Chest Lift)' 운동의 업그레이드된 버전이다. 척추를 회전하여 난이도를 높인다. 복부 근육의 작용은 복사근의 힘에 따라 커진다.

## 근육 작용

**주근육**
복사근

**목 굴곡**
사각근, 흉쇄유돌근, 전척추근, 목 앞부분

**몸통 굴곡과 회전**
복직근, 외복사근(반대쪽 회전), 내복사근(동측 회전)

**고관절 굴곡**
장요근, 대퇴직근

## 목표

- 특히 복사근을 강화한다.
- 척추 회전 시 골반 안정성을 강화한다.

> 자신의 복부가 머리, 어깨, 상체와 연결된 하나의 경첩이라 상상해보세요. 이전 운동에서 상상한 그릇 이미지에 이 내용을 더한다.

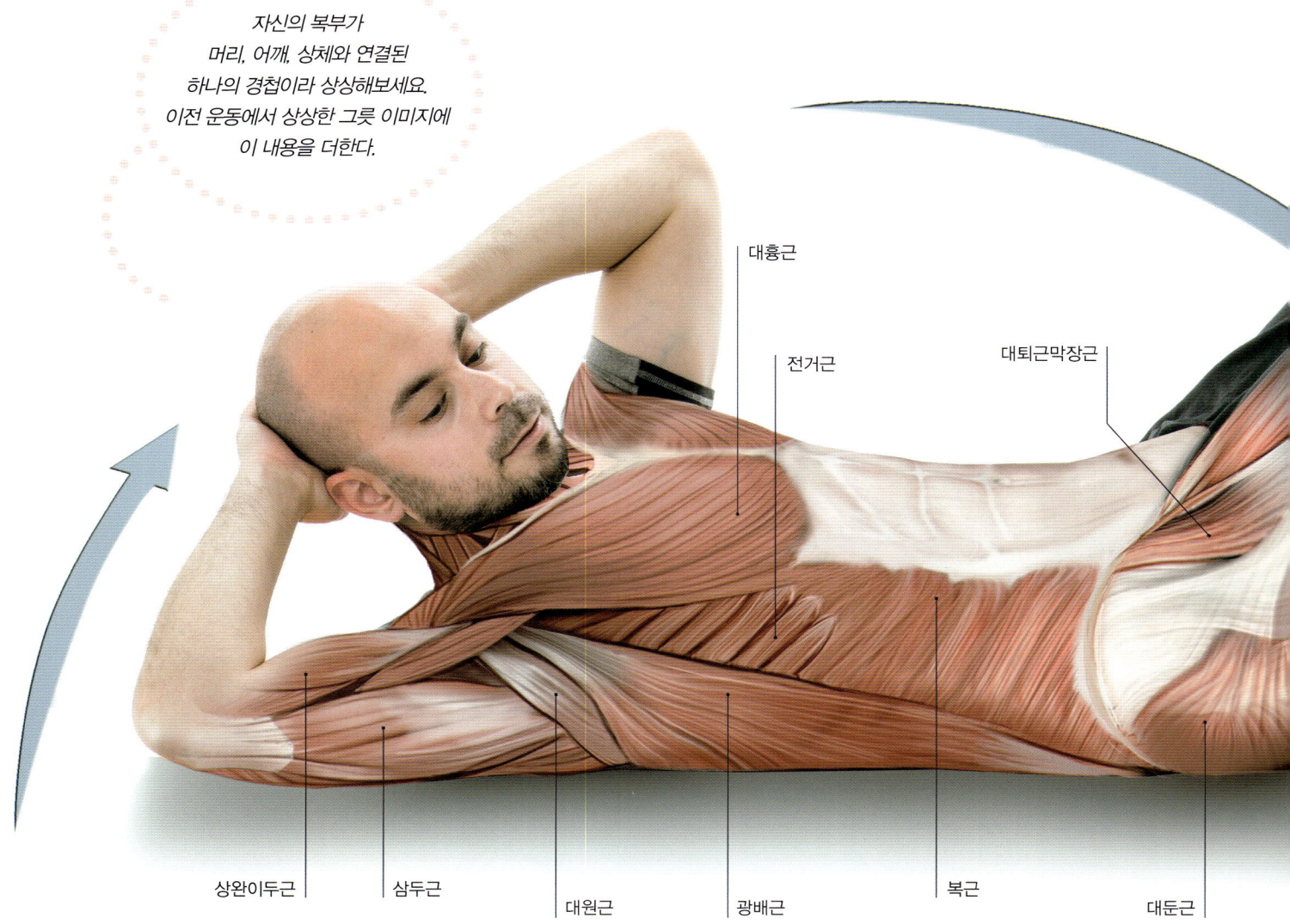

# (OBLIQUES)

### 테크닉

1. 누운 자세에서 팔을 구부리고 손은 목 뒤로 한 상태에서 팔꿈치를 벌리고 턱을 약간 가슴 쪽으로 향하게 하여 목을 이완한다. 요추를 중립 위치에 놓고 다리는 구부리고 발은 평행하게 바닥에 댄다. 척추가 길어지는 느낌을 찾는다. 숨을 들이마신다.

2. 먼저 몸통을 굴곡한 다음 척추를 한 쪽으로 회전하며 숨을 내쉰다.

3. 몸통의 굴곡을 유지한 채 숨을 들이마시면서 중앙으로 돌아온다.

4. 척추를 반대쪽으로 회전하면서 숨을 내쉰다.

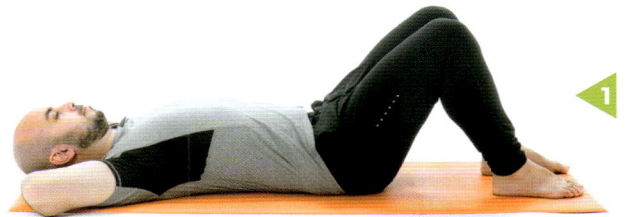

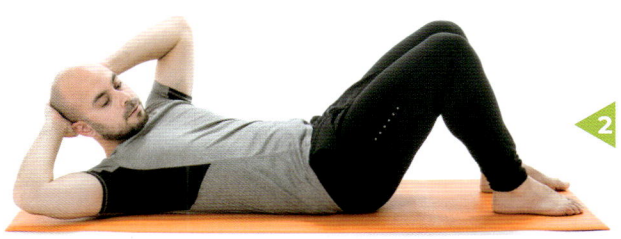

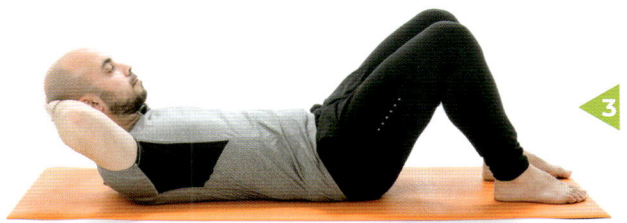

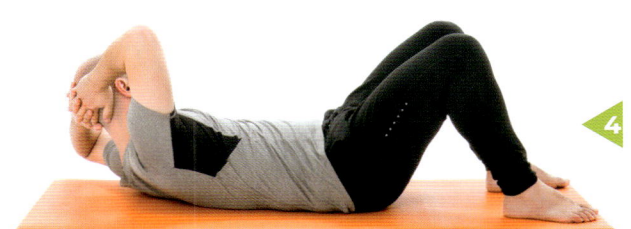

좌우로 여러 번 돌린다. 마지막으로 동작을 반복할 때, 중앙에서 멈추고 몸을 내려 시작 자세로 돌아간다.

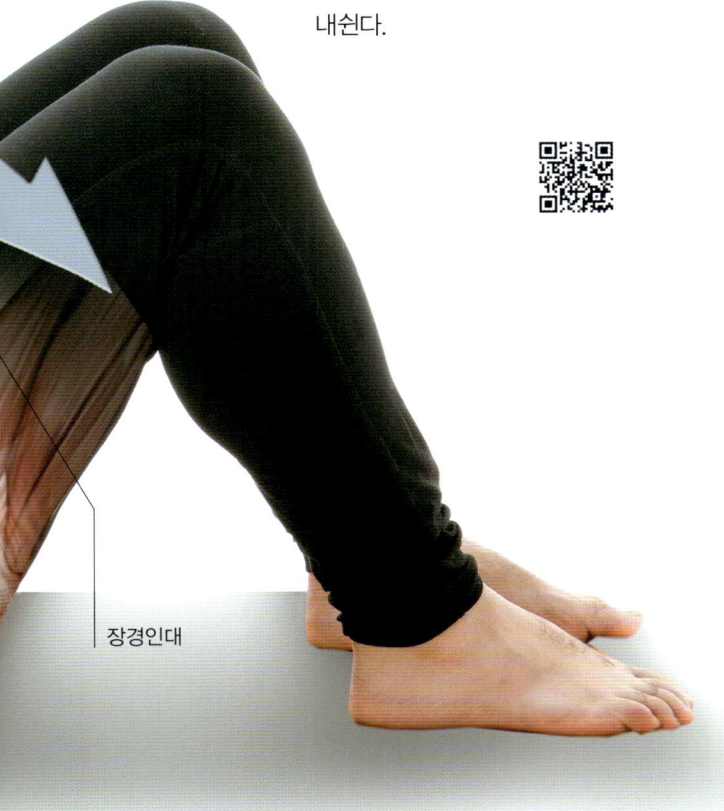

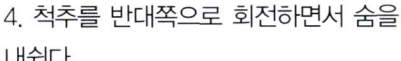
장경인대

### 주의사항

- 머리, 팔, 등 윗부분을 하나의 단위로 생각하며 움직인다.
- 천천히 동작을 수행한다.
- 목을 당기거나 팔꿈치가 앞으로 모이지 않도록 한다.
- 비틀기 방향을 바꿀 때 몸통은 구부린 상태를 유지한다.

안정화와 분리

# 사이드 투 사이드

회전 운동과 복사근의 활성화를 위한 척추 운동이다. 회전 정도는 개인의 유연성, 관절 가동성 및 복부 조절 능력에 따라 달라진다.

## 목표

- 회전하는 동안 척추 유연성을 향상시킨다.
- 복부의 제어력을 향상한다.
- 요추-골반의 안정성을 향상시킨다.

## 근육 작용

**주근육**
복사근

**견갑골 안정화**
승모근, 전거근, 능형근, 견갑거근, 흉근, 광배근, 대원근, 회전근개. 팔 근육도 자세를 유지하는 데 도움을 준다.

**요추와 엉덩이 안정화**
복직근, 장요근, 대퇴직근.
반대쪽의 중둔근과 소둔근, 동측 내전근은
다리가 내려가지 않도록 한다.

**몸통 회전 움직임**
편심성 움직임의 반대편에 있는 복사근

**골반 안정화**
복부 근육이 골반을 안정시키고
요추전만증을 예방한다.

> 내 복부가 경첩이고 다리와 하체가 하나의 개체라고 상상해보세요.

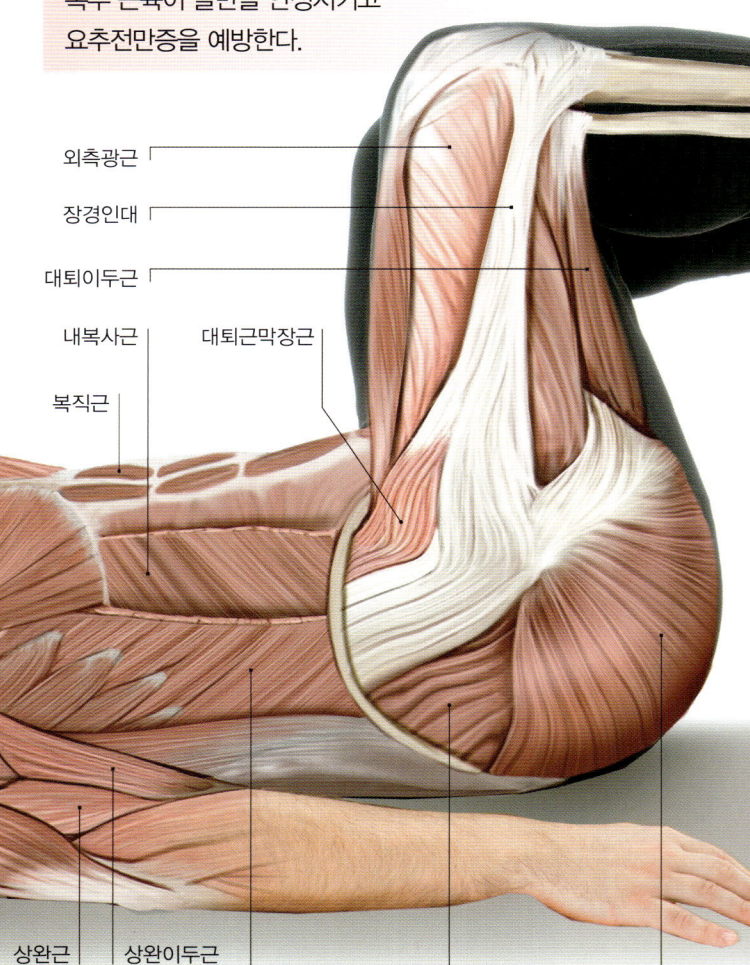

외측광근
장경인대
대퇴이두근
내복사근
대퇴근막장근
복직근
삼각근
상완삼두근
상완근
상완이두근
외복사근
대둔근
중둔근

# (SIDE TO SIDE)

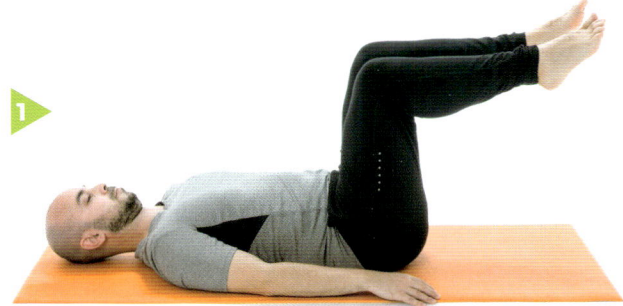
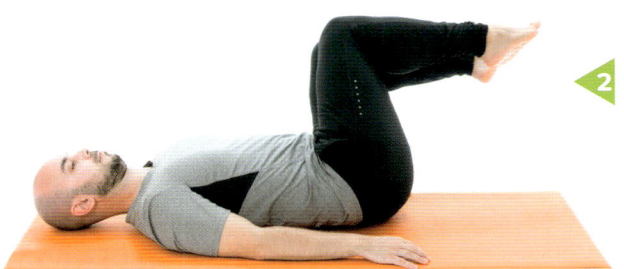
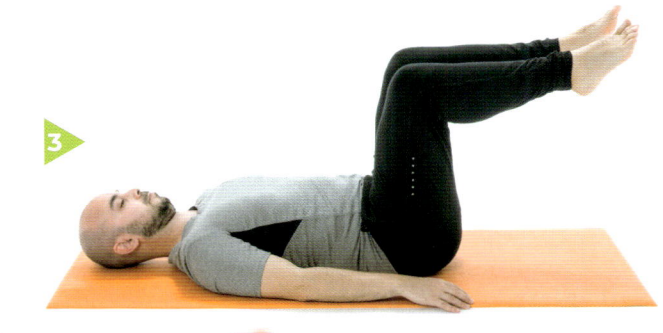
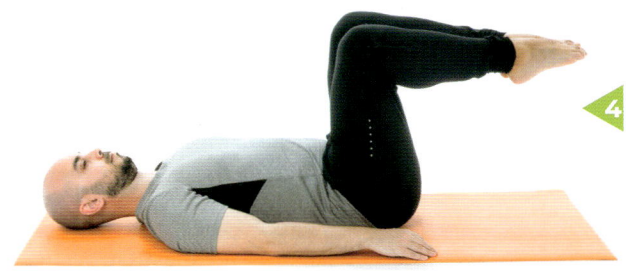
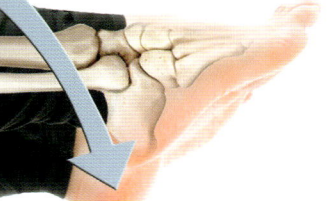

## 테크닉

1. 누운 자세에서 허리를 매트에 대고 손바닥은 아래로 향한 채 팔은 쭉 뻗은 상태로 몸통에서 살짝 멀리 둔다. 목을 뒤로 길게 하고 가슴을 넓게 편다. 엉덩이와 무릎은 90°로 구부리고 발은 들어 올린다.

2. 숨을 들이마시면서 척추를 한쪽으로 돌려 한쪽 엉덩이가 바닥에서 떨어지도록 한다.

3. 시작 자세로 돌아가며 숨을 내쉰다.

4. 숨을 들이마시고 반대쪽도 같은 동작을 반복한다.

---

5. 양쪽 무릎을 피며 운동의 난이도를 높인다.

### 주의사항

- 목을 편안하게 유지한다.
- 견갑골을 안정화시켜 어깨가 매트 위에 위치하도록 한다.
- 요추가 과도하게 회전하거나 아치형이 되지 않도록 주의한다.
- 허리 부분 움직임. 엉덩이와 다리를 하나의 단위로 유지한다.

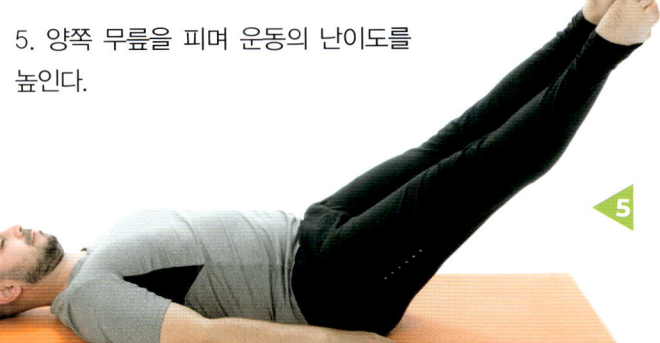

안정화와 분리

# 고양이 자세

이 운동은 척추 근육을 굴곡과 신전 동작으로 스트레칭하는 것으로 구성된다.

## 목표
- 요추의 유연성을 높인다.
- 견갑골의 제어력과 안정화를 개선한다.

## 근육 작용

**주근육**
복부, 척추기립근

**몸통 신전**
척추기립근, 횡간근 복합체, 요방형근

**몸통 굴곡**
복부 근육

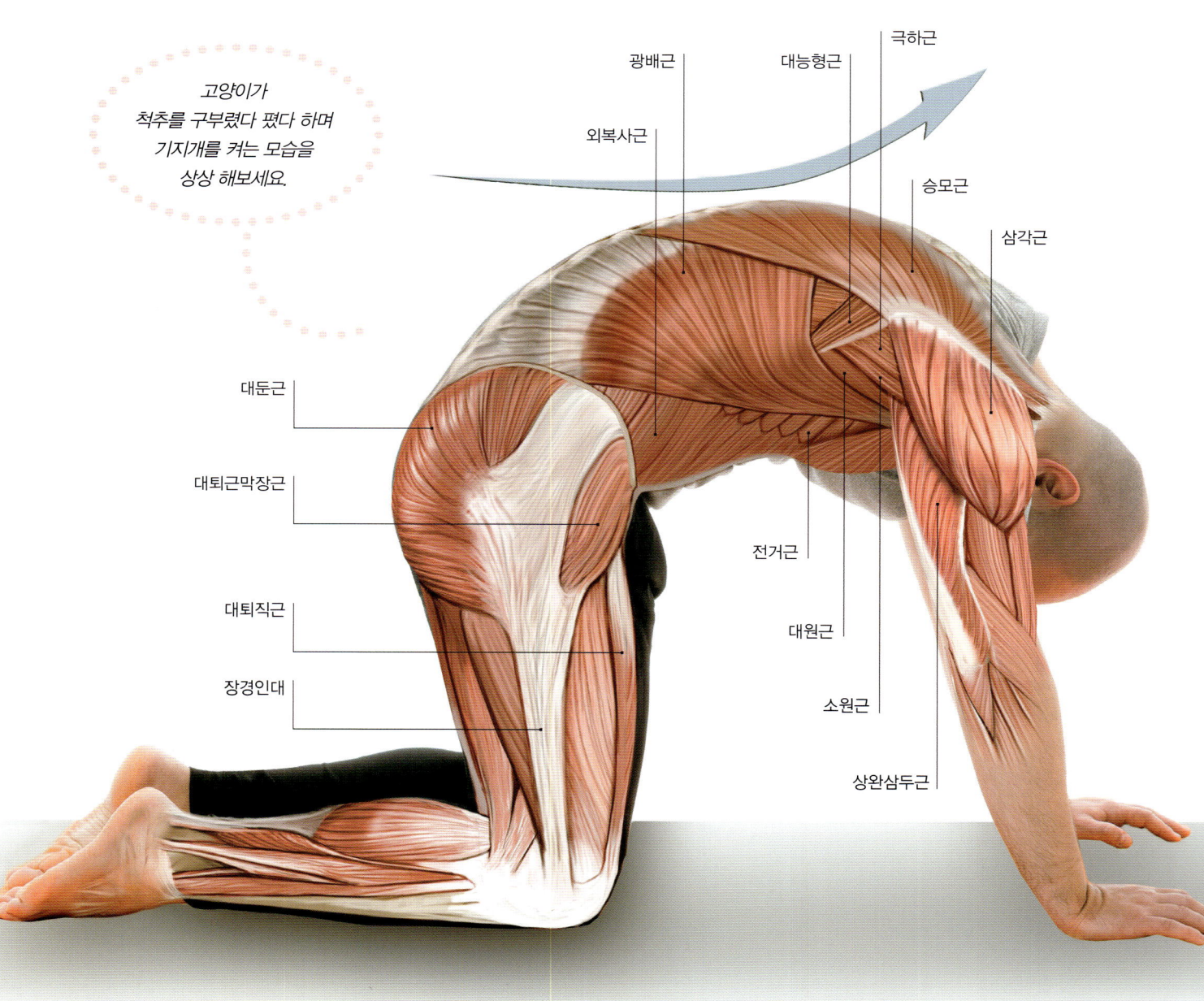

고양이가 척추를 구부렸다 폈다 하며 기지개를 켜는 모습을 상상 해보세요.

# (THE CAT)

## 테크닉

1. 척추를 곧게 편 상태에서 다리를 골반 너비로 벌리고 무릎을 골반 아래에 둔 네 발 자세를 취한다. 손은 어깨 밑으로, 목은 뒤로 길게 뻗는다.

2. 숨을 들이쉬고 내쉬면서 복부를 수축하고 골반에서 머리까지 척추를 구부린다. 다시 숨을 들이마신다.

3. 숨을 내쉬면서 척추를 머리에서 허리까지 확장한다.

4. 숨을 들이쉬고 시작 자세로 돌아간다.

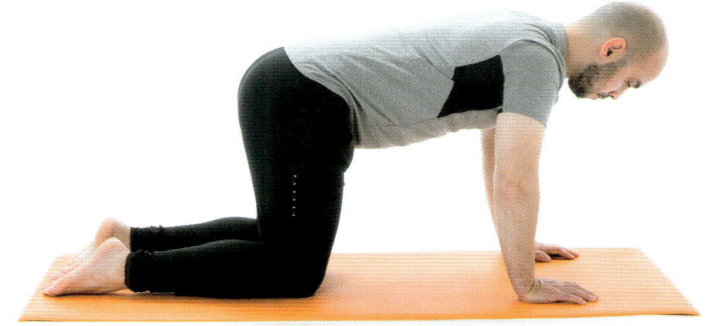

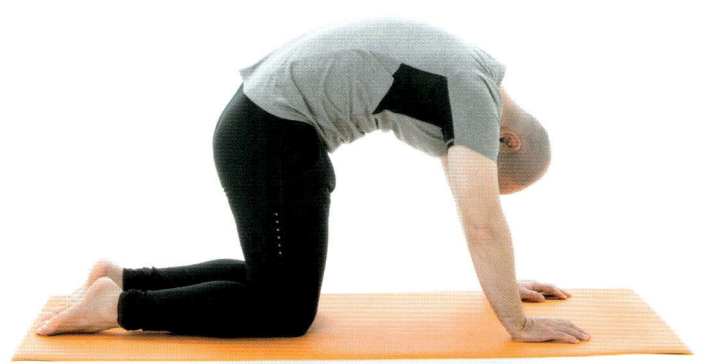

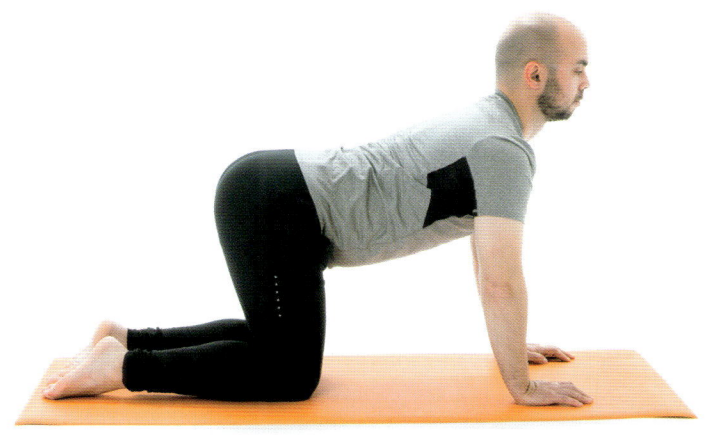

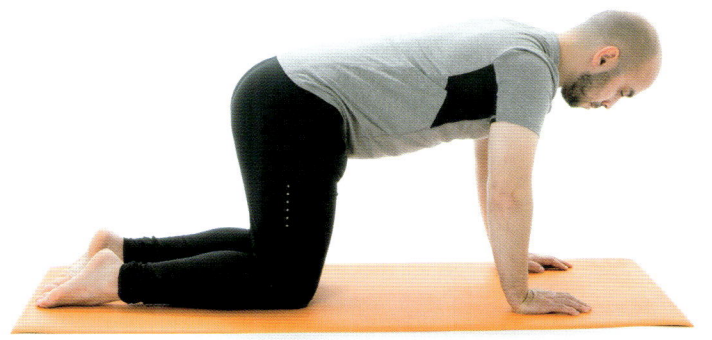

## 주의사항

- 동작은 어깨와 골반 사이의 몸통에서 수행되어야 한다.
- 올바른 자세를 유지하려면 어깨는 손과 일직선 위에 있어야 하고, 골반은 무릎 위에 위치해야 한다.
- 어깨를 목에서 멀리 떨어뜨리고 팔꿈치가 과도하게 펴지지 않도록 한다.

안정화와 분리
# 네 발 자세

**견**갑대와 요추–골반 부위 최적의 안정성을 보장하기 위한 훈련

## 목표
- 등척성 복부 수축을 통해 견갑골과 요추, 골반의 안정성을 향상시킨다.
- 협응력과 교차 운동 패턴을 습득한다.

### 주의사항
- 팔과 다리는 늘릴 때만 움직인다.
- 어깨에는 힘을 주지 않는다.

## 근육 작용

**주근육**
횡간근 복합체, 척추기립근, 둔근, 햄스트링, 삼각근

**골반 안정화**
복부 근육

**몸통 안정화**
횡간근 복합체, 척추 기립근, 요방형근

**어깨 굴곡**
삼각근, 승모근, 극상근, 대흉근(쇄골 부위), 전거근

**엉덩이 신전**
햄스트링, 대둔근, 중둔근과 소둔근의 뒷부분

팔과 다리는 움직이지만 등은 움직이지 않는다고 상상해보세요.

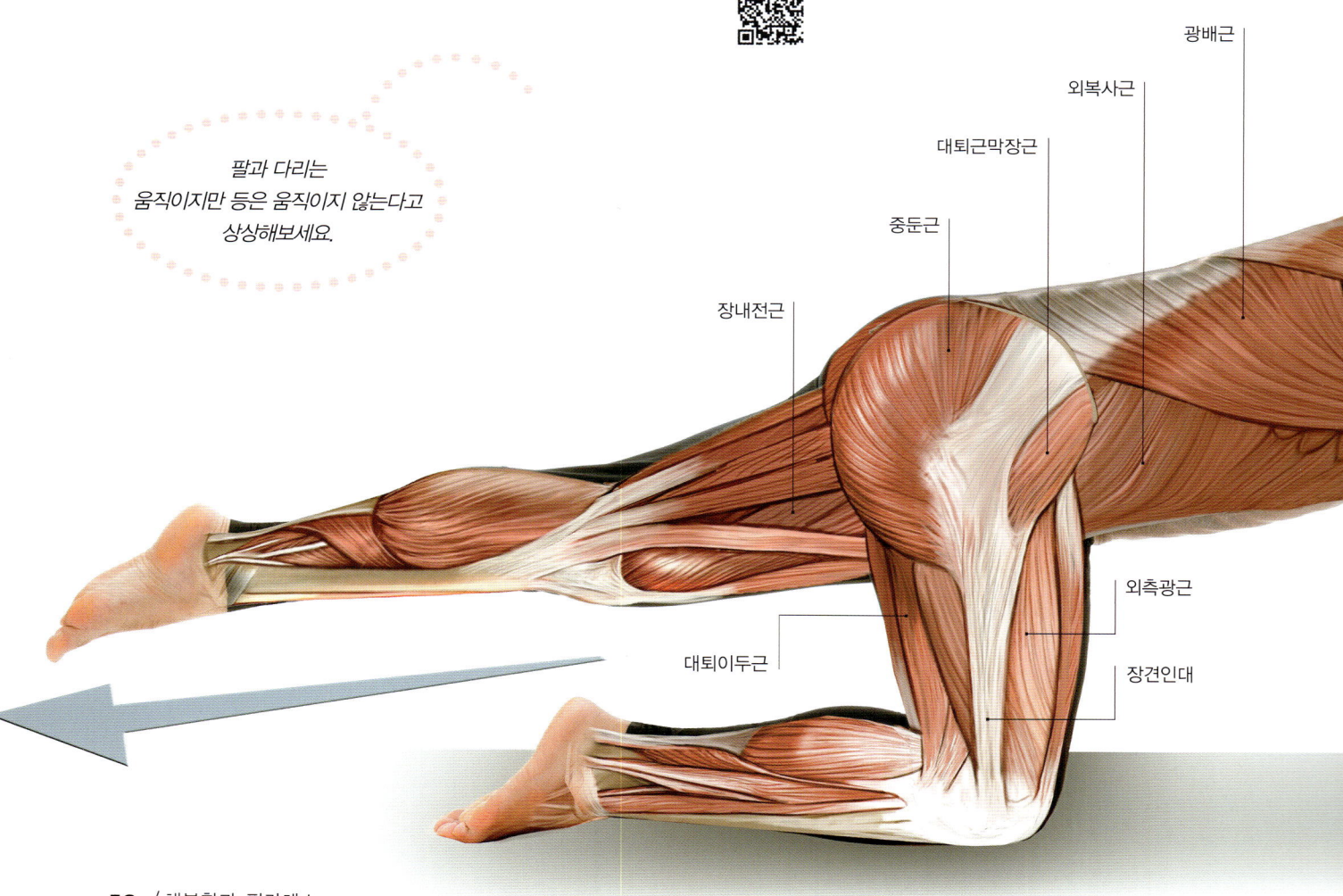

광배근
외복사근
대퇴근막장근
중둔근
장내전근
외측광근
대퇴이두근
장견인대

# (QUADRUPED)

## 테크닉

1. 네 발 자세에서 척추를 곧게 펴고, 목은 뒤로 길게 뻗고, 팔과 다리는 바닥과 수직을 이룬다. 숨을 들이마신다.

2. 한쪽 팔을 들어 올리면서 숨을 내쉰다. 내릴 때 숨을 들이마시고 다른 팔로 같은 동작을 반복한다. 숨을 들이마신다.

3. 숨을 내쉬며 한쪽 다리를 뒤로 뻗는다. 다리를 내리면서 숨을 들이마시고 반대쪽 다리도 같은 동작을 반복한다.

4. 숨을 들이마시고 내쉬는 숨에 한쪽 팔을 들어 올리고 반대쪽 다리를 들어 올린다.

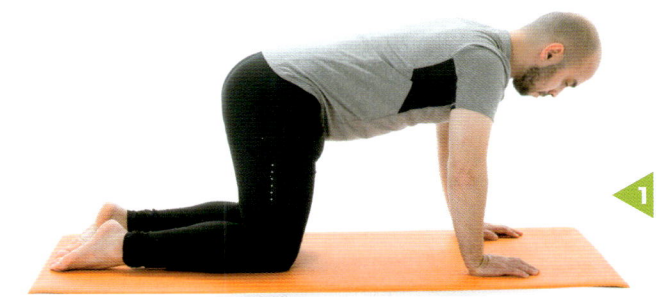

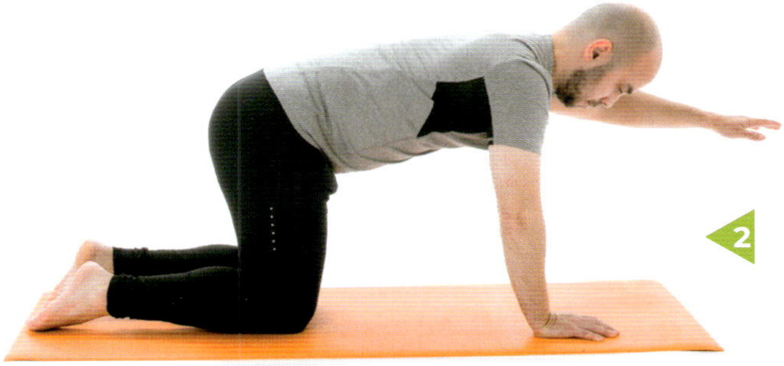

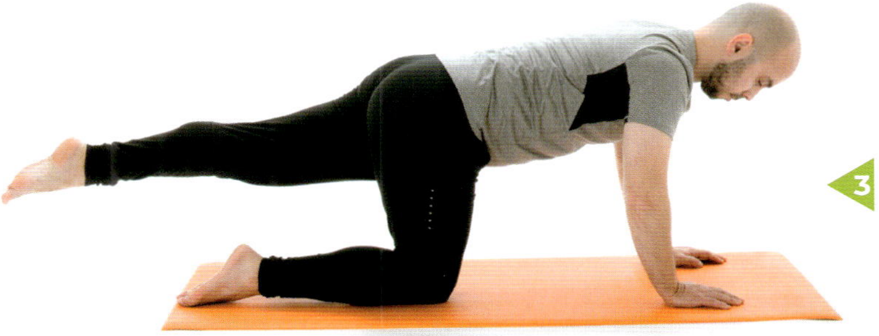

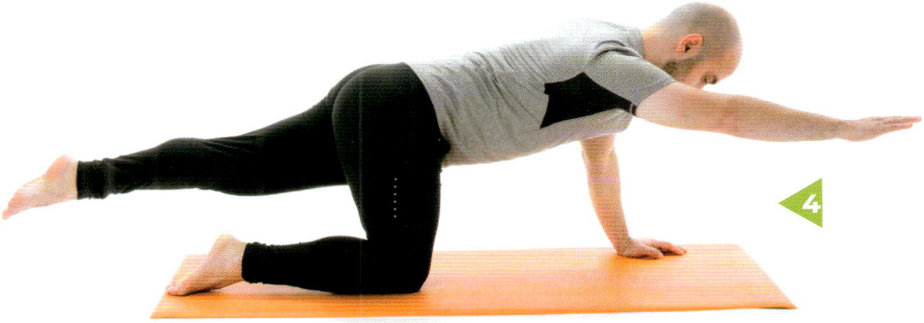

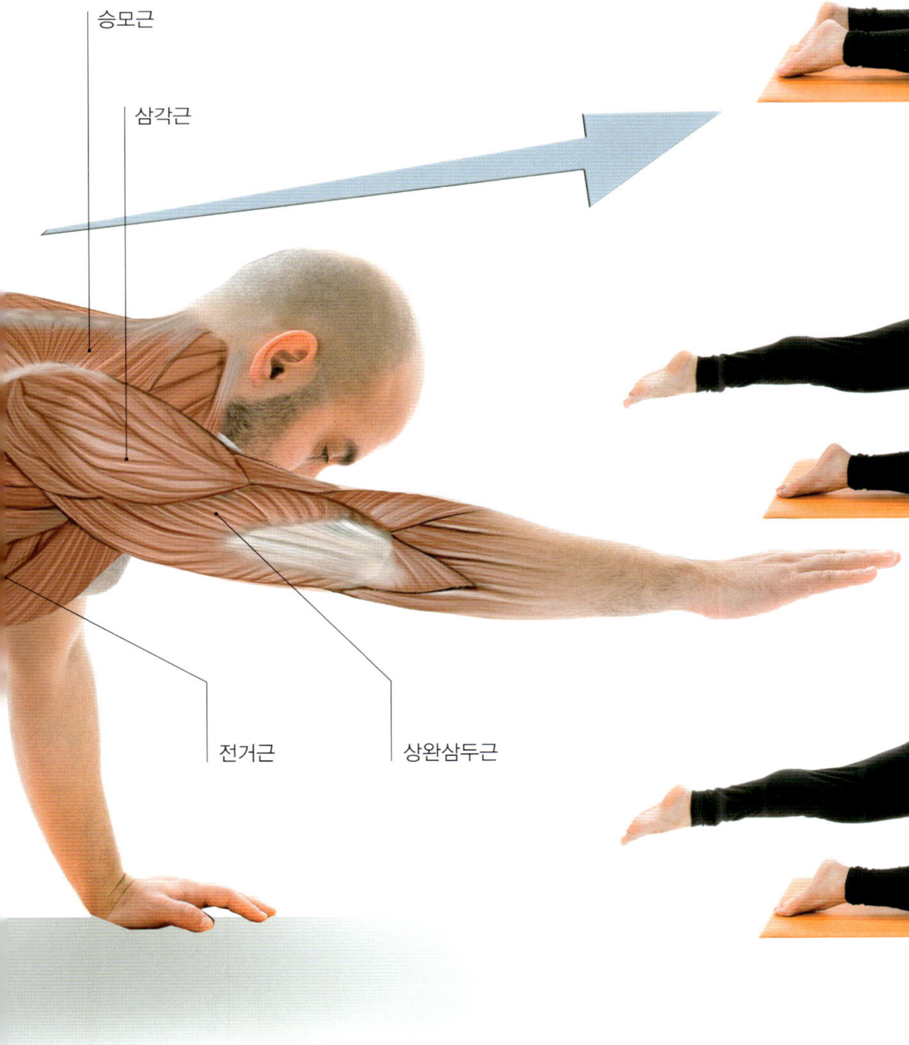

안정화와 분리

# 브릿지

척추를 움직일 수 있도록 몸을 준비시키는 쉽고 효과적인 운동이다. 척추가 길어지는 것을 느끼며 신체 인지력을 높이는 데 도움을 준다.

## 목표
- 요추를 유연하게 한다.
- 내려오는 동안 척추가 길어지는 감각을 증가시킨다.
- 엉덩이와 허벅지 뒤쪽 근육을 강화한다.

> 자신의 등이 지퍼라고 상상해보세요. 올라가는 동안 지퍼가 서서히 땅에서 분리되고 내려오는 동안 지퍼가 한 구간도 거르지 않고 닫힙니다.

## 근육 작용

**주근육**
복근, 둔근

**어깨 안정화**
승모근, 전거근, 능형근, 견갑거근, 흉근, 광배근, 대원근, 회전근개. 팔 근육도 자세를 유지하는 데 도움을 준다.

**척추 안정화**
복근

**골반 후방 경사(고관절 신전)**
대둔근, 중둔근과 소둔근 뒷부분, 햄스트링, 이상근

**허리 안정화**
둔근, 골반과 엉덩이 근육, 내전근

**골반 전방경사(고관절 굴곡)**
장요근, 대퇴사두근, 내전근, 중둔근과 소둔근의 앞부분

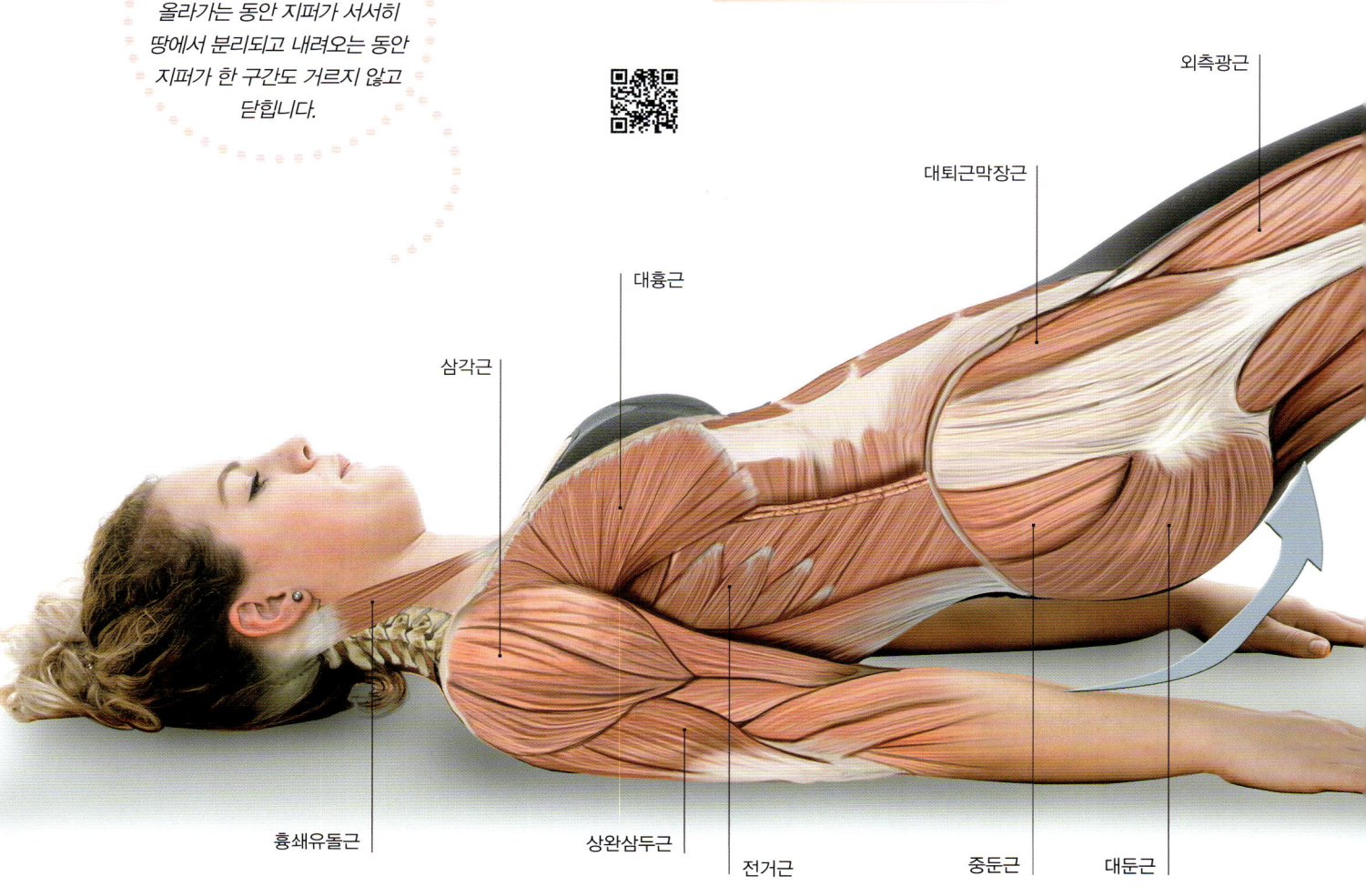

# (THE BRIDGE)

### 테크닉

1. 골반을 중립으로 하고 어깨와 목을 이완한 상태로 누운 자세에서 팔은 몸통을 따라 쭉 뻗고 손바닥은 아래로 향하게 한다. 다리는 45°로 구부리고 무릎과 엉덩이를 일직선으로 하고 발은 바닥에 댄다. 숨을 들이마신다.

2. 숨을 내쉴 때 복부 근육을 수축하고 골반을 들어 올려 요추를 지탱한다. 척추를 서서히 분리한다. 자세를 유지하며 숨을 들이마신다.

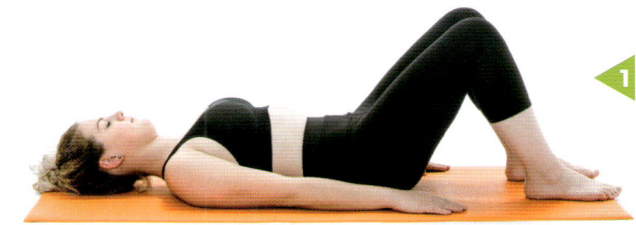
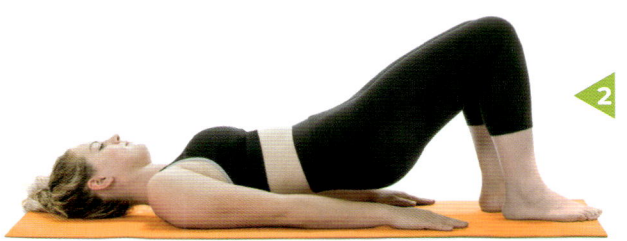
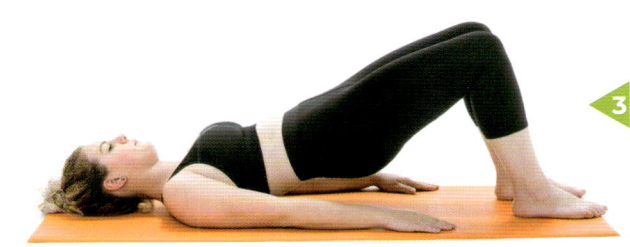

> **주의사항**
> - 척추를 일괄적으로 구부리거나 움직이지 말고 척추 뼈 하나하나를 느껴본다. 어깨와 무릎이 일직선이라고 상상한다. 골반을 들어 올렸을 때는 등 위쪽과 발에 체중을 분산시키고 경추에는 절대 체중을 싣지 않는다.
> - 내려올 때는 어깨와 경추의 보상을 피하기 위해 목이 뒤로 짧아지지 않도록 한다. 다리와 발은 일직선을 유지한다.

3. 숨을 내쉬면서 흉추에서 천골까지 요추를 통과하며 등을 조금씩 내린다. 운동을 반복할 때마다 매트에 닿을 때 척추가 길어짐을 느낀다.

4. 한 발로만 동일한 운동을 수행하여 난이도를 높인다. 올라갈 때는 체중을 발과 등 위쪽으로 분산시킨다. 내려갈 때는 골반 정렬에 특별히 주의를 기울인다.

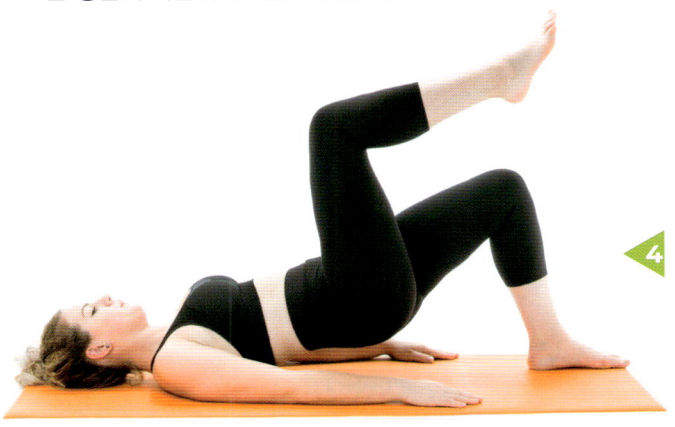

장경인대

대퇴이두근

초급 운동

# 햄스트링 익스텐션

이 운동은 복부 근육을 사용하여 골반을 안정화하고 다리 뒤쪽 근육의 유연성을 향상하는 데 도움을 준다.

**목표**
- 복부 근육을 강화하여 요추–골반 안정성을 향상시킨다.
- 고관절 굴곡근을 강화한다.
- 다리 뒤쪽의 유연성을 높인다.

다리를 뻗을 때마다 발가락 끝이 천장에 닿을 듯이 다리가 길어진다고 상상해보세요.

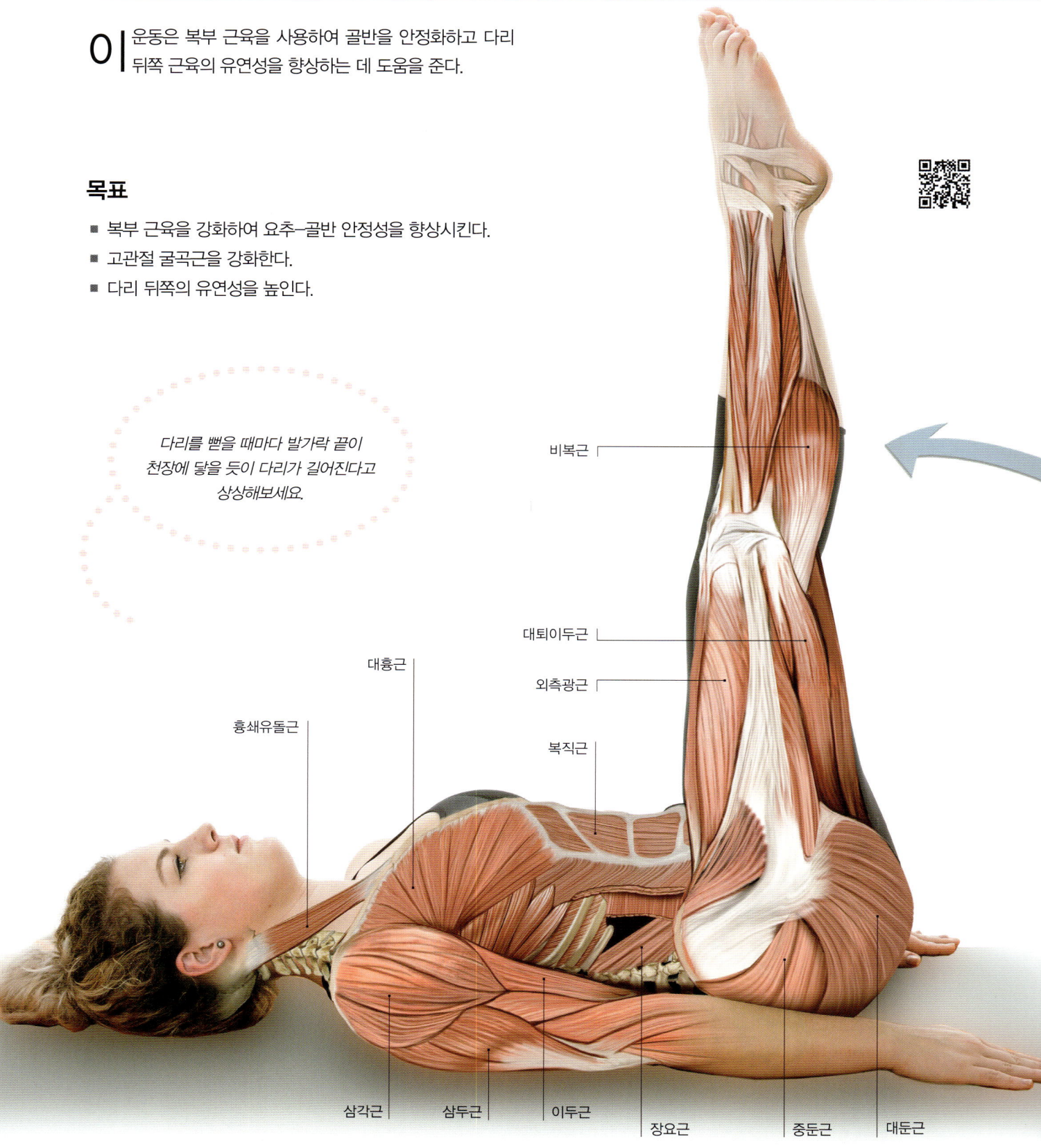

# (HAMSTRING EXTENSION)

## 주의사항
- 목의 긴장을 완화한다.
- 운동 중에 보상으로 힘이 들어가지 않도록 견갑골과 골반을 안정화한다.
- 허리를 지탱하기 위해 수축한다.
- 다리만 움직인다.

## 근육 작용

**주근육**
복근, 사두근

**골반 안정화**
복근은 골반을 안정화시키고 요추과전만을 예방한다.

**고관절 굴곡**
장요근, 대퇴직근, 봉공근, 내전근, 중둔근과 소둔근의 앞부분, 대퇴근막장근

**고관절 신전**
앞쪽(굴곡근) 근육이 편심적으로 작동한다.

**무릎 신전**
주로 사두근, 햄스트링 근육, 두덩정강근, 봉공근, 대퇴근막장근은 무릎을 펴는 데 도움을 준다.

**무릎 굴곡**
편심적으로 작용하는 대퇴사두근

## 테크닉

1. 누운 자세에서 손바닥이 아래를 향하도록 하고 경추와 팔은 몸통을 따라 쭉 뻗는다. 요추는 바닥에 붙여 유지한다. 엉덩이와 무릎을 구부리고, 다리는 평행하게 하고, 발은 바닥에 댄다. 숨을 들이마신다.

2. 숨을 내쉬면서 한쪽 다리를 들어 올린 다음 다른 쪽 다리를 90°로 구부린다.

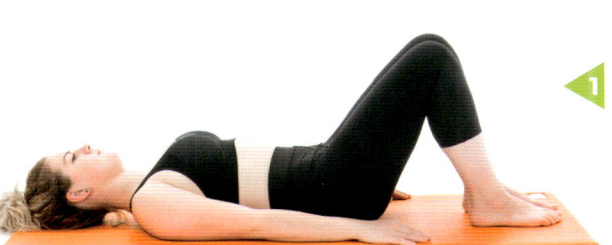

3. 숨을 들이쉬고 내쉬면서 무릎을 펴서 다리와 바닥이 직각을 이루도록 한다.
유연성이 부족하여 동작 수행이 불가능하다면 운동을 반복하면서 다리를 조금씩 펴보도록 한다.

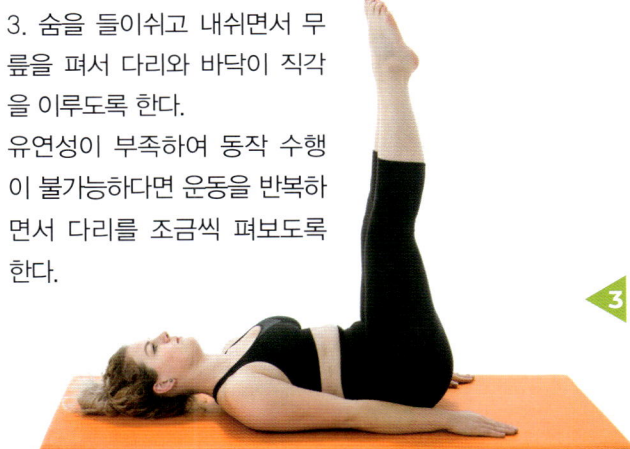

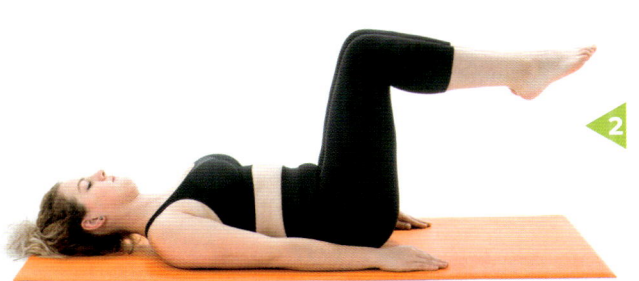

4. 숨을 들이마시고 다시 무릎을 구부린다. 숨을 내쉬고 운동을 반복한다.

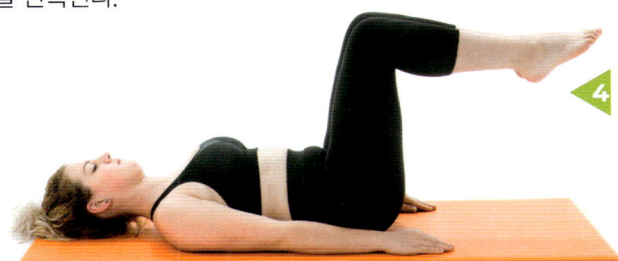

초급 운동

# 레그 서클

이 운동은 복부 근육을 사용하여 골반을 안정화한다. 복부 근육이 충분히 강하지 않을 때 특히 적합하다.

**목표**
- 요추–골반 안정성을 향상시킨다.
- 고관절의 움직임을 분리한다.
- 고관절 굴곡근을 강화한다.

**주의사항**
- 움직임은 유동적이어야 한다.
- 작은 원을 만드는 것으로 시작하여 복부를 더 많이 제어하고 골반을 안정시키면서 원의 크기를 늘려간다.
- 목과 어깨의 긴장을 풀고 견갑골과 골반을 안정화하여 동작 중 보상이 일어나지 않도록 한다.
- 각각의 다리로 운동을 반복한다.

*발가락으로 원을 그릴 때마다 다리가 엉덩이에서 멀어진다고 상상해보세요.*

외측광근

복직근

전거근

대흉근

흉쇄유돌근 · 승모근 · 삼각근 · 장요근 · 대퇴근막장근

# (LEG CIRCLE)

## 근육 작용

**주근육**
골반 안정화 시 장요근과 복근

**다리 들어 올리기**
장요근, 사두근(무릎을 편 상태로 유지), 봉공근, 내전근, 대둔근과 중둔근의 앞부분, 대퇴근막장근

**고관절 외전**
둔근, 대퇴근막장근

**고관절 내전**
내전근

**다리 내리기**
편심성 거상 동일 근육

**골반 안정화**
복부 근육이 골반을 안정시키고 요추전만증을 예방한다.

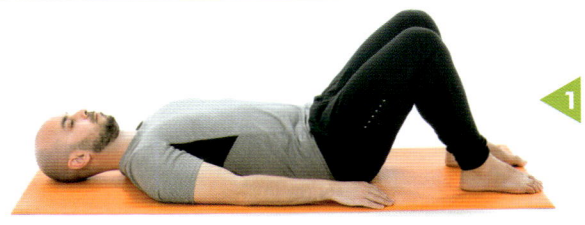

## 테크닉

1. 누운 자세에서 경추를 길게 하고 가슴을 넓게 편다. 어깨의 긴장을 풀고 손바닥은 아래를 향하도록 하며 팔을 몸 옆에 나란히 놓는다. 골반은 중립을 유지하고, 다리는 45°로 구부려서 평행하게 하고, 발은 바닥에 붙인다.

2. 숨을 들이쉬고 한쪽 무릎을 펴서 다리를 길게 늘린다.

3. 숨을 내쉬며 다리를 약간 바깥쪽으로 돌린 채 (외전) 바닥에 닿지 않게 내리고 발가락 끝으로 원을 그린다.

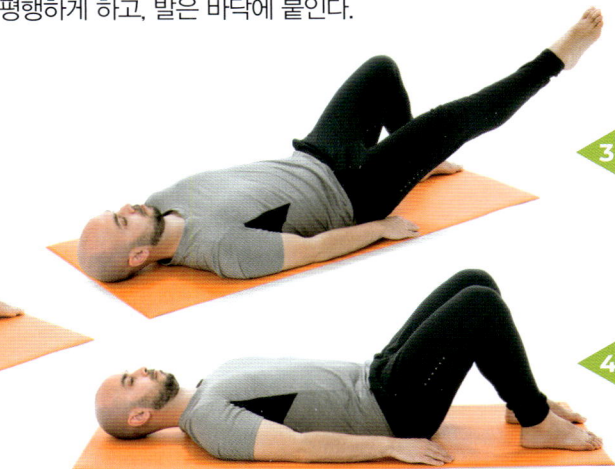

4. 숨을 들이마시면서 다리를 들어 다시 시작 자세로 돌아간다.

5. 고무 밴드를 사용하면 다리를 드는 데 도움이 되어 운동에 집중할 수 있다. 유연성이 부족하여 무릎을 펼 수 없는 경우에는 무릎을 약간 구부린다.

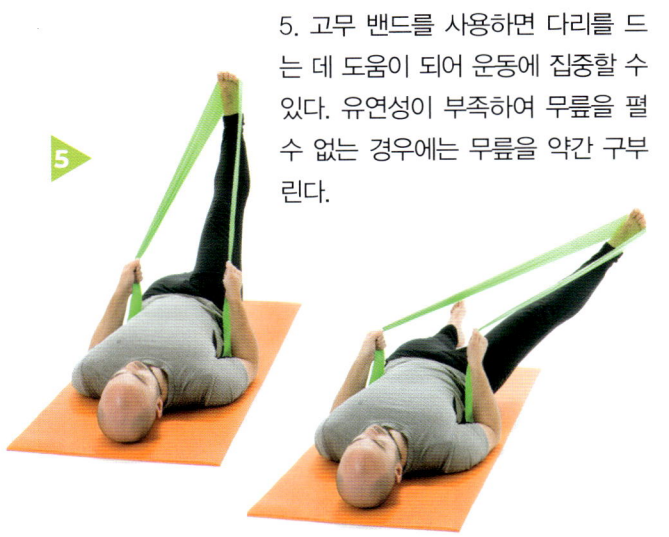

6. 난이도를 높이고 싶다면 구부린 다리를 펴고 다리를 쭉 뻗어 안정성을 확보한다.

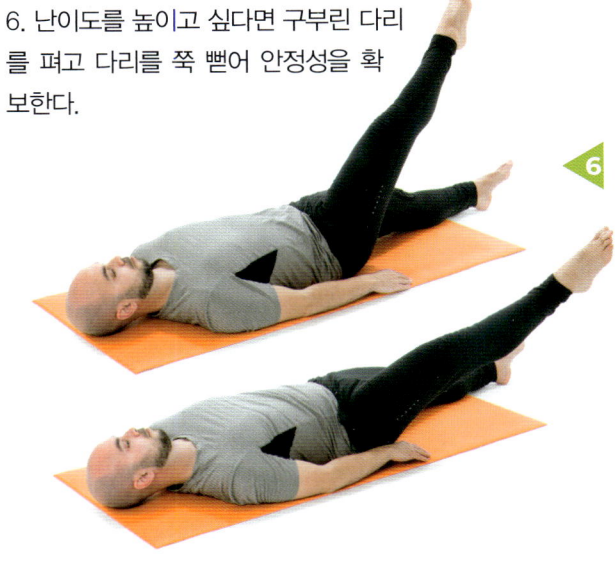

초급 운동

# 롤업

몸통을 구부릴 때 복부 근육을 활성화하는 동시에 척추의 가동성을 향상시키고 등과 다리 뒤쪽의 근육을 더욱 유연하게 만든다.

## 주의사항

- 다리가 매트에서 떨어지지 않도록 한다.
- 목덜미가 짧아지지 않도록 턱을 가슴 쪽으로 가져온다.
- 어깨를 사용하여 몸을 밀어 올리지 않는다.

## 근육 작용

**주근육**
복근

**목 굴곡**
사각근, 흉쇄유돌근, 전척추근, 목 앞부분

**어깨 굴곡**
삼각근(앞부분), 상완이두근, 대흉근, 오훼완근

**몸통 굴곡**
복직근 및 복사근(양측 수축)

**허리와 고관절 굴곡**
장요근, 대퇴직근. 둔근의 앞부분, 대퇴근막장근. 내전근

**무릎 신전**
주로 대퇴사두근, 햄스트링, 봉공근, 두덩정강근, 비복근, 족저근, 슬와근은 무릎을 편 채로 유지하는 데 도움을 준다.

## 목표

- 복부 근육을 강화한다.
- 척추의 가동성을 향상시킨다.
- 등과 허벅지 뒷부분의 유연성을 높인다.

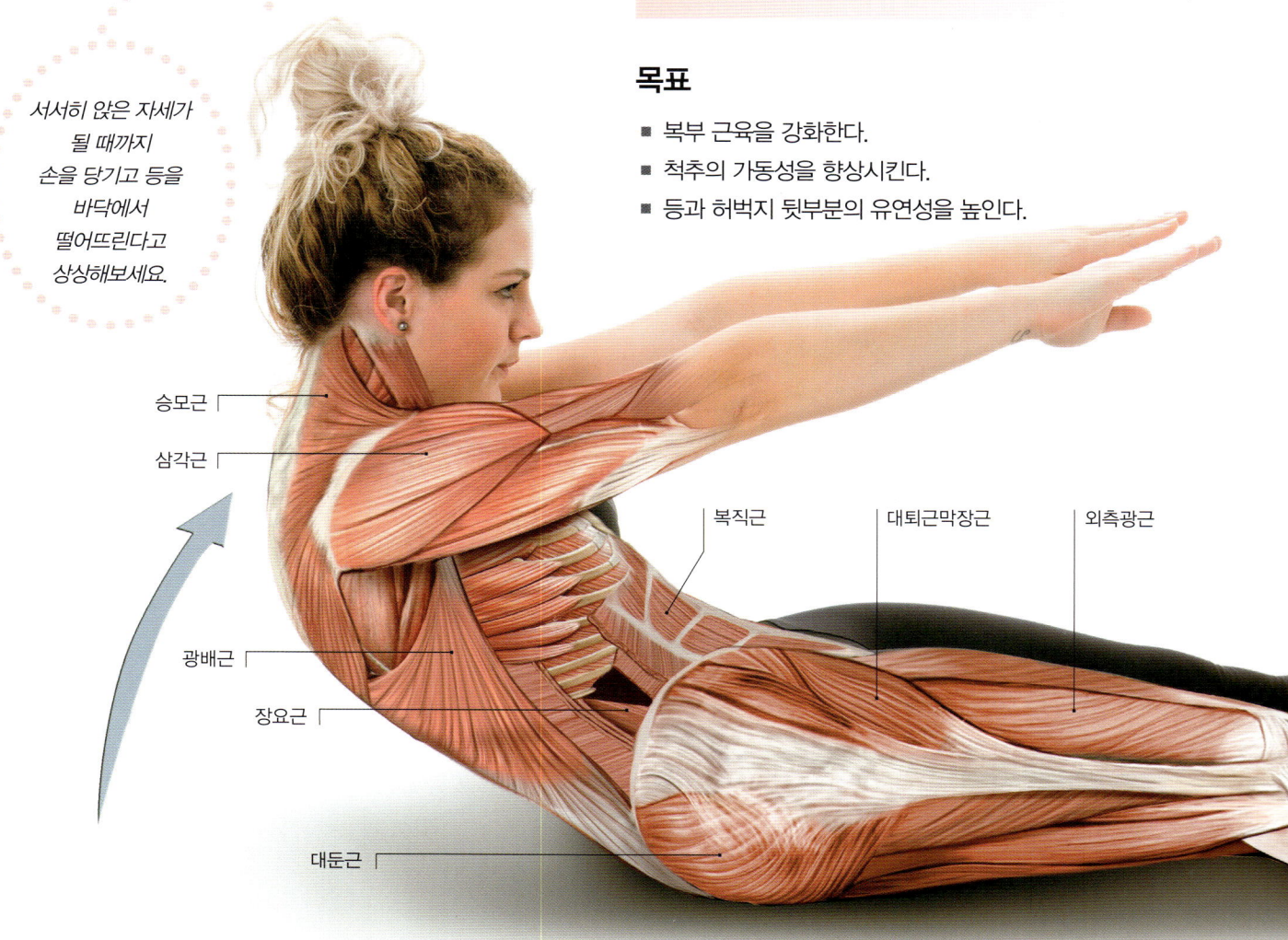

서서히 앉은 자세가 될 때까지 손을 당기고 등을 바닥에서 떨어뜨린다고 상상해보세요.

64 / 해부학과 필라테스

# (ROLL UP)

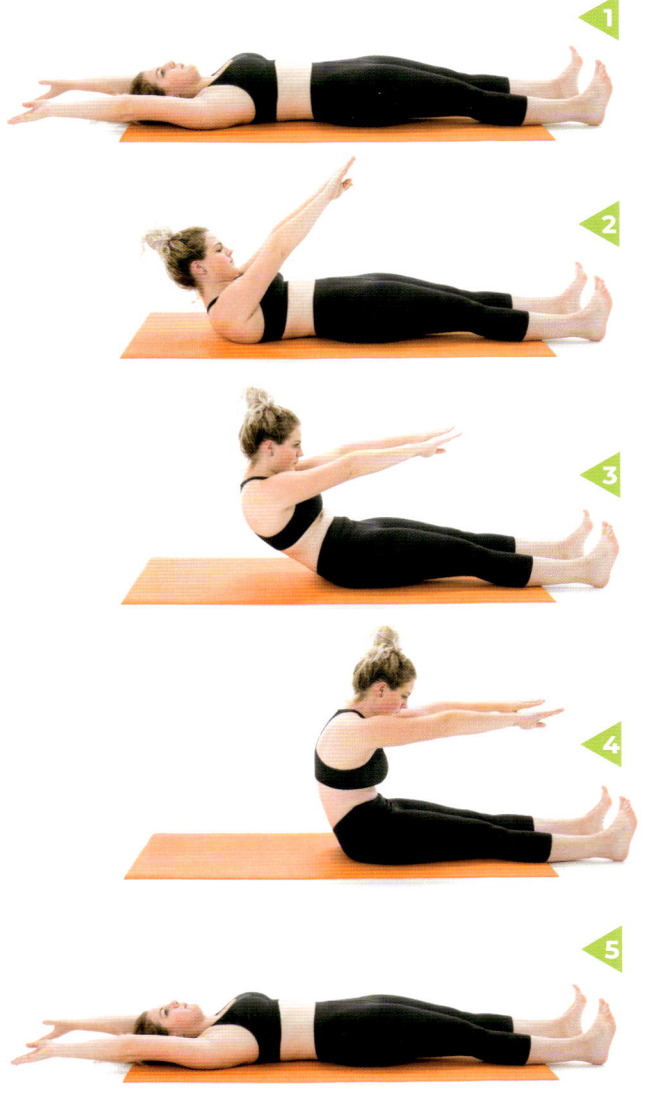

### 테크닉

1. 누운 상태에서 팔은 뒤로 뻗고 다리는 엉덩이 너비로 쭉 뻗어 평행하게 두고 요추는 중립 자세로 유지한다.

2. 숨을 들이마시고 복부를 수축한 다음 팔을 들어 올리고 턱을 가슴 쪽으로 살짝 가져온다.

3. 몸통을 서서히 구부리면서 숨을 내쉰다.

4. 일어나 앉으며 팔을 바닥과 평행하게 한다. 복부 근육을 계속 수축하고 몸을 앞으로 구부려 큰 C 자 모양을 만든다. 몸통이 다리 위에 놓여서는 안 된다.

5. 숨을 들이쉬고 내쉬면서 동일한 동작을 반대로 수행한다.

---

무릎을 편 채로 운동하기 어려운 경우 무릎을 구부려도 된다.

1. 시작 자세는 같지만 다리를 구부린다.

2. 숨을 들이마시면서 팔과 머리, 등 위쪽을 들어 올린다.

3. 앉은 자세가 될 때까지 척추와 척추를 연결하면서 숨을 내쉰다. 숨을 들이마시고 숨을 내쉴 때는 반대로 같은 동작을 반복한다.

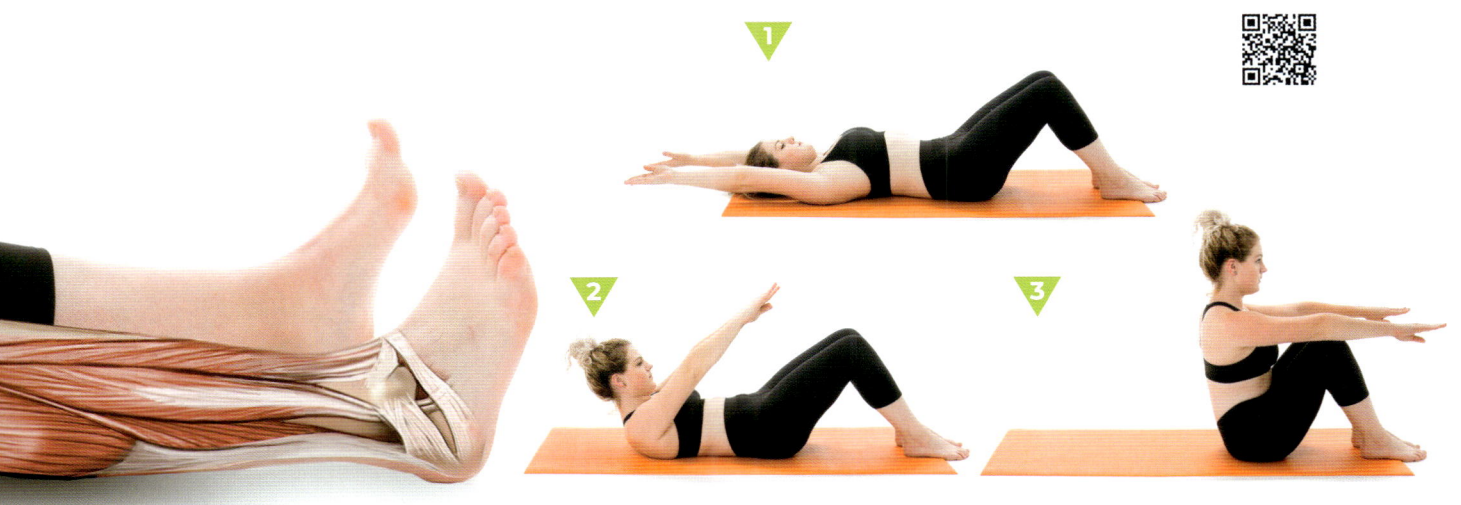

초급 운동

# 롤링

위아래로 구를 때, 척추 전체가 매트 위에 놓이게 된다. 이 같은 방법으로 고유수용성 감각, 복부 근육 및 균형 감각을 단련한다.

## 목표

- 몸통의 굴곡과 견갑대의 안정성을 향상시킨다.
- 복부 근육의 작용을 심화시켜 에너지를 효율적으로 사용하는 방법을 배운다.

## 근육 작용

**주근육**
복근

**목 굴곡**
사각근, 흉쇄유돌근, 전척추근, 목 앞부분

**몸통 굴곡**
복직근 및 복사근(양측 수축)

**고관절 굴곡**
주로 장요근이 대퇴근막장근, 중둔근과 소둔근의 앞부분, 대퇴직근, 내전근, 대퇴사두근과 함께 무릎의 자세를 유지한다.

*자신의 등이 마치 팽창된 타이어가 부드럽게 굴러가는 모습과 같다고 생각해보세요.*

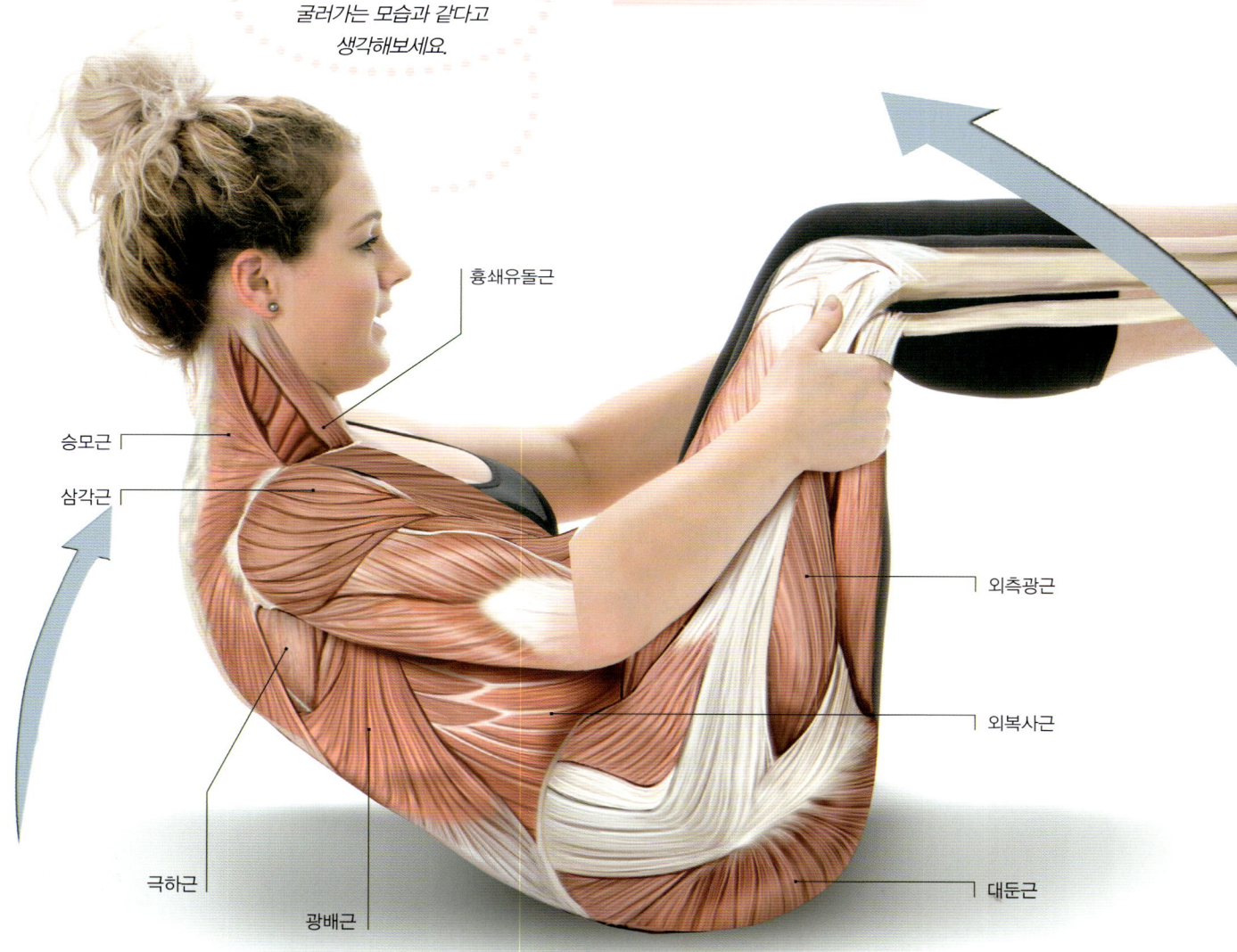

# (ROLLING LIKE A BALL)

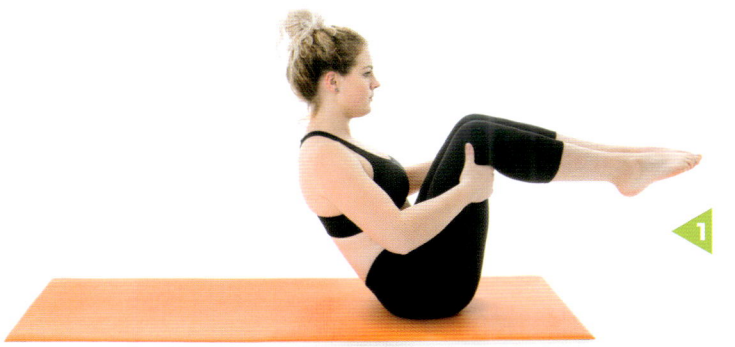

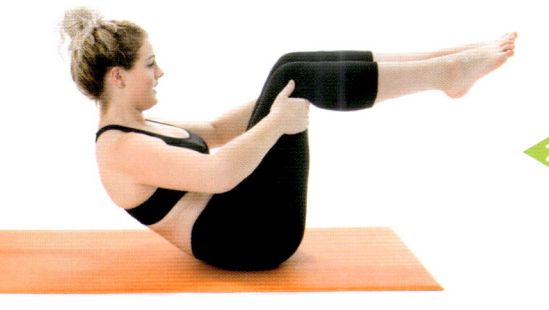

### 테크닉

1. 골반을 대고 앉아서 균형을 잡는다. 무릎을 구부린 채 가슴 쪽으로 가져오고 발은 바닥에서 뗀다. 경추에서 천골까지 등을 둥글게 만든다. 양손을 무릎 양옆에 놓고 팔꿈치는 바깥쪽으로 구부린다.

2-3-4. 숨을 들이마시고 내쉬면서 경추에 체중을 싣지 않고 척추 마디를 지탱하며 둥글게 말린 등을 부드럽게 뒤로 굴린다.

5. 다시 숨을 들이마시고 내쉬면서 앞으로 굴러 시작 자세로 돌아간다. 발이 땅에 닿기 전에 멈추고 균형을 유지한다.

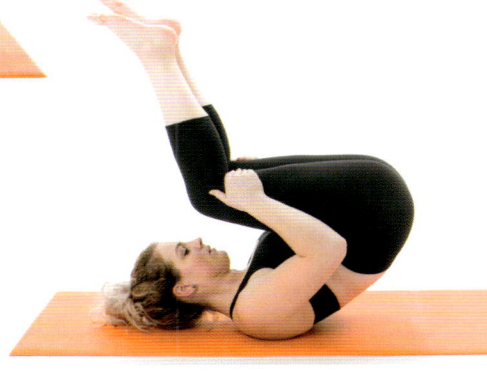

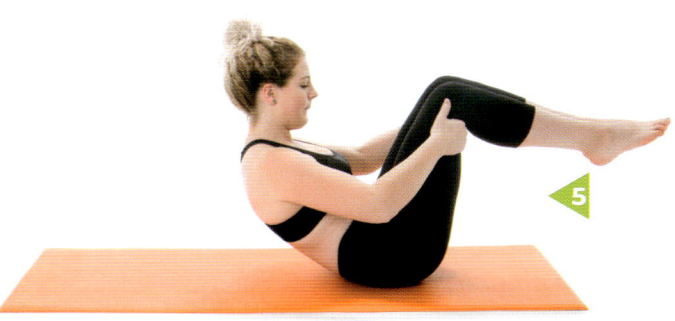

### 주의사항

- 몸은 작고 안정적인 '공'처럼 둥글게 유지해야 한다. 팔꿈치는 긴장을 푼 채 바깥쪽을 향하도록 한다.
- 운동하는 내내 가슴과 무릎 사이의 거리는 동일하게 유지한다.
- 복부 근육의 힘과 협응력을 이용해 앞뒤로 구르거나 움직인다.
- 머리나 어깨로 동작을 시작하지 말고 다리를 이용해 추진력을 얻는다.
- 경추는 닿지 않도록 등 위쪽으로만 구르도록 한다.

초급 운동

# 싱글 레그 스트레치

등척성 수축을 통해 복부 근육을 발달시킨다. 운동하는 동안 복부 움직임이 없어도 복부 근육을 강화시킬 수 있다.

## 목표
- 복부 근육을 강화한다.
- 요추–골반 부위의 안정성을 개선한다.
- 협응력을 향상시킨다.

*다리가 움직이면서 동시에 멀어지는 것이 마치 기계의 피스톤이 정밀하게 작동하는 것과 같다고 상상해보세요.*

## 근육 작용

**주근육**
복근

**목 굴곡**
사각근, 흉쇄유돌근, 전척추근, 목 앞부분

**몸통 굴곡**
복직근 및 복사근(양측 수축)

**고관절 굴곡**
장요근, 대퇴직근, 봉공근, 내전근, 중둔근과 소둔근의 앞부분, 대퇴근막장근

**엉덩이 신전**
대퇴사두근은 무릎을 펴고 있는 상태를 유지하며, 앞쪽 근육은 편심 운동을 한다.

**견갑골 내리기**
승모근(아랫부분), 전거근, 흉근, 광배근

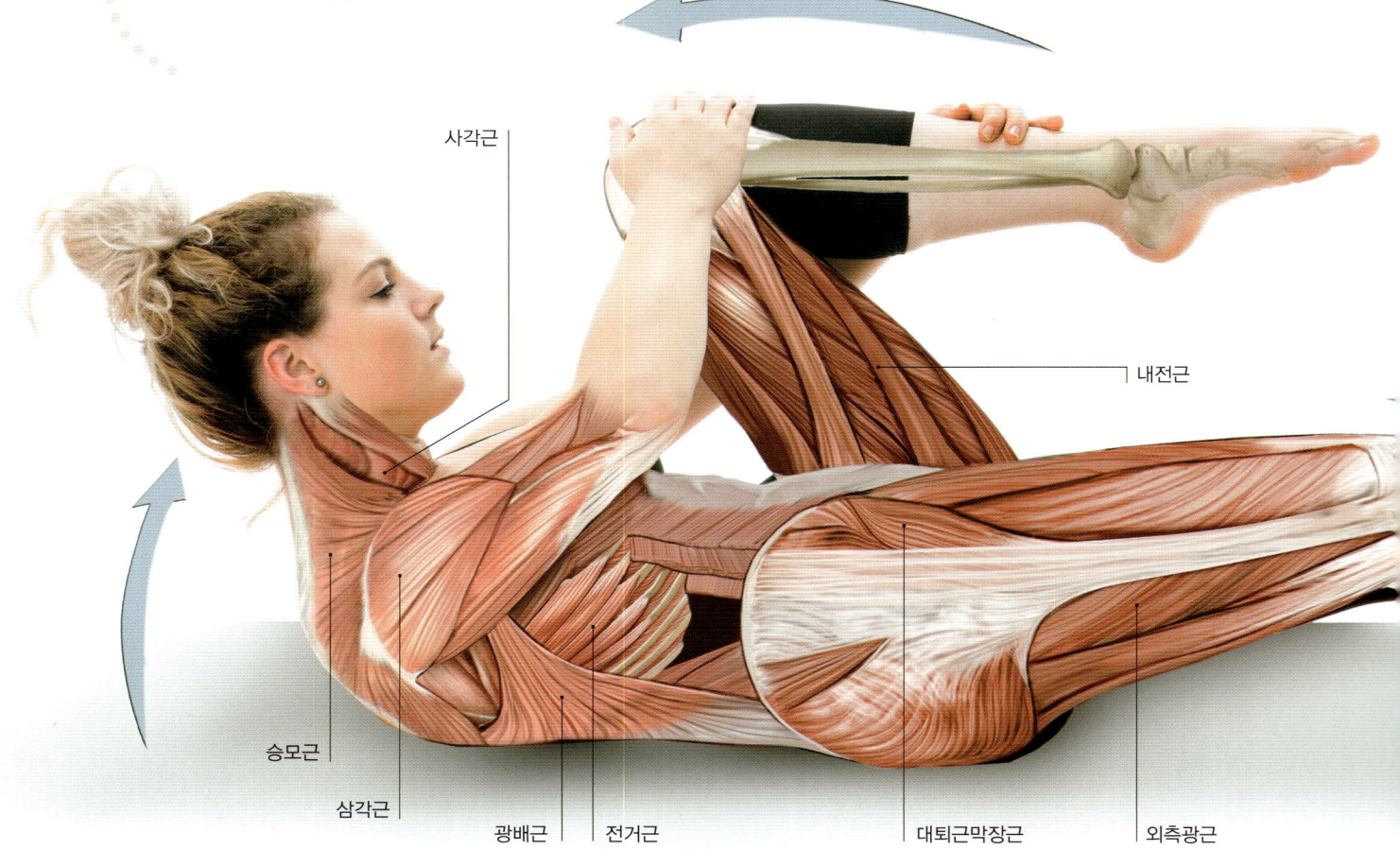

# (SINGLE LEG STRETCH)

**테크닉**

1. 누운 자세에서 허리 부위는 바닥에 대고 목은 뒤로 길게, 가슴은 넓게 편다. 엉덩이와 무릎은 90°로 구부린다. 팔꿈치를 바깥쪽으로 구부린 상태에서 무릎 바깥쪽에 손을 얹는다.

2. 숨을 들이마셨다가 내쉬는 숨에 몸통의 윗부분을 굽혀 바닥에서 견갑골 아래까지 분리하고 턱을 가슴 쪽으로 살짝 가져온다.

3. 다시 숨을 들이마시고 내쉬면서 허리가 바닥에 닿을 수 있는 각도로 한쪽 다리를 앞으로 뻗는다.
반대쪽 다리를 구부려 몸통에 더 가깝게 가져오고 반대쪽 손은 무릎 안쪽에, 같은 쪽 손은 발목 옆쪽에 얹는다.

4. 숨을 들이마시고 자세를 유지한다. 숨을 내쉬면서 다리와 손의 위치를 바꾼다.

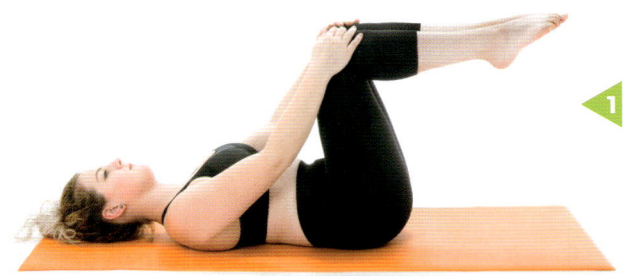

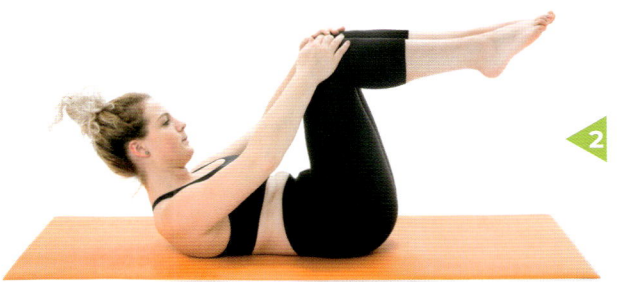

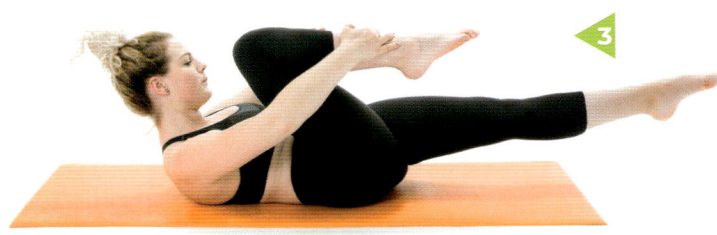

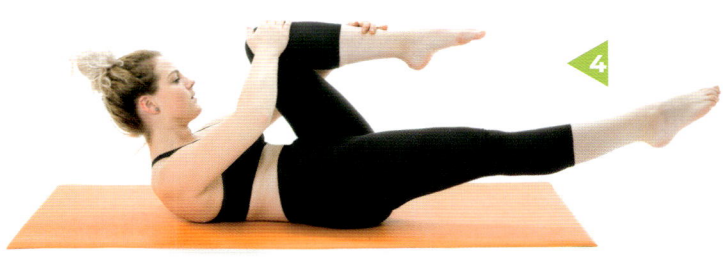

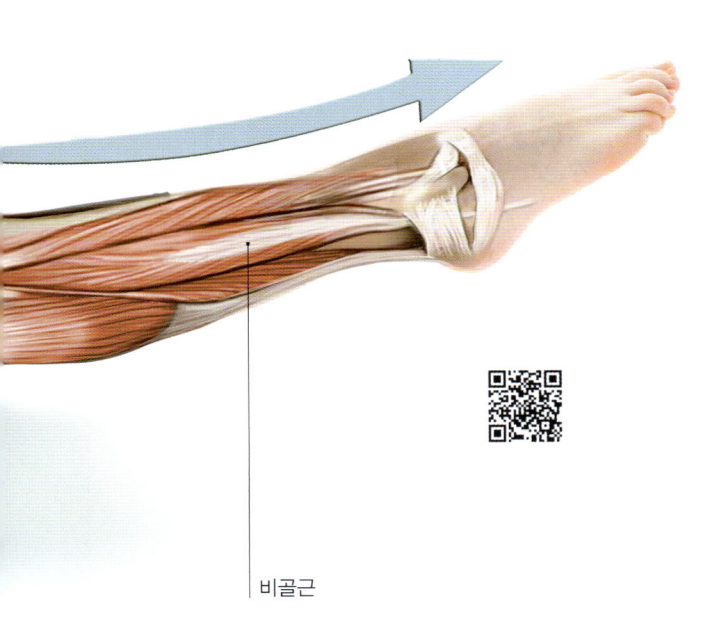

비골근

### 주의사항

- 운동 중에는 몸통을 움직이지 않는다.
- 팔과 다리의 위치만 변경하고 등은 안정적으로 유지한다.
- 팔꿈치를 바깥쪽으로 구부리고 견갑대를 안정화하여 목에 긴장이 생기지 않도록 한다. 무릎을 가슴 쪽으로 구부릴 때 무릎을 너무 가까이 가져가지 말고 다리를 지면과 평행하게 유지한다.

초급 운동

# 햄스트링 풀

요추-골반 안정화, 협응력 및 근육 스트레칭에 초점을 맞춘 등척성 복부 운동이다.

## 목표

- 복부 근육의 저항력을 강화하고 증가시킨다.
- 다리의 움직임을 분리하고 조정한다.
- 고관절 굴곡근과 신전근을 스트레칭한다.

*자신의 다리가 접혔다 펴지는 부채의 끝부분이라고 상상해보세요.*

## 근육 작용

**주근육**
장요근, 사두근, 복근

**골반 안정화**
복근은 허리를 곧게 펼 수 있도록 돕고 요추과전만을 예방한다.

**고관절 굴곡**
장요근, 대퇴직근, 봉공근, 내전근, 중둔근과 소둔근의 앞부분, 대퇴근막장근

**고관절 신전**
앞쪽 근육은 편심성 운동을 한다. 대퇴사두근은 무릎을 펴고 있는 상태를 유지하며 햄스트링은 무릎을 안정화하도록 돕는다.

**목 굴곡**
사각근, 흉쇄유돌근, 전척추근, 목 앞부분

**몸통 굴곡**
복직근 및 복사근(양측 수축)

**견갑골 내리기**
승모근(아랫부분), 전거근, 흉근, 광배근

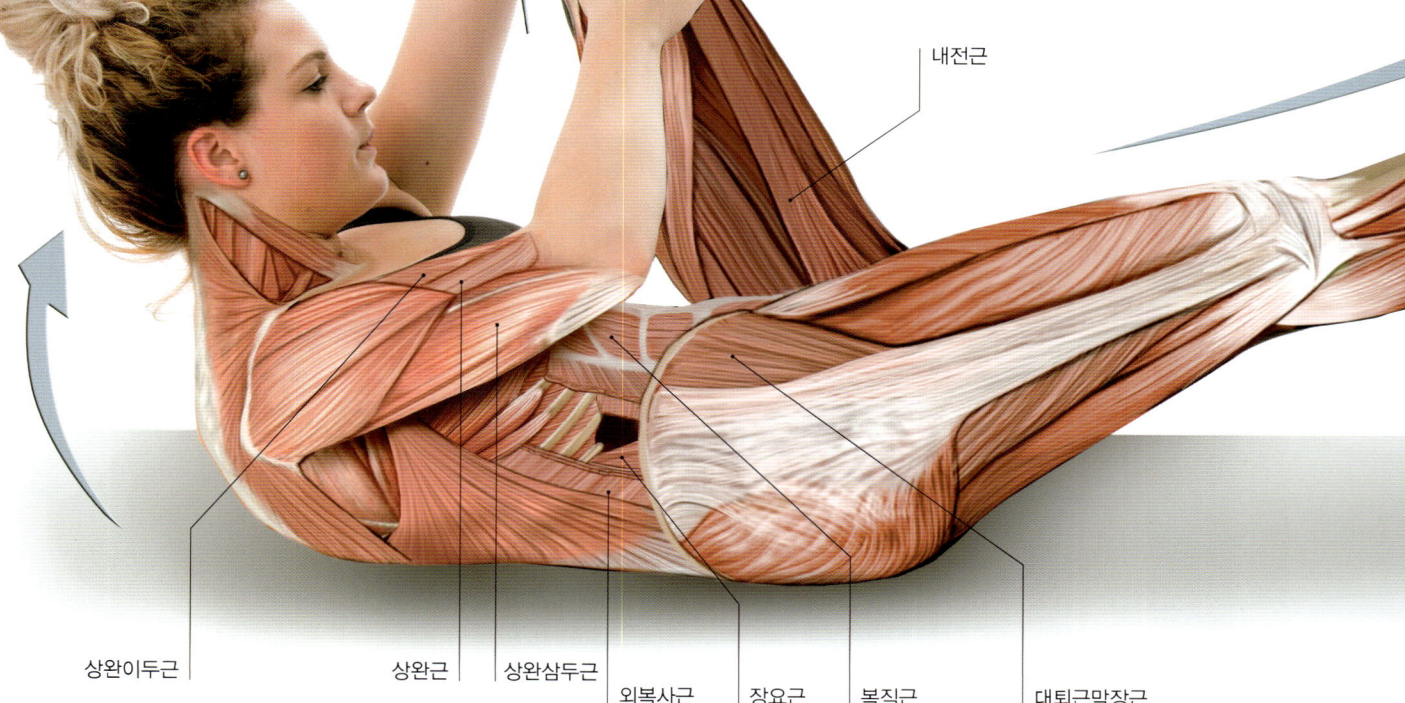

70 / 해부학과 필라테스

# (HAMSTRING PULL)

### 테크닉

1. 누운 자세에서 요추를 바닥에 대고 두 다리를 90°로 구부린 후 손은 무릎 바깥쪽에 댄다. 숨을 들이마신다.

2-3. 숨을 내쉬며 다리가 바닥과 수직이 될 때까지 몸통을 구부리고 양쪽 무릎을 뻗는다. 양손은 무릎 바깥 쪽에 놓고 숨을 들이마신다.

4. 두 번의 호흡으로 숨을 내쉬며 한쪽 다리를 몸 쪽으로 부드럽게 당기면서 살짝 박동(pulse)을 준다.
다른 쪽 다리는 매트에 가까이 댄다. 바깥쪽 다리에 있는 손은 발목을, 다른 손은 무릎을 잡는다. 다리를 교차하면서 숨을 들이마시고 다리를 바꾸면서 숨을 내쉰다.

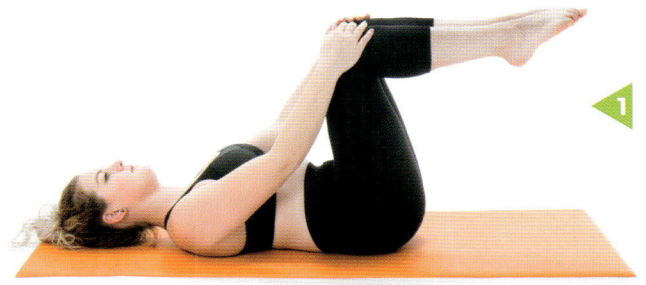
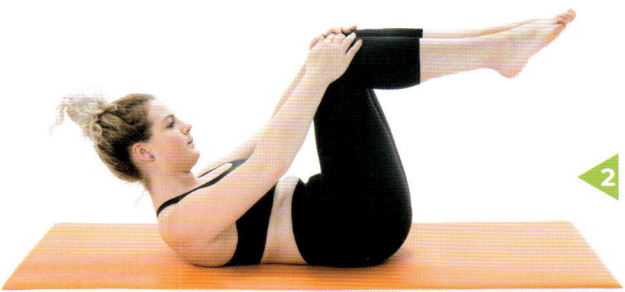
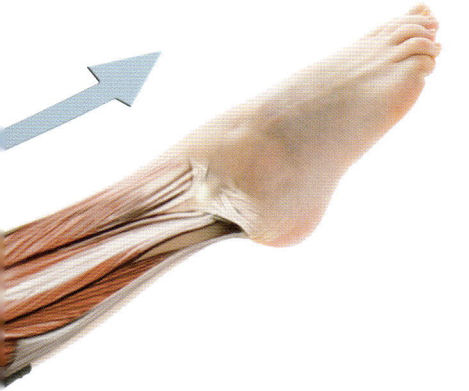

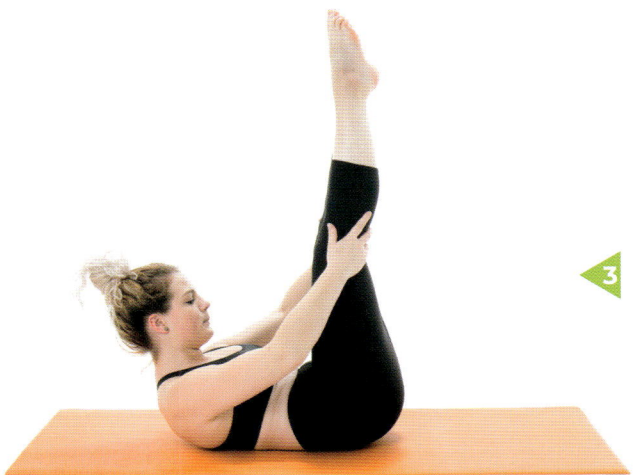
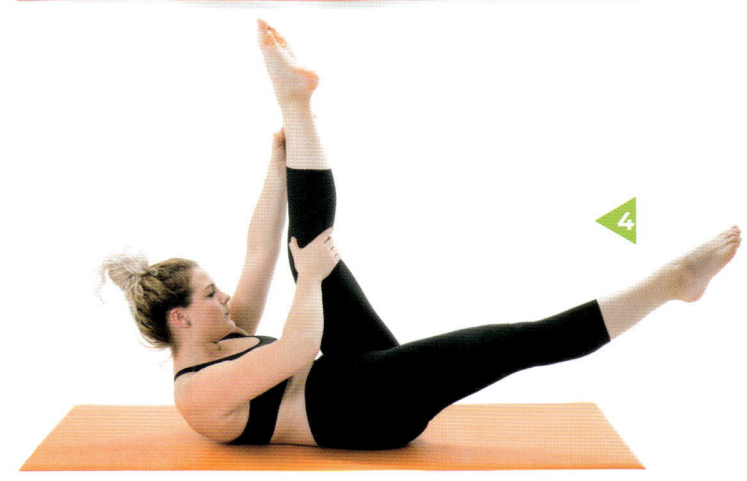

### 주의사항

- 몸통을 구부릴 때는 아래턱을 가슴 쪽으로 가져와 경추 부위를 보호한다.
- 팔꿈치는 벌리고 어깨는 이완된 상태로 유지한다.
- 골반은 고정하고 허리가 구부러지지 않도록 허리를 안정적으로 유지하도록 한다.
- 다리를 바꿀 때마다 복부를 더 수축한다.

초급 운동

# 스파인 스트레치

이 운동은 척추를 분절시키는 동시에 광범위하게 스트레칭한다.

## 목표

- 척추를 움직인다.
- 엉덩이 후방 근육을 스트레칭한다.

*자신의 등이 다리와 함께 큰 C자 모양으로 구부러진다고 상상해보세요.*

## 근육 작용

**주근육**
복근

**어깨 굴곡**
삼각근(앞부분), 상완이두근, 대흉근, 오훼완근

**목 굴곡**
사각근, 흉쇄유돌근, 전척추근, 목 앞부분

**몸통 굴곡**
복직근 및 복사근(양측 수축)

**고관절 굴곡**
장요근, 대퇴직근, 봉공근, 내전근, 대퇴근막장근, 중둔근과 소둔근의 앞부분

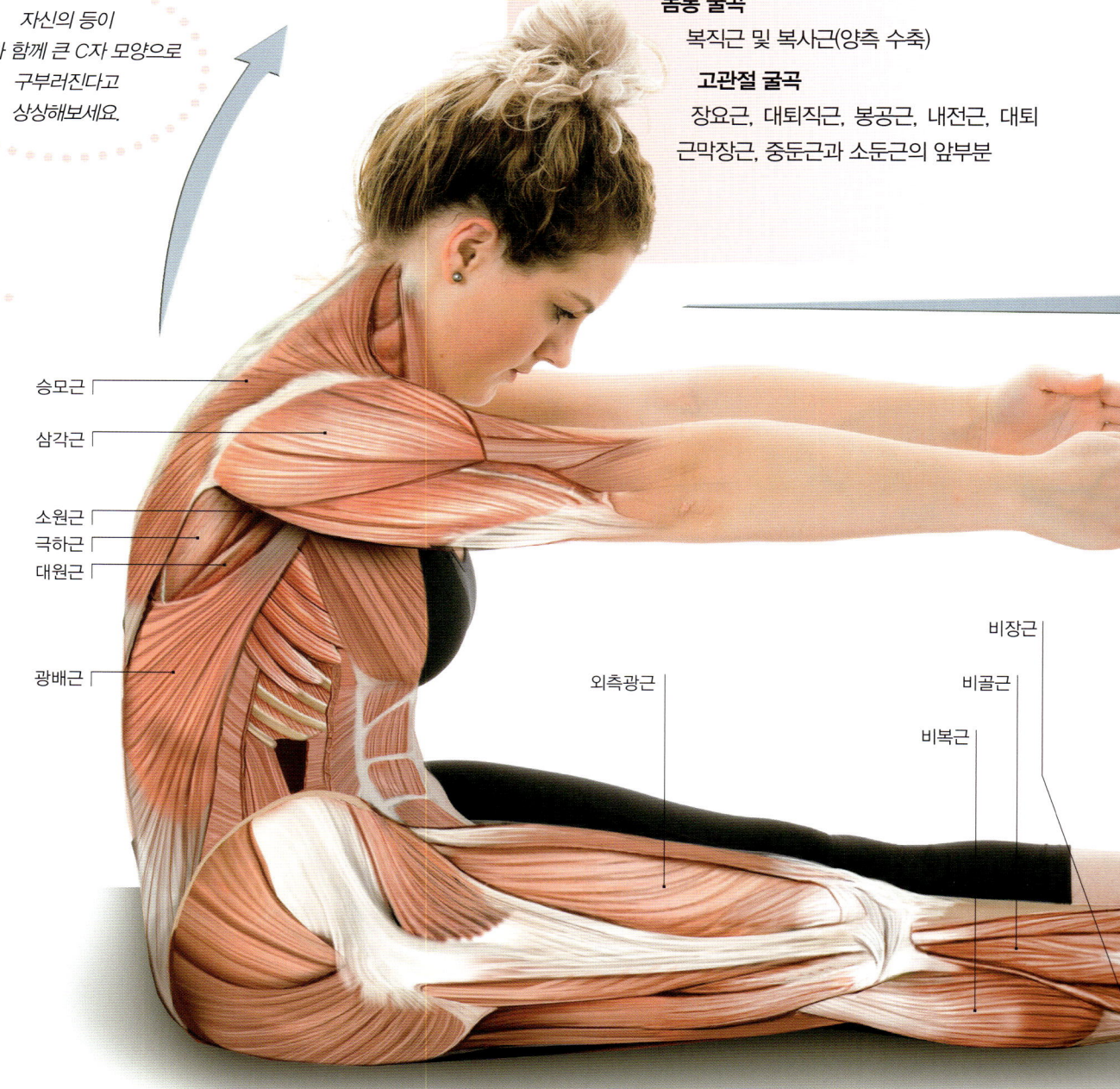

# (SPINE STRETCH)

### 테크닉

1. 앉은 상태에서 등과 목은 곧게 펴고 어깨의 힘을 빼고 팔은 앞으로 쭉 뻗어 바닥과 평행하게 한다. 다리는 쭉 뻗은 채로 약간 벌린다. 숨을 들이마신다.

2. 목을 구부리고 등 전체를 조금씩 앞으로 구부리며 복부는 척추 쪽으로 밀며 숨을 내쉰다.

3. 다리를 쭉 뻗고 손을 당기는 것처럼 팔을 앞으로 뻗어 바닥과 평행하게 한다.

4. 숨을 들이쉬고 내쉬면서 운동 동작을 반대로 하여 다시 똑바로 앉을 때까지 등뼈를 하나씩 들어 올린다.

### 주의사항

- 경추를 구부리며 운동을 시작한다.
- 시작 자세로 돌아갈 때 마지막 동작은 척추 전체를 천장 쪽으로 뻗으며 머리를 들어 올린다.
- 척추를 구부리는 동안 무릎을 구부리거나 안쪽으로 돌아가지 않게 한다. 엉덩이는 움직이지 않고 척추만 움직인다.
- 호흡을 멈추지 않는다.
- 동작을 진행하면서 복부를 요추 쪽으로 더 힘주어 당기며 스트레칭 한다.

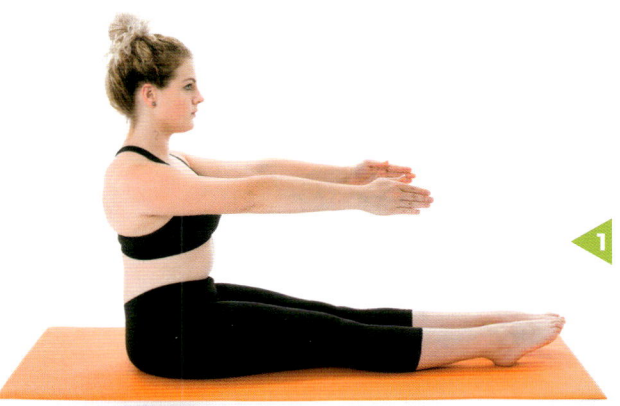
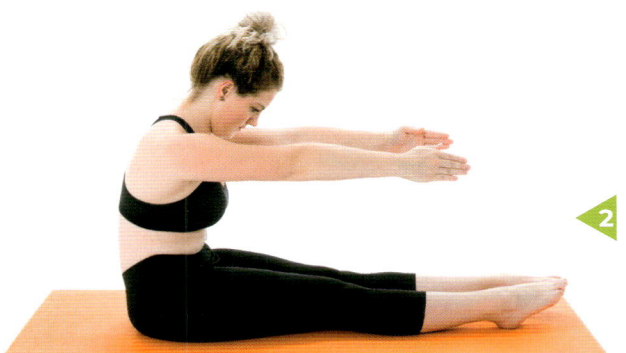
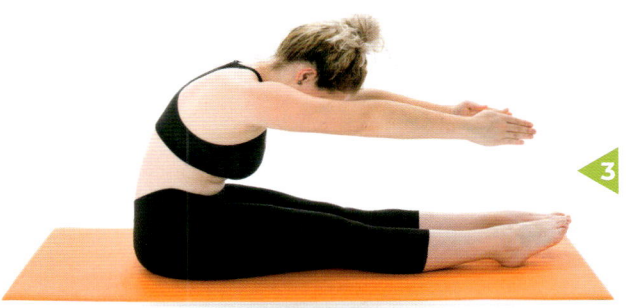
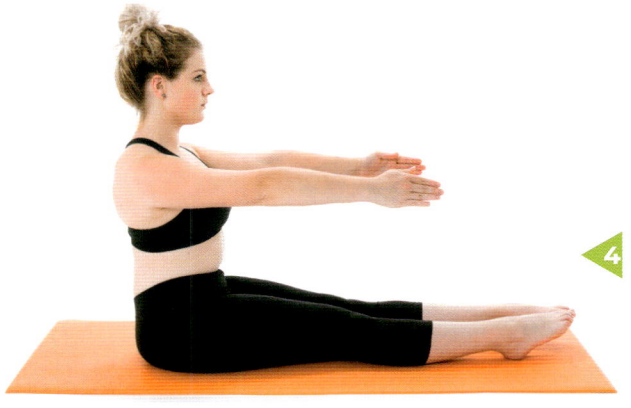
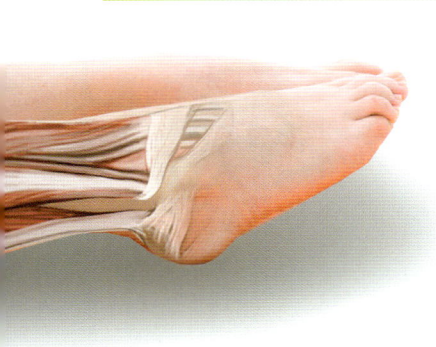

초급 운동

# 스파인 트위스트

**복**사근 수축을 통해 척추의 신장 감각을 느끼며 척추를 움직인다.

## 목표

- 척추의 가동성을 향상시킨다.
- 복사근과 척추기립근을 강화한다.

## 주의사항

- 움직임은 어깨가 아닌 허리에서 시작된다. 복사근의 수축과 함께 머리, 어깨, 등을 회전시킨다. 시선은 움직임을 따라간다.
- 척추를 바닥에 수직으로 유지하고, 팔은 어깨와 일직선이 되도록 뻗고 서로 반대 방향을 향하도록 한다.
- 골반과 다리는 움직이지 않는다.

## 근육 작용

**주근육**
복사근

**팔 외전**
극상근과 삼각근은 견갑대의 근육들과 조화를 이룬다.

**몸통 회전**
외복사근(반대측) 및 내복사근(동측)

**고관절 굴곡**
장요근, 대퇴직근, 봉공근, 내전근, 대퇴근막장근, 중둔근과 소둔근의 앞부분

**견갑골 내리기**
승모근(솟아올라간 부분), 전거근, 대흉근, 광배근

자신의 등이 회전축에 묶여 있다고 상상해보세요. 양팔은 중앙에서 멀어지는 두 개의 풍차의 날개와 같다고 상상해보세요.

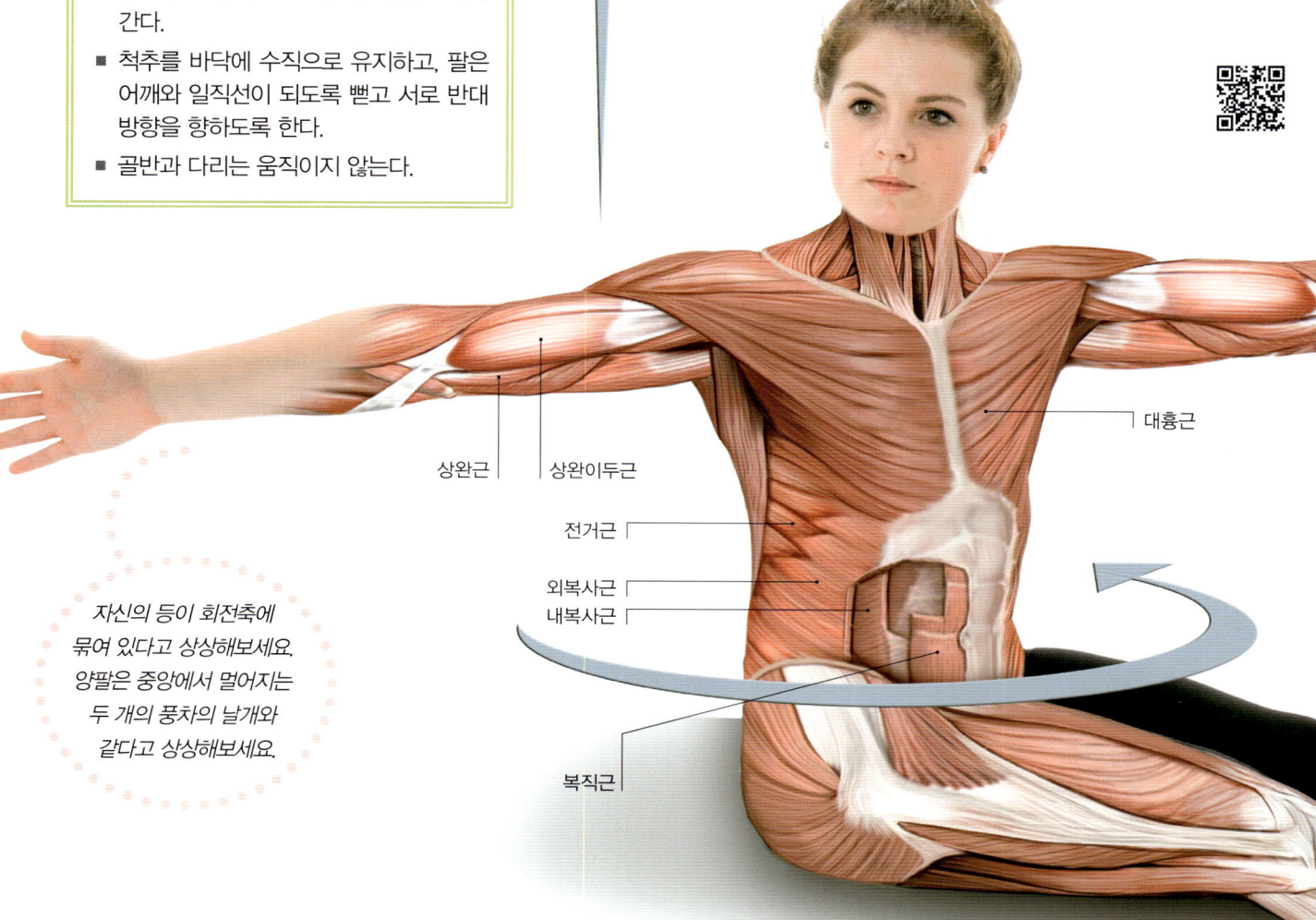

# (SPINE TWIST)

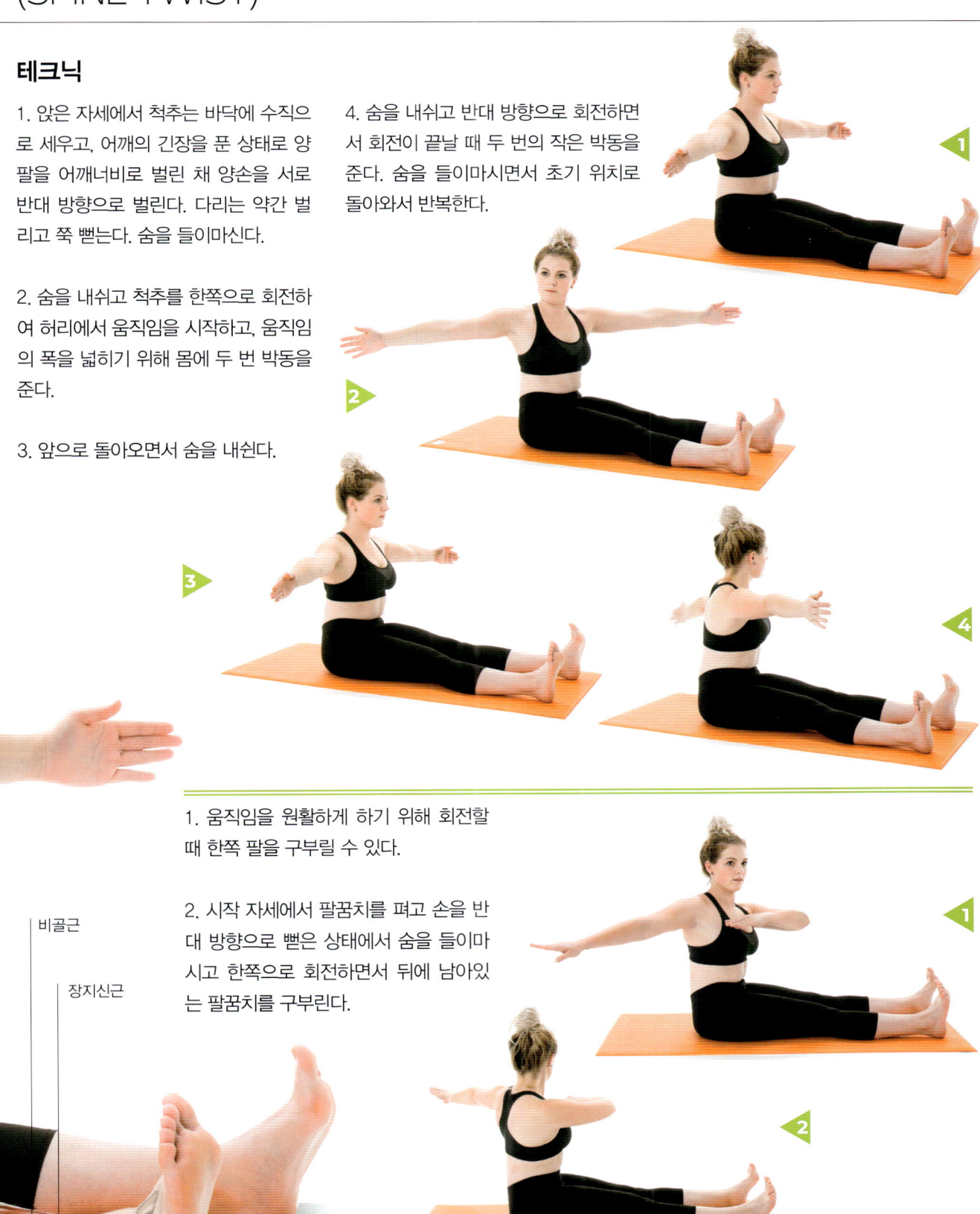

**테크닉**

1. 앉은 자세에서 척추는 바닥에 수직으로 세우고, 어깨의 긴장을 푼 상태로 양팔을 어깨너비로 벌린 채 양손을 서로 반대 방향으로 벌린다. 다리는 약간 벌리고 쭉 뻗는다. 숨을 들이마신다.

2. 숨을 내쉬고 척추를 한쪽으로 회전하여 허리에서 움직임을 시작하고, 움직임의 폭을 넓히기 위해 몸에 두 번 박동을 준다.

3. 앞으로 돌아오면서 숨을 내쉰다.

4. 숨을 내쉬고 반대 방향으로 회전하면서 회전이 끝날 때 두 번의 작은 박동을 준다. 숨을 들이마시면서 초기 위치로 돌아와서 반복한다.

1. 움직임을 원활하게 하기 위해 회전할 때 한쪽 팔을 구부릴 수 있다.

2. 시작 자세에서 팔꿈치를 펴고 손을 반대 방향으로 뻗은 상태에서 숨을 들이마시고 한쪽으로 회전하면서 뒤에 남아있는 팔꿈치를 구부린다.

비골근

장지신근

초급 운동 / 75

초급 운동

# 쏘우

이 운동은 앞의 두 가지 운동인 '스파인 스트레치'와 '스파인 트위스트'의 조합으로, 다리 뒷부분의 근육을 스트레칭 하는 운동이다.

## 목표

- 다리 뒤쪽의 유연성을 향상시킨다. 척추기립근 근육을 강화한다.
- 요추의 유연성을 높인다.

## 주의사항

- 동작은 허리에서 시작하며, 골반은 고정한다.
- 몸을 앞으로 구부리기 전에 등을 돌린다.
- 목과 대퇴사두근에 힘을 주지 않는다.
- 뒤꿈치를 엉덩이 반대 방향으로 밀며 발목을 구부린 상태로 유지한다.

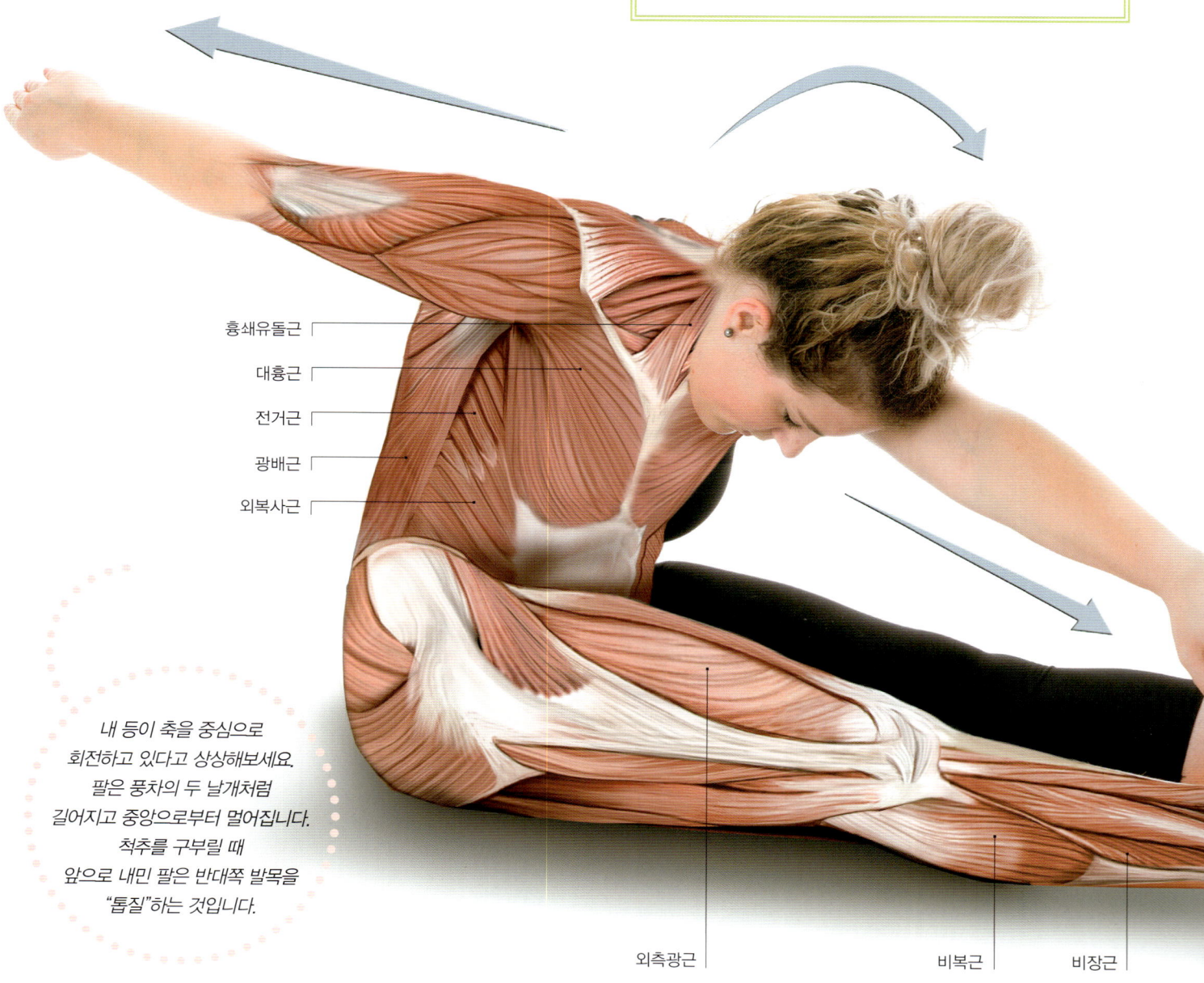

내 등이 축을 중심으로 회전하고 있다고 상상해보세요. 팔은 풍차의 두 날개처럼 길어지고 중앙으로부터 멀어집니다. 척추를 구부릴 때 앞으로 내민 팔은 반대쪽 발목을 "톱질"하는 것입니다.

흉쇄유돌근
대흉근
전거근
광배근
외복사근

외측광근　　비복근　　비장근

# (THE SAW)

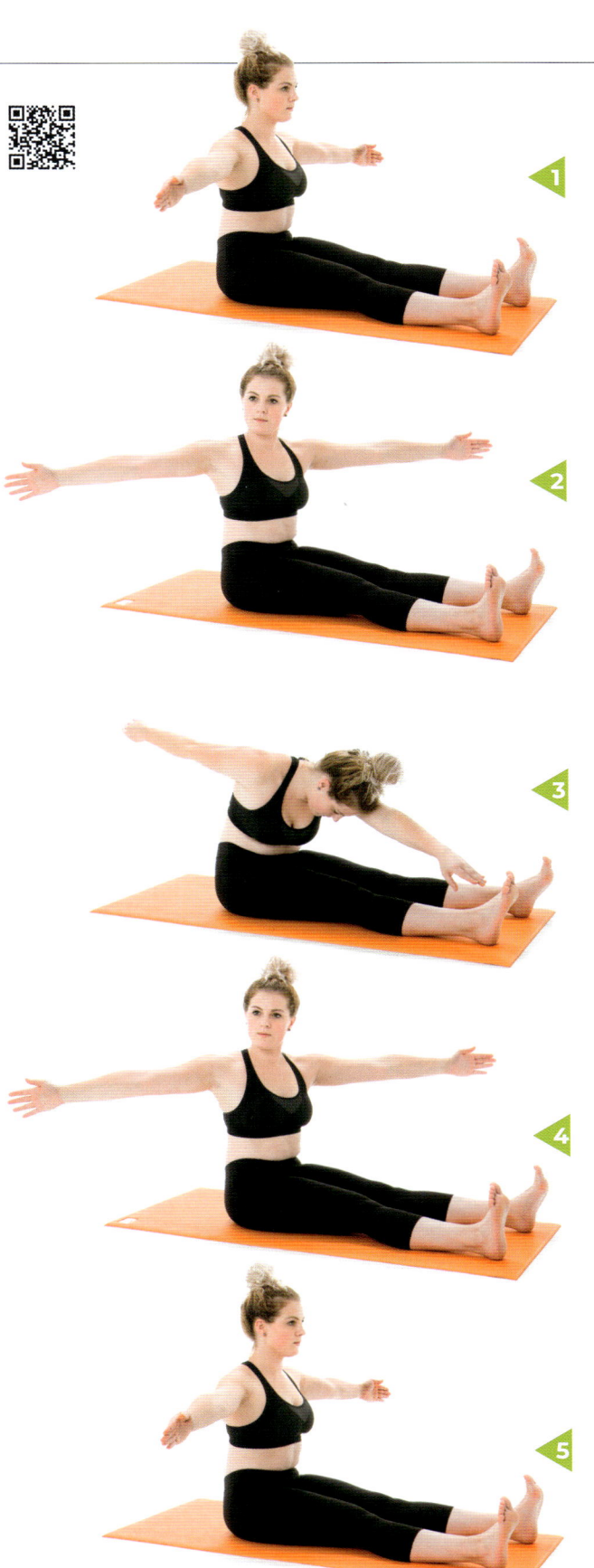

## 근육 작용

### 주근육
복사근

### 어깨
외전: 극상근과 삼각근이 견갑대 주위 근육과 협력한다.
굴곡: 삼각근(앞부분), 상완이두근, 대흉근, 오훼완근
신전: 삼각근(뒷부분), 대능형근, 광배근, 삼두근. 이 근육들은 견갑대 주위 근육과 함께 작동한다.

### 목 굴곡
사각근, 흉쇄유돌근, 전척추근, 목 앞부분

### 몸통 굴곡
복직근, 외복사근(반대쪽 굴곡 및 회전), 내복사근(동측 굴곡 및 회전)

### 고관절 굴곡
장요근, 대퇴직근, 봉공근, 내전근, 대퇴근막장근, 중둔근과 소둔근의 앞부분

## 테크닉

1. 척추가 바닥과 수직이 되도록 앉는다. 어깨는 이완하고 팔은 시야 내에서 어깨너비로 벌리고 어깨 높이에 위치시킨다. 다리는 쭉 뻗고 약간 벌린다. 숨을 들이마신다.

2. 숨을 내쉬며 척추를 위로 길게 늘리면서 한쪽으로 돌린다. 허리에서부터 동작을 시작하고 목, 척추, 팔의 정렬을 유지하면서 회전한다. 숨을 들이마신다.

3. 숨을 내쉬면서 몸통을 앞으로 구부린다. 회전하면서 앞의 손은 반대쪽 발목 쪽으로 뻗고 다른 손은 뒤로 향하여 척추의 회전을 강조한다.

4. 숨을 들이마시면서 2번과 1번 자세로 돌아가 척추를 위로 길게 늘리려고 노력한다.

5. 숨을 내쉬고 반대쪽에서 운동을 수행한다.

초급 운동

# 머메이드

스트레칭을 하면서 동시에 척추의 움직임에 집중한다.

## 목표

- 척추의 가동성을 향상시킨다.
- 몸통의 측면 근육을 더 유연하게 만든다.

### 주의사항

- 엉덩이를 바닥에서 떼지 않는다.
- 목이 과도하게 구부러지지 않도록 주의한다.
- 동작 중에 어깨가 솟아올라가지 않도록 주의한다.

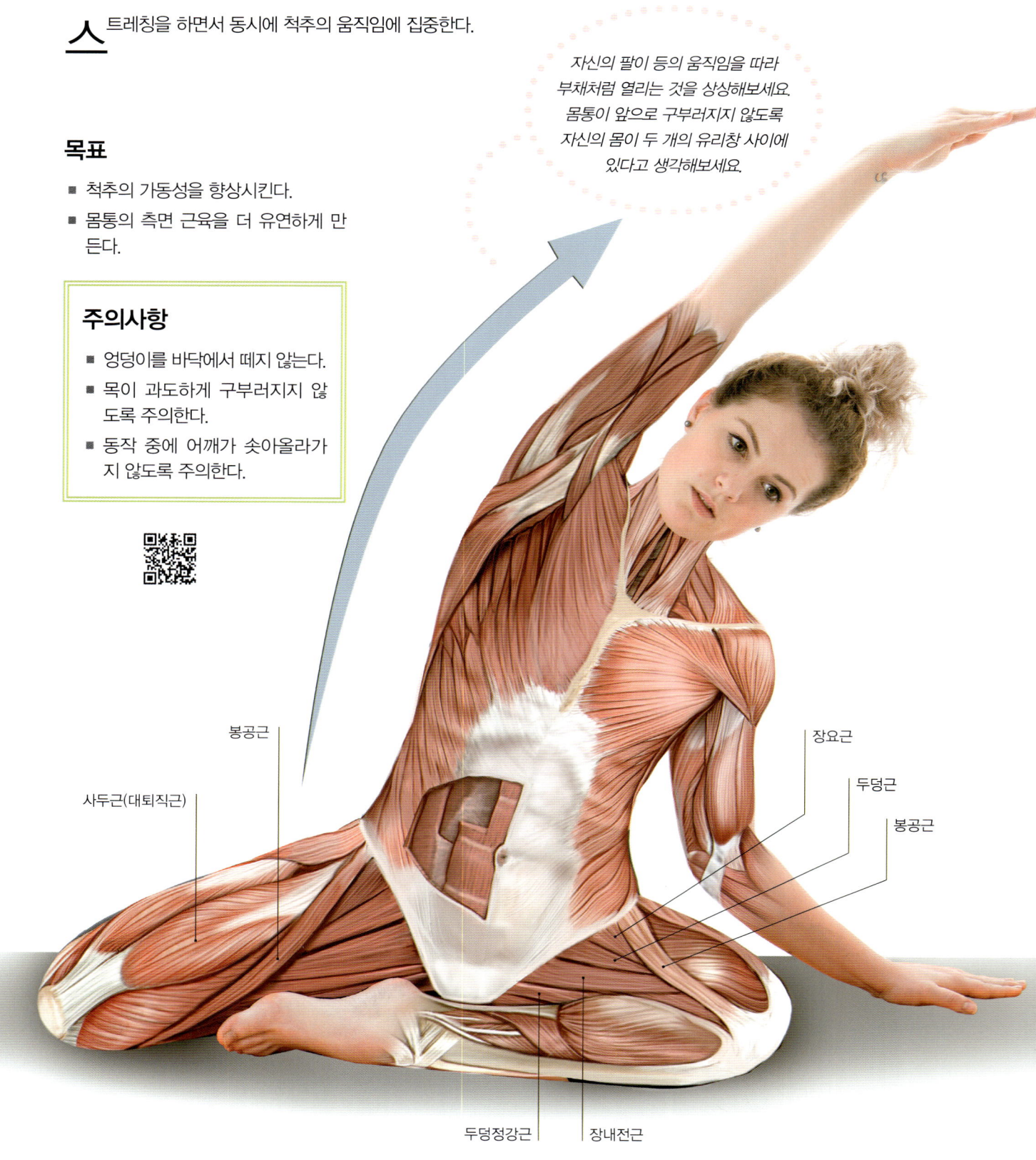

자신의 팔이 등의 움직임을 따라 부채처럼 열리는 것을 상상해보세요. 몸통이 앞으로 구부러지지 않도록 자신의 몸이 두 개의 유리창 사이에 있다고 생각해보세요.

사두근(대퇴직근) · 봉공근 · 장요근 · 두덩근 · 봉공근 · 두덩정강근 · 장내전근

78 / 해부학과 필라테스

# (THE MERMAID)

머메이드(THE MERMAID)

## 근육 작용

### 주근육
복사근

### 어깨 굴곡
삼각근(뒷부분), 상완이두근, 대흉근, 오훼완근. 이러한 근육들이 견갑대의 다른 근육들과 함께 조화를 이룬다.

### 견갑골 내리기
승모근(솟아올라간 부분), 전거근, 대흉근, 광배근

### 척추 기울이기
복사근, 요방형근, 척추기립근, 광배근. 반대쪽 모든 근육

## 테크닉

1. 앉은 자세에서 척추를 똑바로 세우고 팔을 십자 모양으로 벌린다. 두 다리를 구부려 한쪽 발바닥이 다른 쪽 허벅지에 닿도록 하고 한쪽은 안쪽 회전, 다른 쪽은 바깥쪽 회전을 한다. 숨을 들이마신다.

2. 숨을 내쉬며 한 손을 바닥에 대고 다른 손은 팔꿈치를 편 채 위로 향하게 한다. 등을 측면으로 아치 모양으로 길게 늘리고 들어 올린 팔의 방향을 따라 구부린다. 지탱한 손은 골반을 바닥에 고정하는 데 도움이 될 수 있다.

3. 시작 자세로 돌아가면서 숨을 들이마시고 반대쪽으로 기울이면서 숨을 내쉰다.

4-5. 다리를 반대쪽으로 구부려 다리의 위치를 바꾸고 운동을 반복한다.

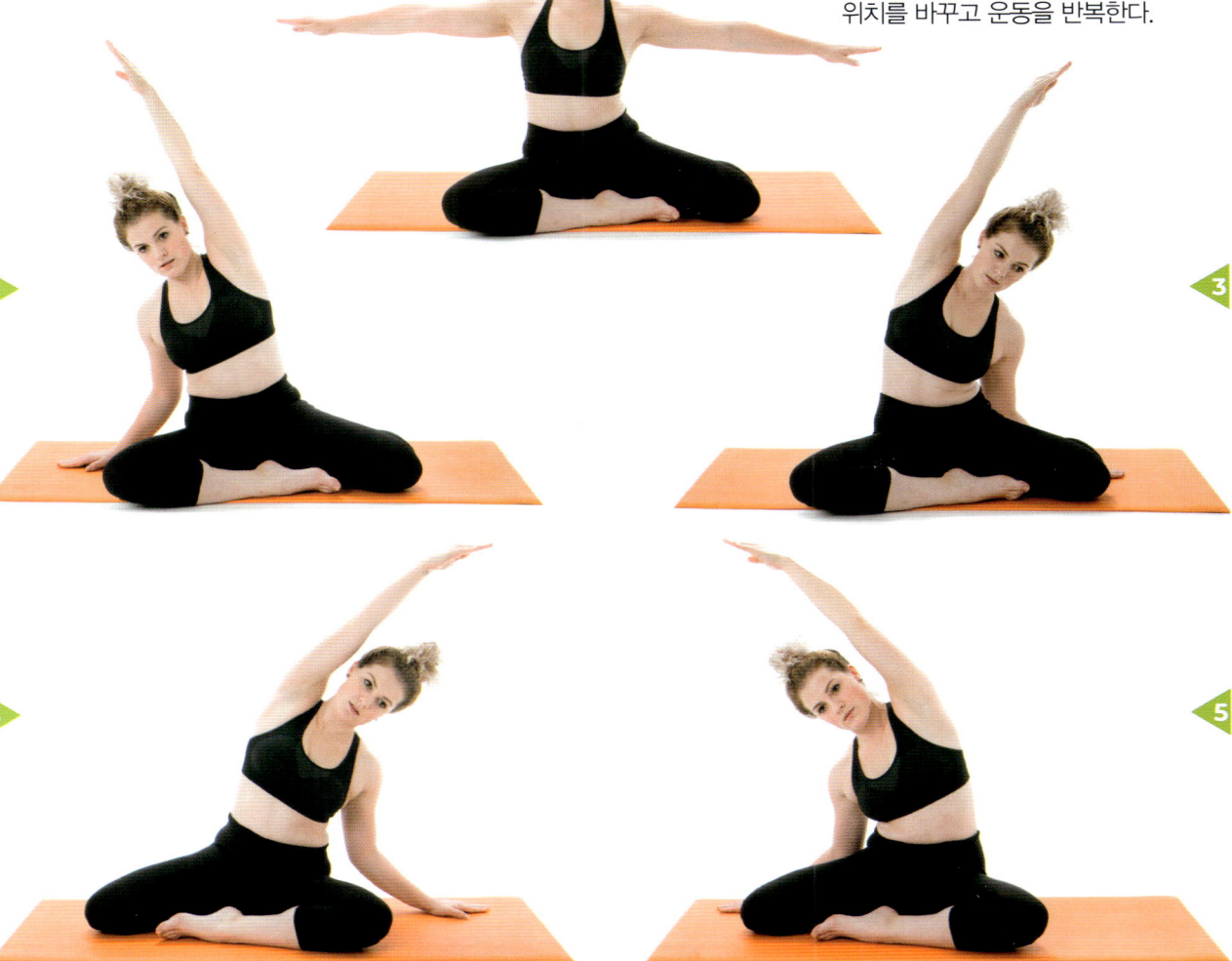

초급 운동 / 79

초급 운동

# 백 익스텐션

이 척추 신전 운동은 추후에 더 어려운 운동을 할 수 있도록 우리 몸을 단련시킨다.

## 목표
척추기립근을 강화한다.

### 주의사항
- 운동하는 동안 복부 수축을 유지하여 골반을 안정시키고 허리를 보호한다.
- 견갑골을 안정화한다.
- 경추를 보호하기 위해 척추를 늘리는 동안 머리를 등과 일직선으로 유지한다.

## 근육 작용

**주근육**
척추기립근

**척추 안정화**
복근

**등 신전**
척추기립근, 횡간근 복합체, 요방형근

**목 신전**
승모근, 견갑거근, 판상근, 척추기립근, 반극근, 후두하근

비행기가 지면에 가깝게 활공하고 있다고 상상해보세요.

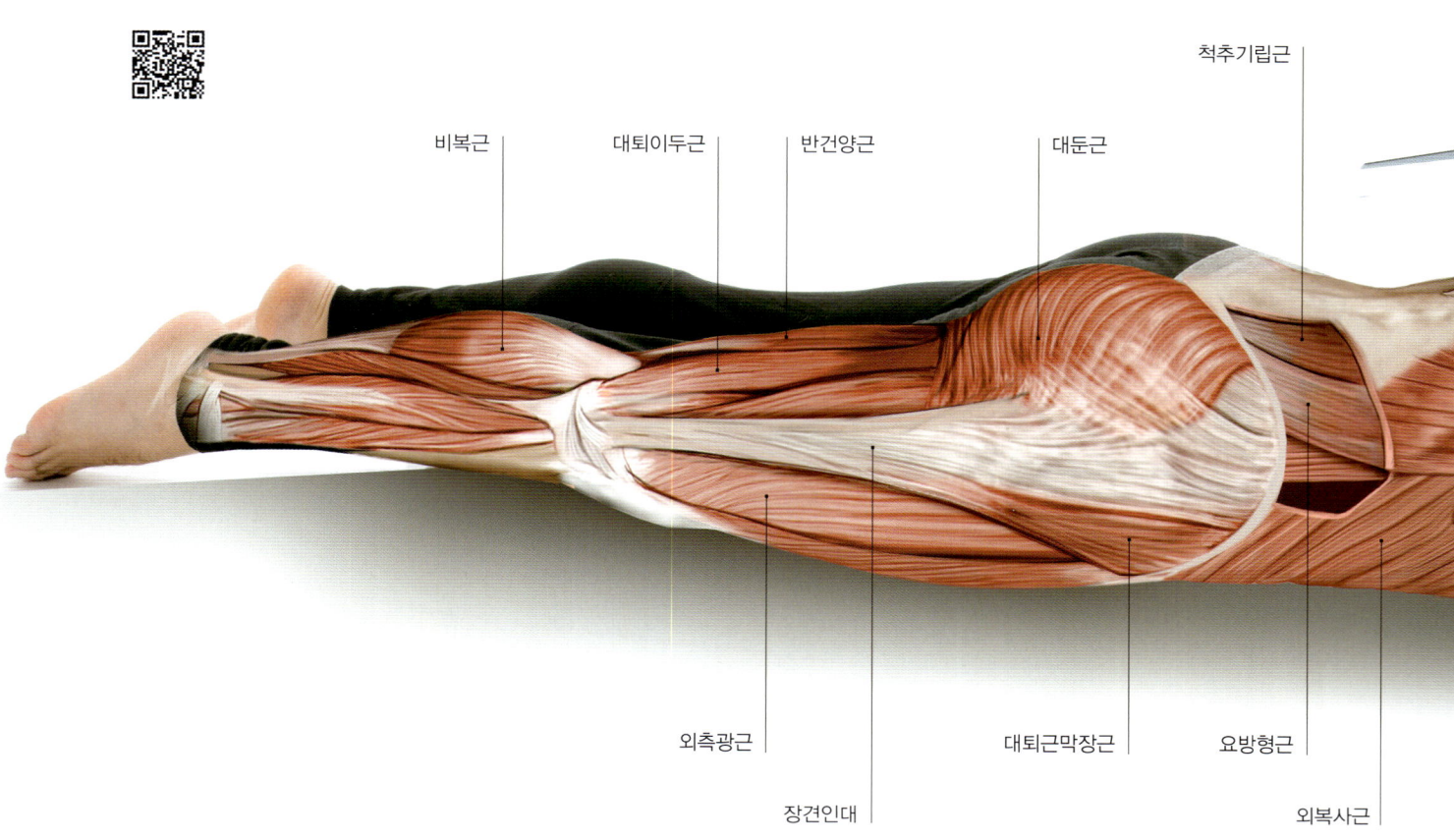

# (BACK EXTENSION)

## 테크닉

1. 엎드린 자세에서 양손을 이마 아래에 모으고 목을 뒤로 길게 뻗는다. 다리를 곧게 펴고 약간 벌린다. 숨을 들이마신다.

2. 숨을 내쉬면서 복부 근육을 동시에 수축하고 골반을 바닥 쪽으로 약간 밀면서 등을 약간 확장시킨다. 목은 등과 일직선이 되도록 유지하고 이마는 손에 댄다. 다리는 쭉 뻗은 상태로 매트에서 떨어지지 않도록 유지한다.

3. 숨을 들이마시고 가슴, 팔꿈치, 손을 바닥으로 가져온다. 동작을 반복한다.

4. 등을 이완하기 위해 엉덩이를 발뒤꿈치 위로 가져와 척추를 구부리고 경추를 이완한다.

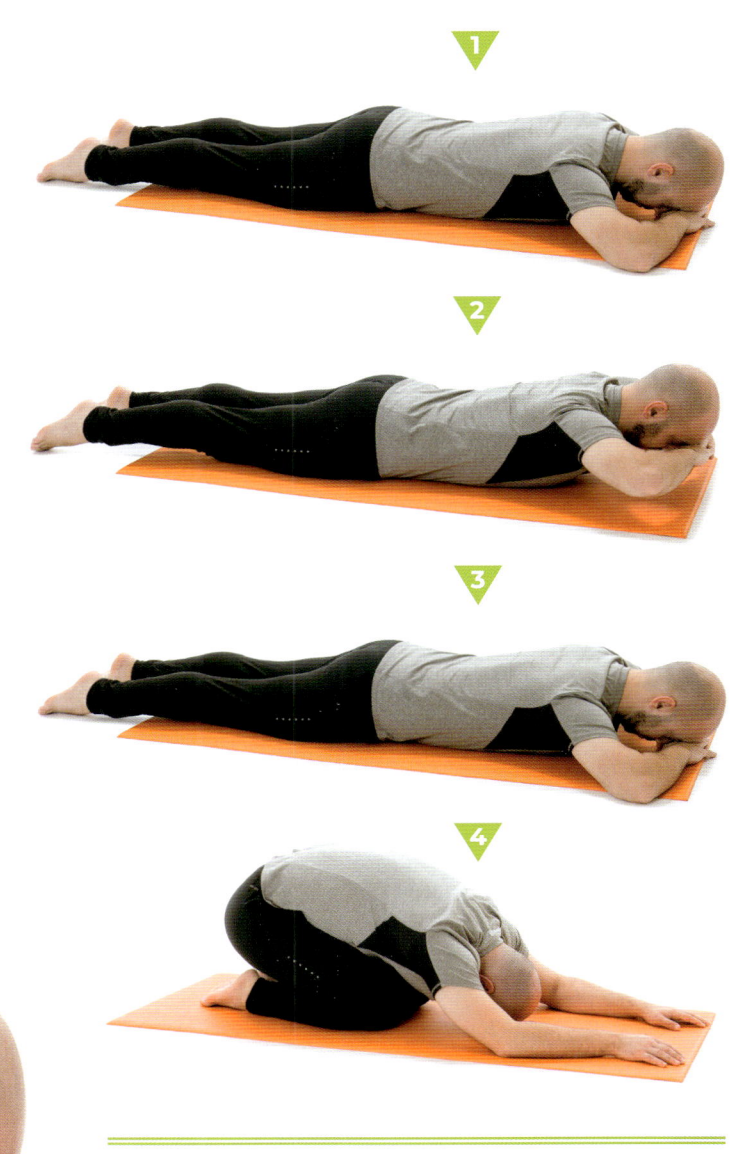

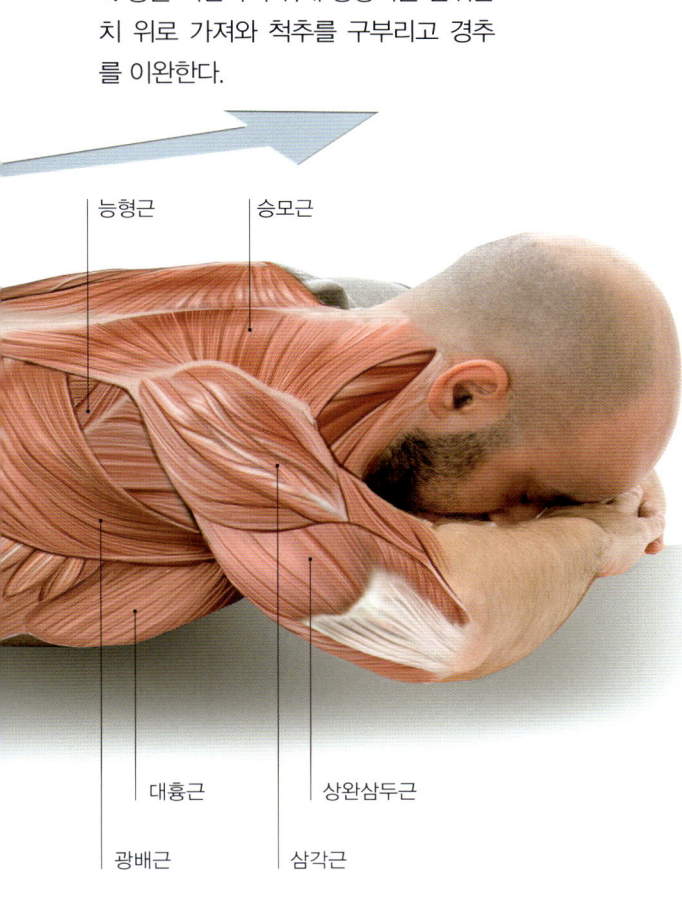

5. 난이도를 높이려면 등을 늘릴 때 한 다리를 바닥으로부터 뗀다.

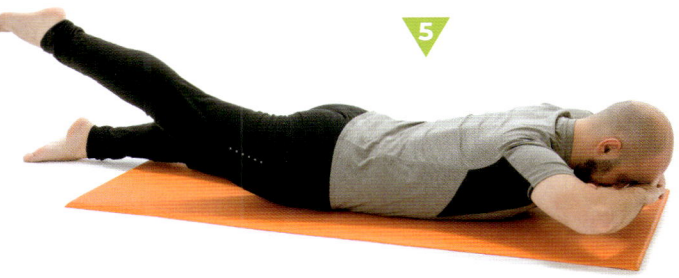

초급 운동

# 싱글 레그 킥

등과 엉덩이의 신전근을 강화하고 견갑대와 골반의 안정성을 개선하는 운동이다.

## 목표

견갑대의 안정성을 높이고, 골반과 척추는 길게 엎드린 자세에서 다리의 움직임은 몸의 다른 부분과 분리한다.

> 자신의 몸이 다리를 부채처럼 열고 닫는 스핑크스라고 상상해보세요.

## 근육 작용

**주근육**
햄스트링

**골반 안정화**
복부 근육

**등 신전**
척추기립근, 요방형근. 대둔근은 골반을 안정화시키는 데 도움을 준다.

**목 신전**
승모근, 목과 머리의 편상근, 척추기립근(경추 및 두부), 머리의 반극근 및 후두하근

**고관절 신전**
대둔근, 중둔근(뒷부분)

**무릎 굴곡**
햄스트링, 비복근, 족저근, 슬와근

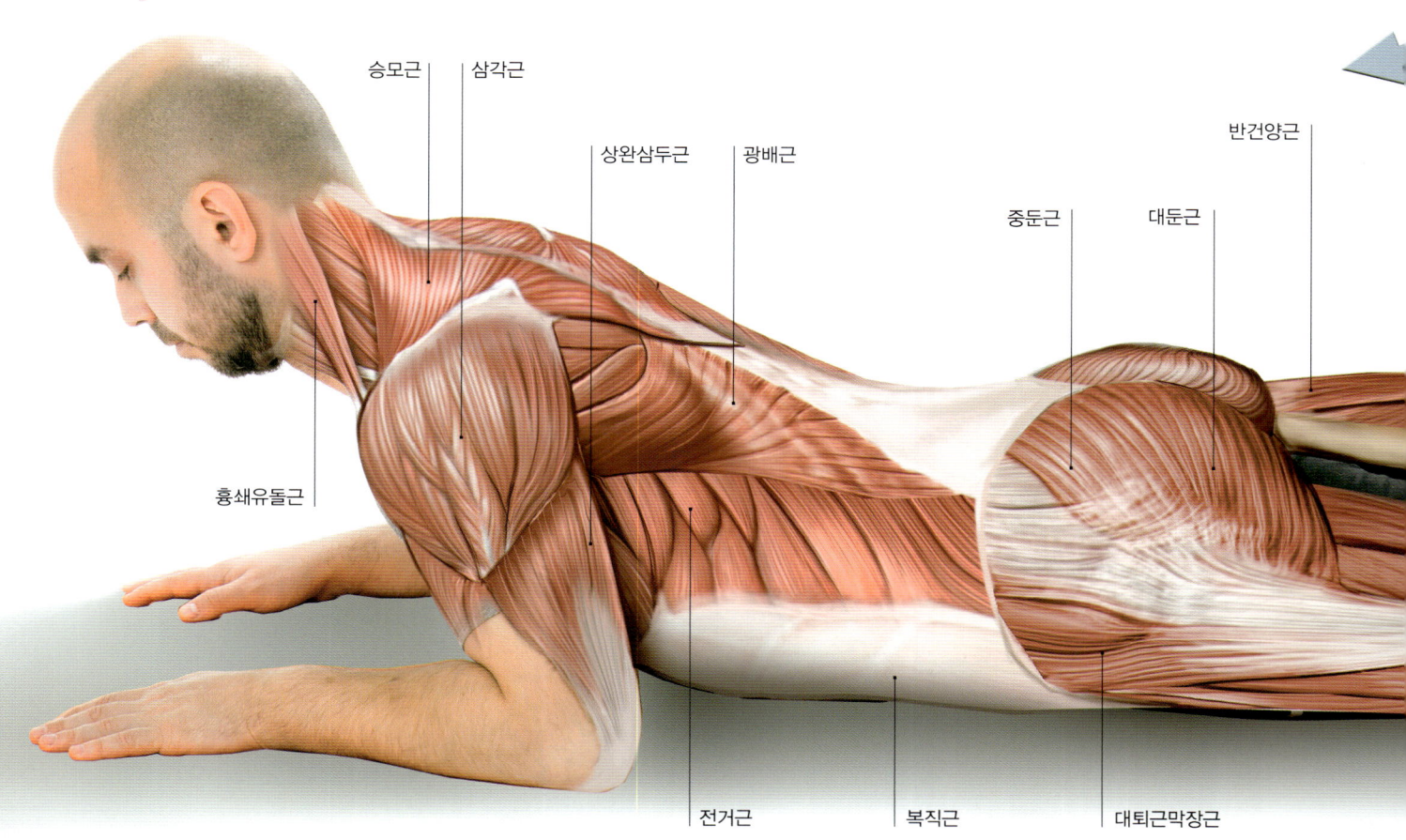

# (SINGLE LEG KICK)

## 테크닉

1. 엎드린 자세에서 팔꿈치를 바닥에 대고 손바닥을 아래로 향하게 한 다음 척추의 윗부분을 편 상태에서 치골로 지지하고 다리는 쭉 펴서 평행하게 둔다. 숨을 들이마신다.

2. 두 번의 호흡으로 숨을 내쉬면서 무릎을 구부린 상태에서 한쪽 다리를 바닥에서 분리하고 뒤꿈치를 엉덩이 쪽으로 가져온다.

3. 숨을 들이쉬고 무릎은 편다.

4. 각 다리로 운동을 반복하고 편안한 자세로 등을 구부려 마무리한다.

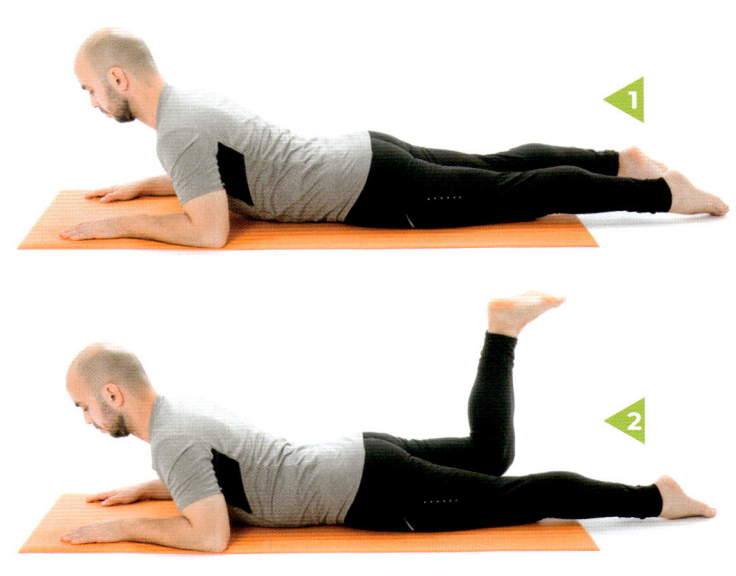

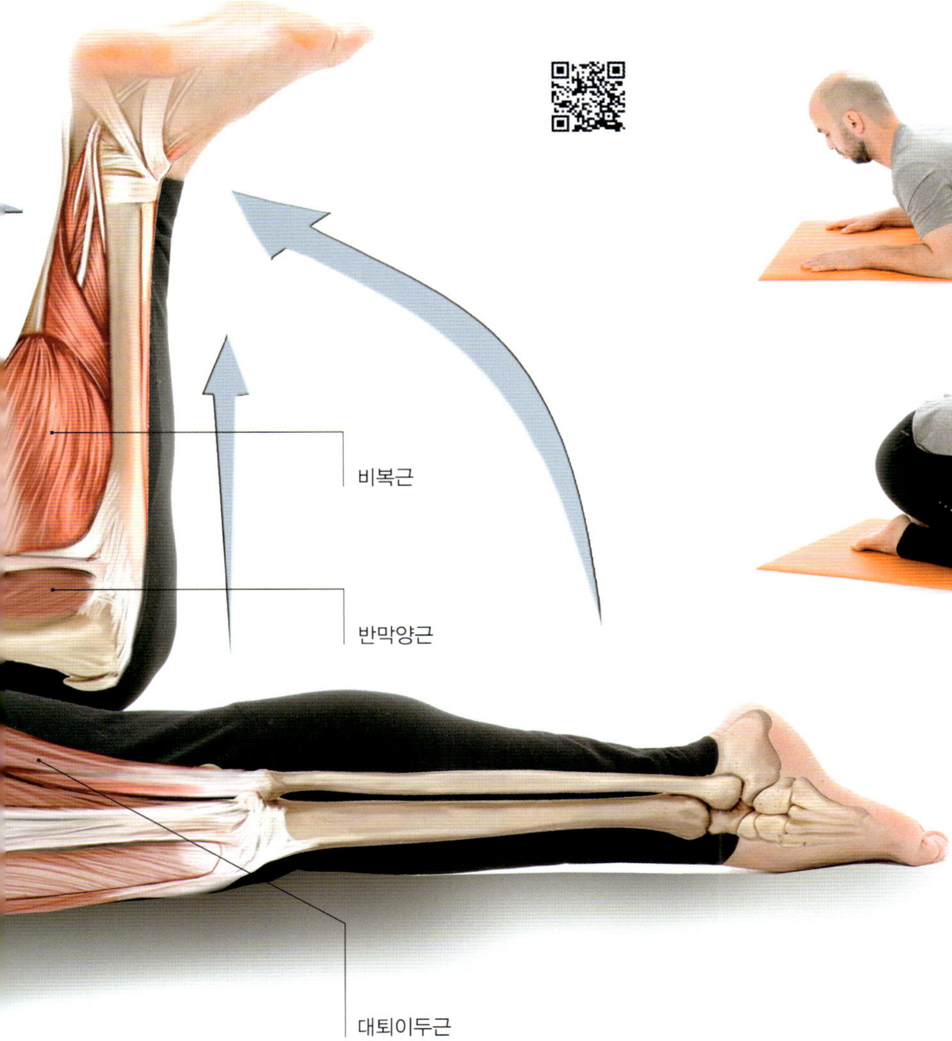

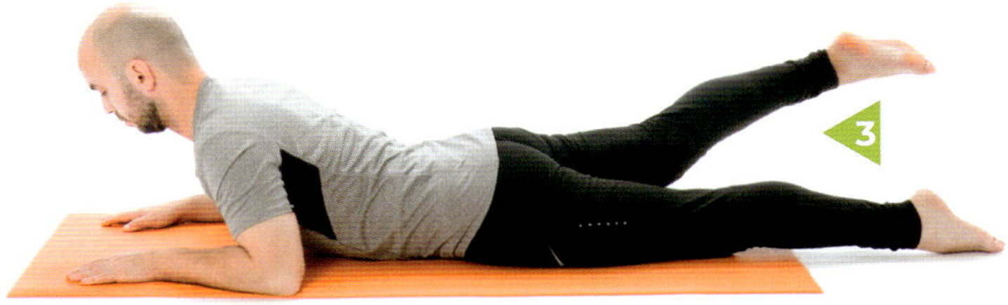

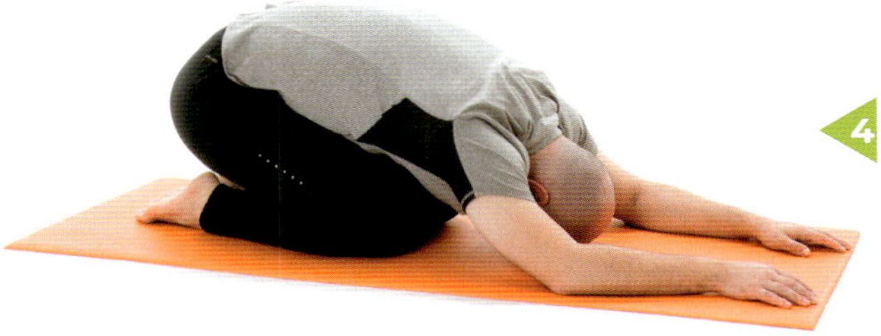

비복근

반막양근

대퇴이두근

### 주의사항

- 견갑골과 골반을 안정화시킨다.
- 복부 수축으로 요추 부분을 보호한다.
- 머리를 등과 일직선으로 유지하고 목 긴장을 푼다.

초급 운동

# 사이드 킥 시리즈

**측**면 복근과 골반, 엉덩이 근육을 단련하는 다리 운동 시리즈다.

## 목표
- 복사근을 강화한다.
- 옆으로 누운 자세에서 요추–골반 부위를 안정화시킨다.

### 주의사항
- 동작을 시작할 때 복부 근육을 수축한다.
- 척추가 과신전된 경우 다리를 앞으로 움직인다.
- 몸 앞쪽을 팔의 윗부분으로 지탱하면 균형을 유지하는 데 도움이 된다.

## 근육 작용

**주근육**
복사근, 요방형근, 광배근, 중둔근, 소둔근

**골반 안정화**
복부 근육, 요방형근, 척추기립근, 광배근

**고관절 외전(왼쪽)**
대퇴근막장근, 둔근, 이상근

**고관절 내전(오른쪽)**
두덩근, 두덩정강근, 내전근

## 테크닉

I. 양쪽 다리 올리기(Elevation of both legs)

1. 옆으로 누운 자세에서 아래쪽 팔은 머리 아래로, 위쪽 팔은 엉덩이에 둔다. 다리를 쭉 뻗고 허리를 바닥에서 약간 띄운다. 숨을 들이마신다.

2. 숨을 내쉬면서 두 다리를 동시에 들어 올린다.

3. 숨을 들이쉬며 다리의 힘을 빼지 않은 채 내린다.

*자신의 등이 호흡과 움직임에 따라 길어진다고 상상해보세요.*

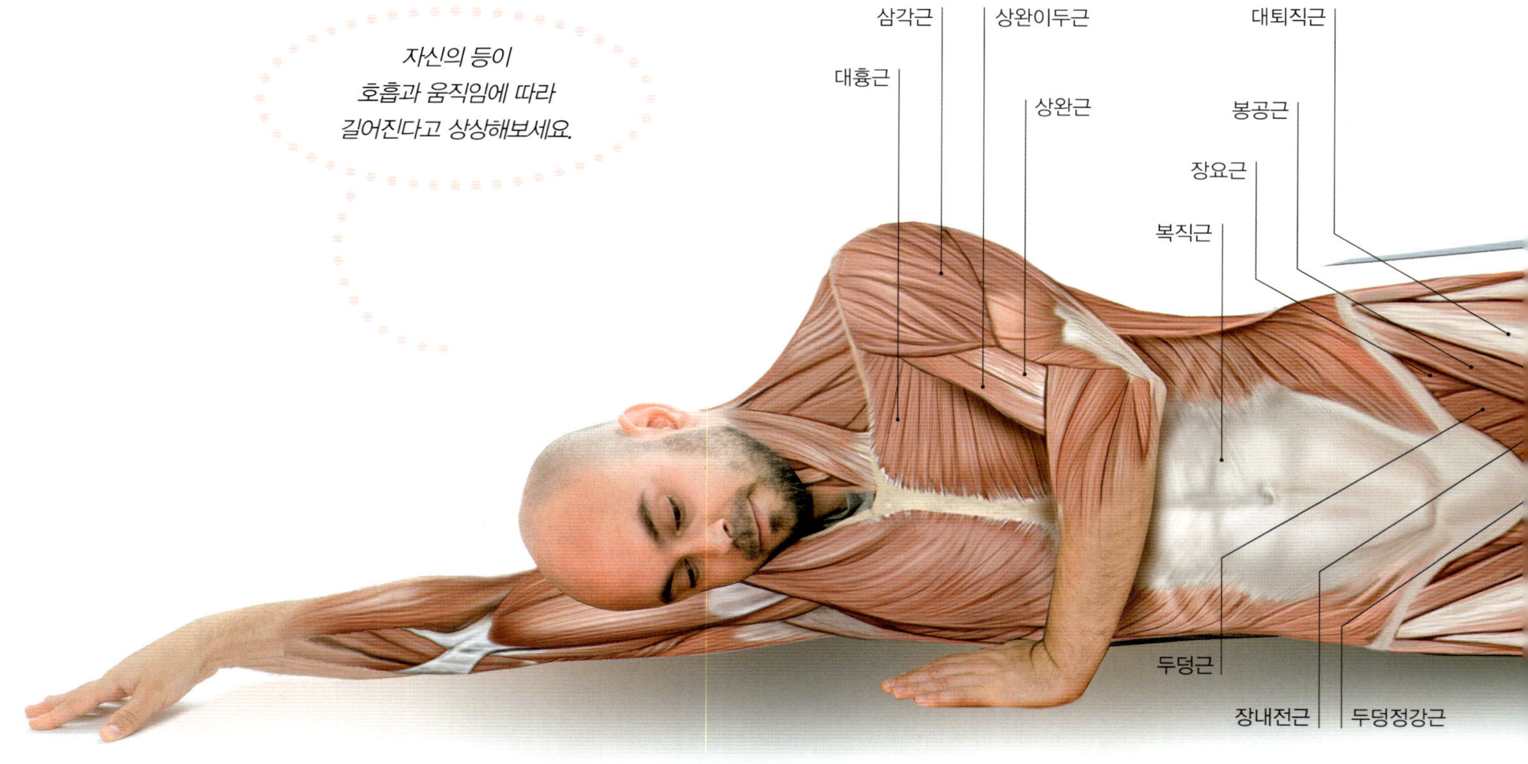

삼각근 · 상완이두근 · 대퇴직근
대흉근 · 상완근 · 봉공근
장요근
복직근
두덩근
장내전근 · 두덩정강근

84 / 해부학과 필라테스

# (SIDE KICK SERIES)

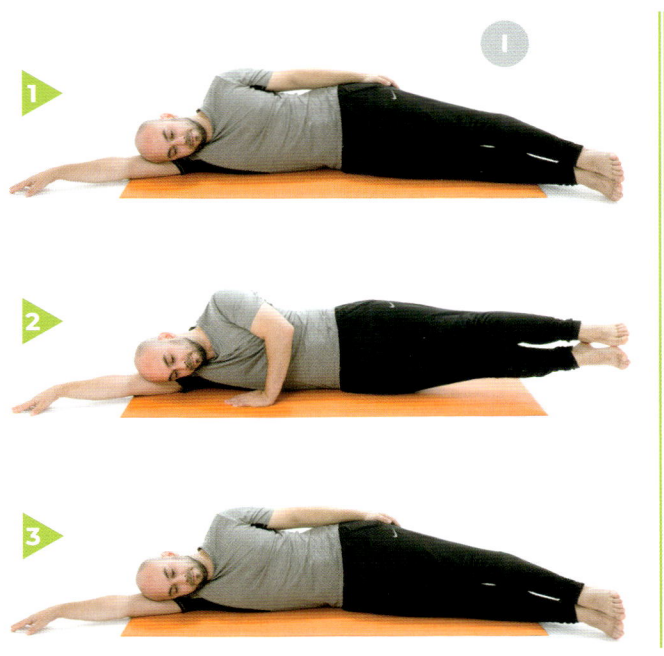

## II. 위쪽 다리 들어 올리기(Upper leg lift)

1. 시작 자세에서 숨을 내쉬면서 위쪽 다리를 들어 올린다.

2. 숨을 들이쉬며 다리를 내린다.

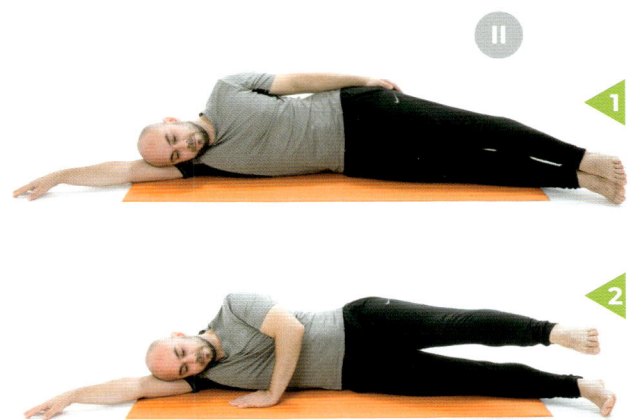

## III. 아래 다리 들어 올리기(Lower leg lift)

1. 시작 자세에서 위쪽 다리를 구부리고 지탱한다. 숨을 들이마신다.

2. 아래 다리를 들어 올리며 숨을 내쉰다.

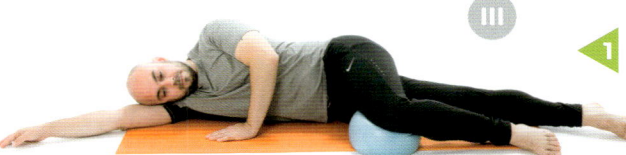

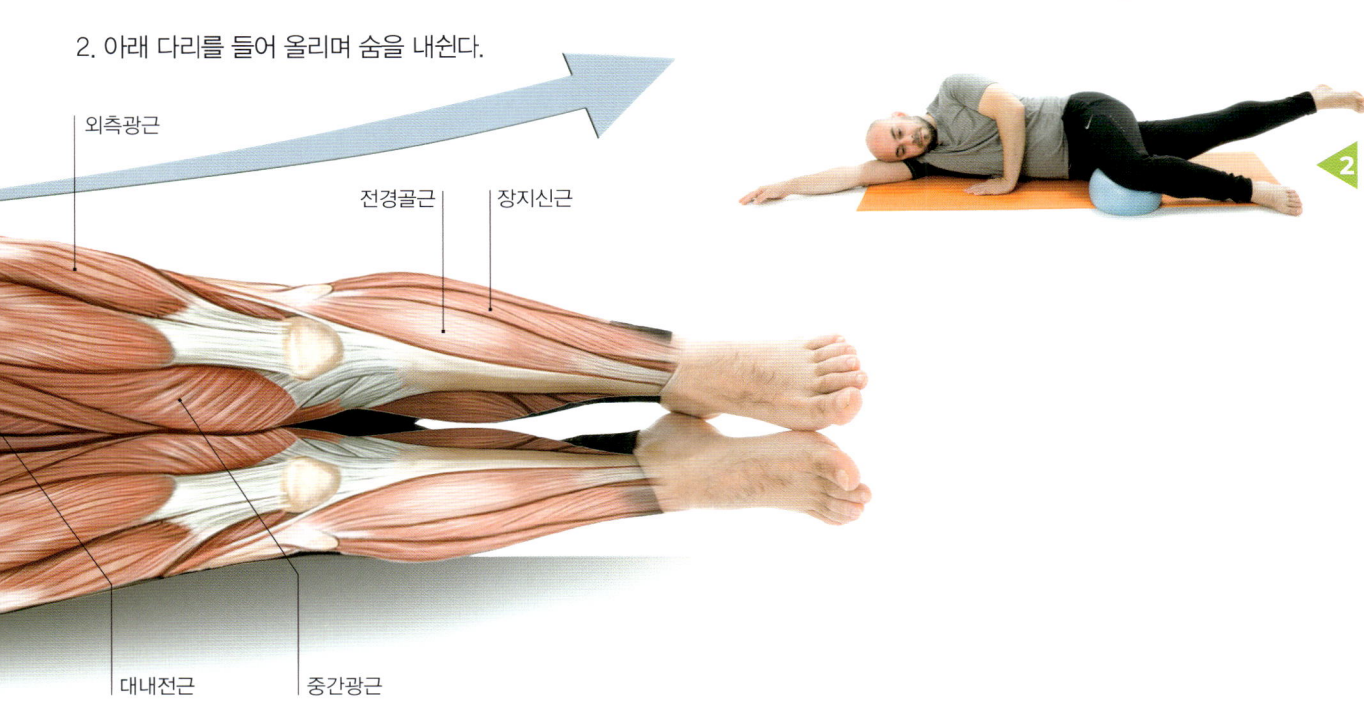

초급 운동

# 사이드 킥 시리즈

측면 복근과 골반, 엉덩이 근육을 단련하는 다리 운동 시리즈다.

## 목표

- 몸통의 안정성과 골반, 엉덩이 근육의 제어력을 향상시킨다.

## 테크닉

### IV. 서클(Circles)

1. 옆으로 누운 상태에서 아래팔은 머리 아래에 두고, 위팔은 골반 쪽으로 향하게 하거나 바닥을 지지한다. 아래 다리는 구부리고 위 다리는 곧게 편다. 숨을 들이마신다.

2. 숨을 내쉬면서 고관절을 구부린다.

3. 다리를 들어 올리면서 동작을 계속한다.

4. 다리를 내릴 때 숨을 들이마시고 내쉬며 원 그리는 동작을 반복한다.

> 자신의 고관절이 다리가 회전하는 축이라고 상상해보세요.

## 근육 작용

**주근육**
둔근

**골반 안정화**
복부 근육, 요방형근, 척추기립근, 횡간근 복합체

**고관절 외전**
대퇴근막장근, 둔근, 이상근

**고관절 내전**
편심성 운동의 전방 근육

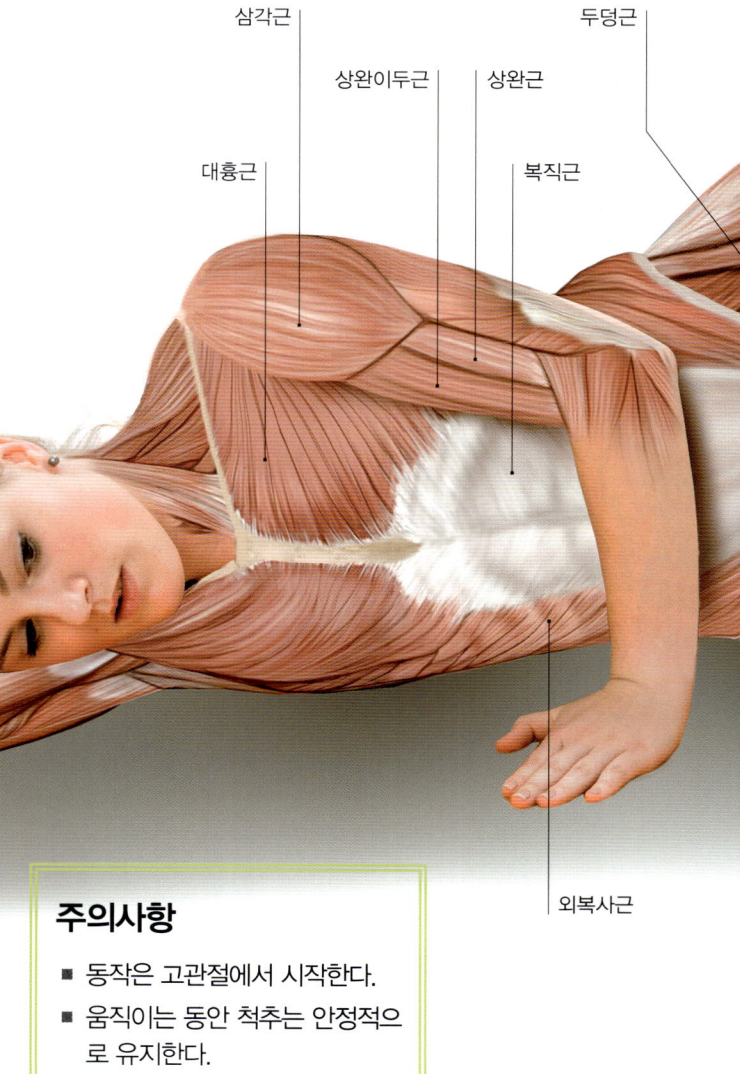

## 주의사항

- 동작은 고관절에서 시작한다.
- 움직이는 동안 척추는 안정적으로 유지한다.

# (SIDE KICK SERIES)

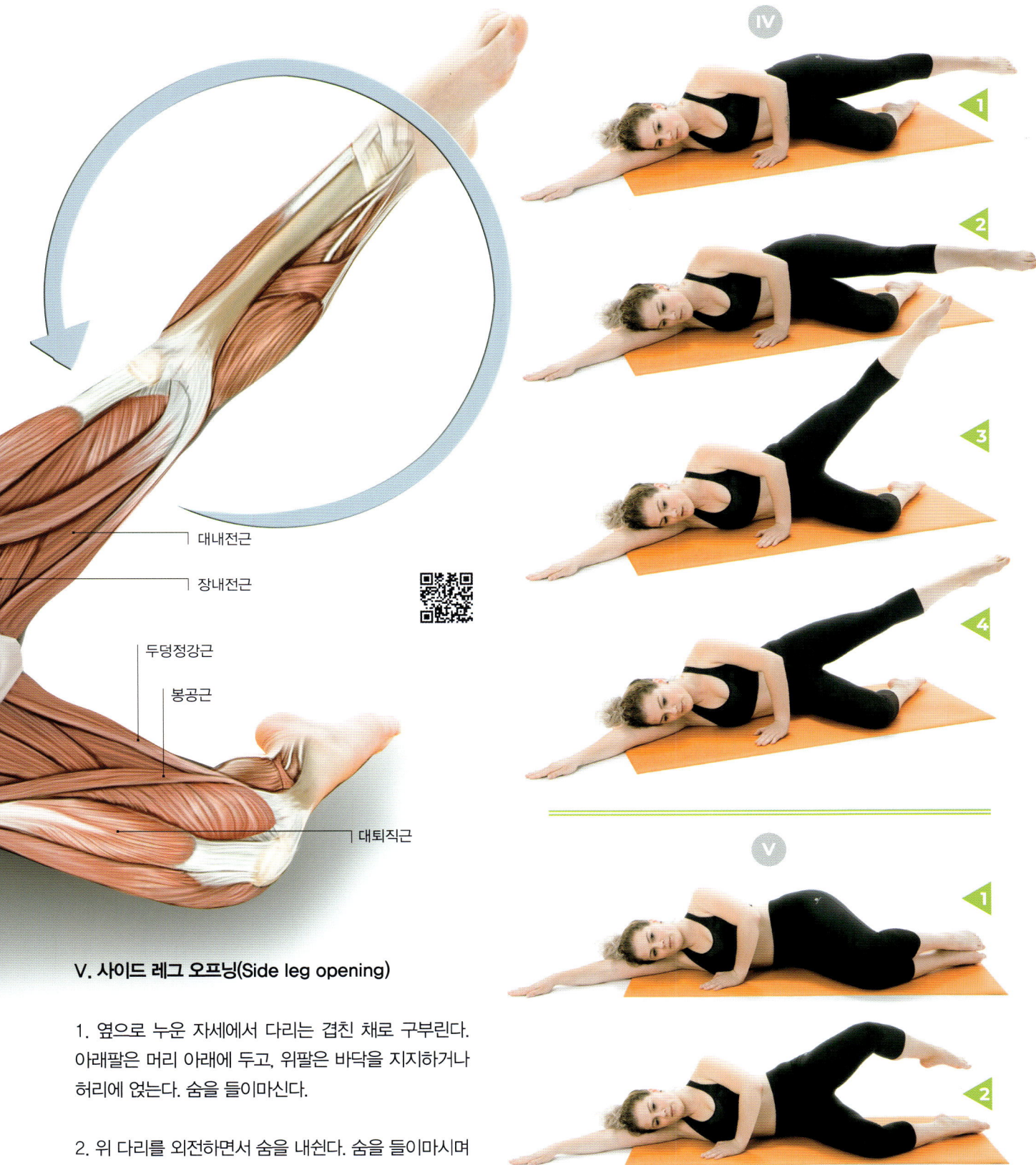

### V. 사이드 레그 오프닝(Side leg opening)

1. 옆으로 누운 자세에서 다리는 겹친 채로 구부린다. 아래팔은 머리 아래에 두고, 위팔은 바닥을 지지하거나 허리에 얹는다. 숨을 들이마신다.

2. 위 다리를 외전하면서 숨을 내쉰다. 숨을 들이마시며 다리를 모은다.

**초급 운동**

# 사이드 킥 시리즈

측면 복근과 골반, 고관절 근육을 단련하는 다리 운동 시리즈다.

## 목표

- 복사근을 강화한다.
- 옆으로 누운 자세에서 요추–골반 부위를 안정화시킨다.

### 주의사항

- 움직임은 고관절에서부터 시작된다.
- 척추를 곧게 유지하고 어깨의 긴장을 푼다.
- 상완은 균형 유지에 도움을 준다.

## 근육 작용

**주근육**
복사근, 요방형근, 둔근

**골반 안정화**
복부 근육, 요방형근, 척추기립근, 광배근

**고관절 외전**
대퇴근막장근, 중둔근, 소둔근, 대둔근, 이상근

**고관절 내전**
두덩근, 두덩정강근, 장내전근, 단내전근, 대내전근

**고관절 굴곡**
장요근, 대퇴직근, 봉공근, 대퇴근막장근, 중둔근과 소둔근의 앞부분

**고관절 신전**
햄스트링, 대둔근, 중둔근과 소둔근 앞부분

> 자신의 고관절이 경첩이라고 상상해보세요. 각각 서로 반대 방향으로 움직이며, 한쪽이 앞으로 움직이면 다른 쪽이 뒤로 움직이고 그 반대의 경우도 마찬가지라고 상상해보세요.

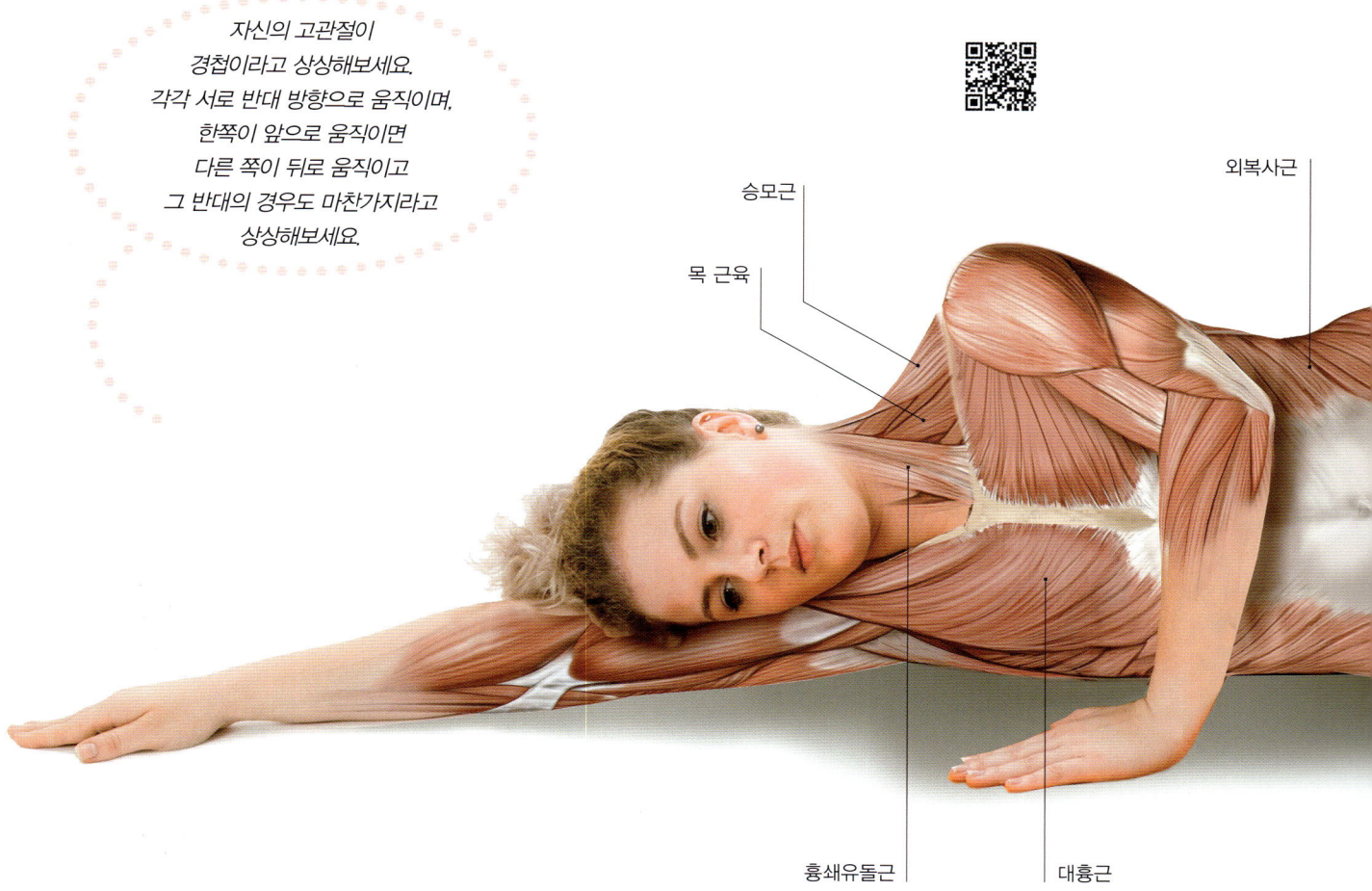

승모근 / 외복사근 / 목 근육 / 흉쇄유돌근 / 대흉근

# (SIDE KICK SERIES)

사이드 킥 시리즈(SIDE KICK SERIES)

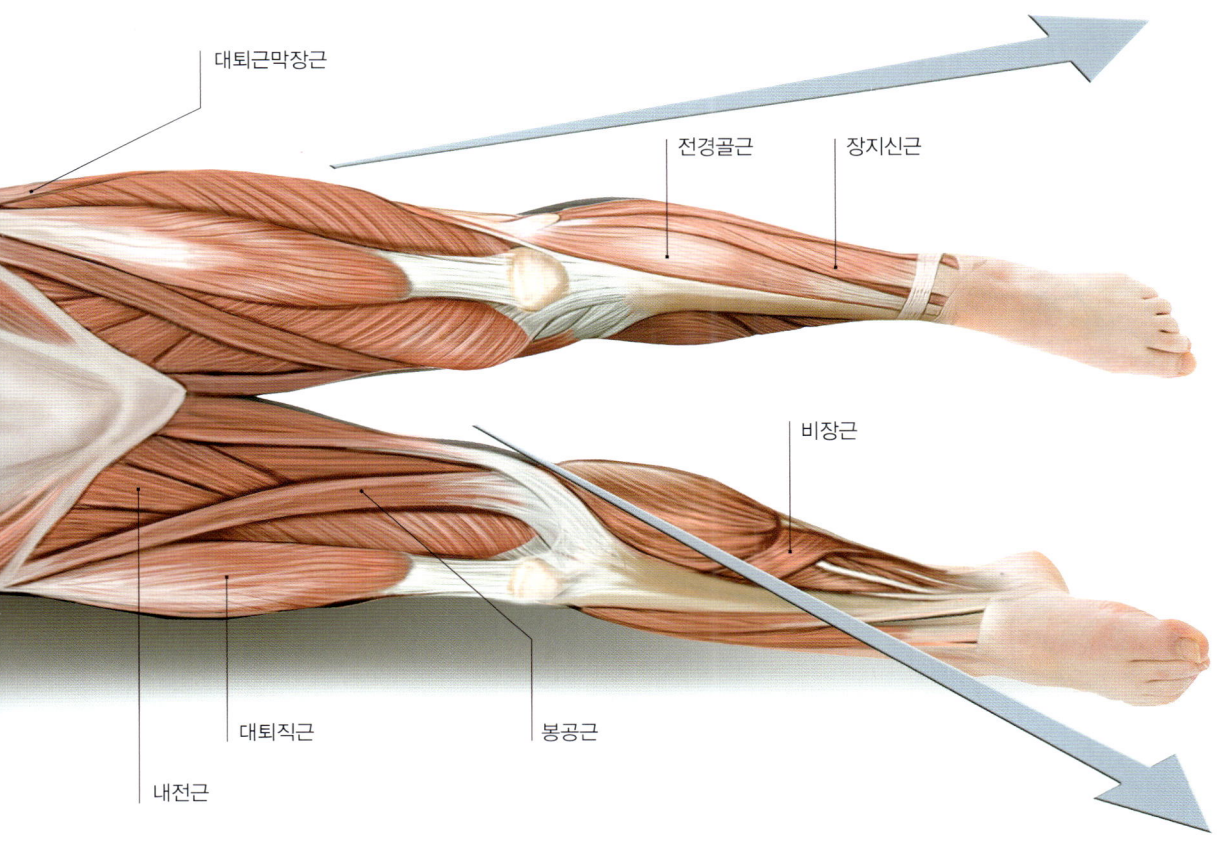

## 테크닉

### VI. 가위(Scissors)

1. 옆으로 누운 자세에서 아래팔은 머리 아래에, 위팔은 바닥을 지지한다. 다리를 모으고 몸의 나머지 부분과 일직선이 되도록 한다. 숨을 들이마신다.

2. 숨을 내쉴 때 다리를 바닥에서 들어 올린다.

3. 숨을 들이쉬고 내쉬며 한쪽 다리는 앞으로, 다른 쪽 다리는 뒤로 움직인다.

4. 다리를 번갈아 가며 반복한다.

초급 운동 / 89

중급 운동

# 크리스크로스

호흡에 맞춰 몸통의 회전 운동과 다리의 회전 운동을 결합한다.

## 목표

- 복부 근육, 특히 복사근을 강화한다.
- 척추 회전 시 골반 안정성을 향상시킨다.

## 근육 작용

**주근육**
복사근

**목 굴곡**
사각근, 흉쇄유돌근(반대쪽), 목과 머리의 판상근(동측)

**몸통 굴곡과 회전**
복직근, 외복사근(반대쪽 회전), 내복사근(동측 회전)

**다리를 지지하지 않은 상태에서 고관절 굴곡**
장요근, 대퇴직근, 봉공근

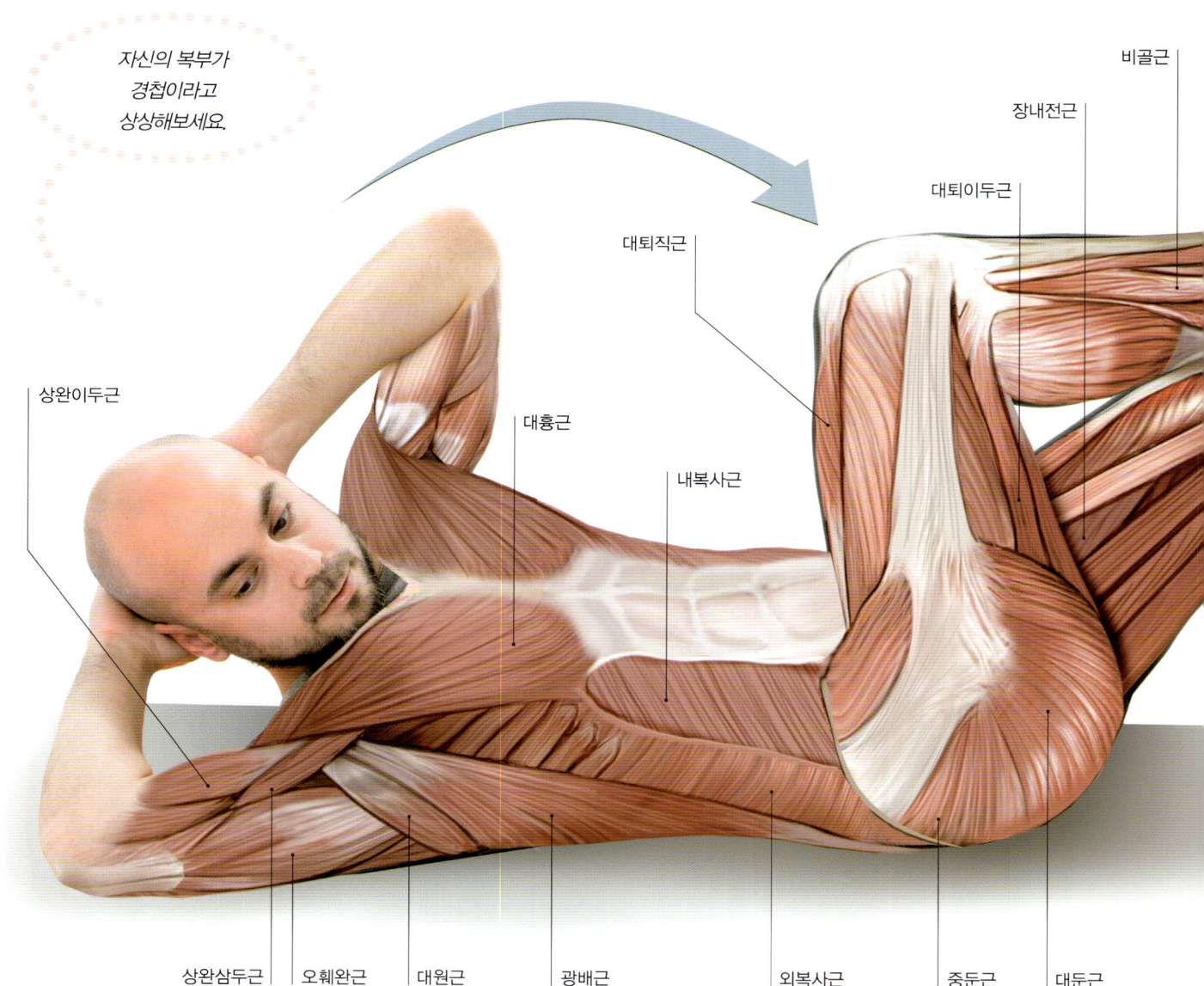

자신의 복부가 경첩이라고 상상해보세요.

# (CRISS - CROSS)

## 테크닉

1. 누운 자세에서 손을 목 뒤에 두고 팔꿈치는 펴고 턱은 가슴을 향하게 한다.

2. 다리를 바닥에서 들어 올려 직각으로 구부린다. 숨을 들이마신다.

3. 숨을 내쉴 때 한쪽 다리를 펴고 구부러진 무릎을 향해 몸통을 회전시킨다.

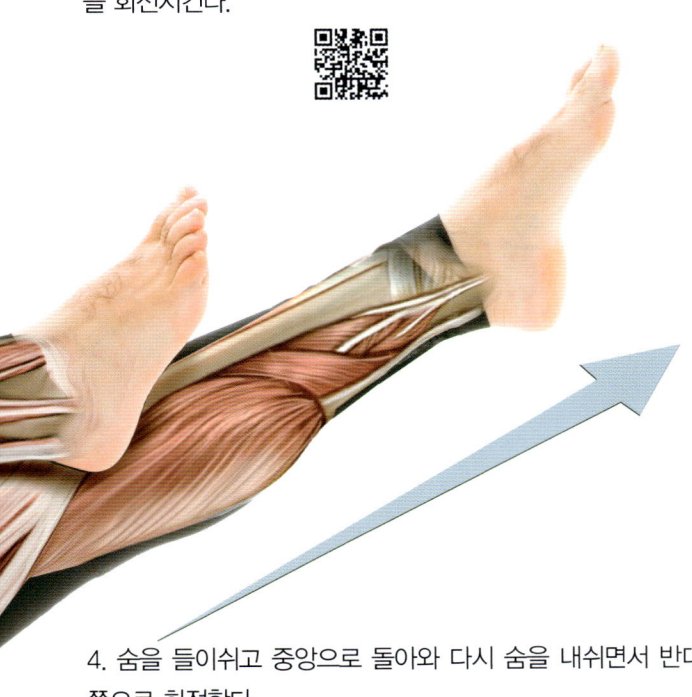

4. 숨을 들이쉬고 중앙으로 돌아와 다시 숨을 내쉬면서 반대쪽으로 회전한다.

5. 다리 올린 상태를 유지하기 어려운 경우 다른 쪽 다리를 들고 회전할 때 한쪽 다리로 바닥을 지지한다.

### 주의사항

- 무리하지 않고 천천히 운동을 수행한다. 머리, 팔, 등 윗부분이 하나의 단위로 움직인다.
- 목의 긴장을 푼다.
- 반대쪽으로 몸을 돌릴 때 몸통을 구부린 상태를 유지한다.

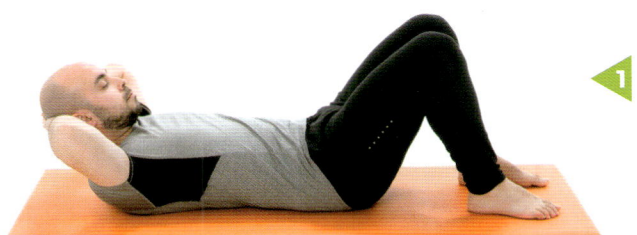

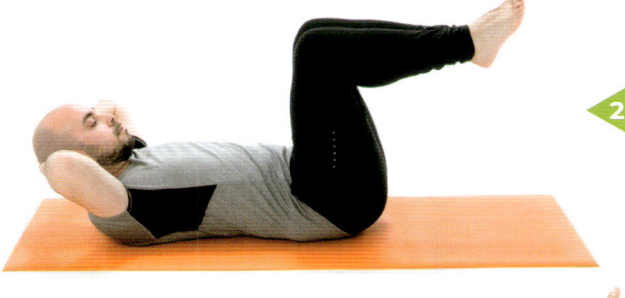

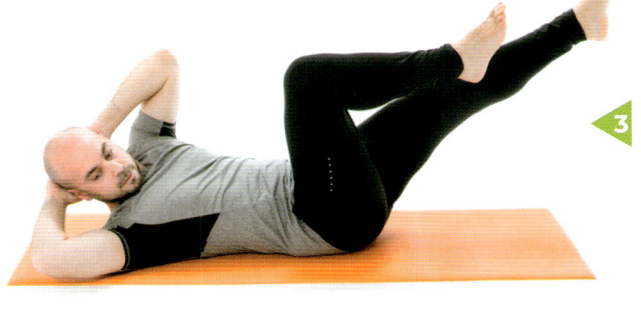

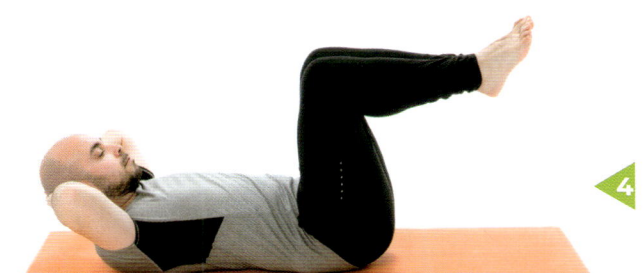

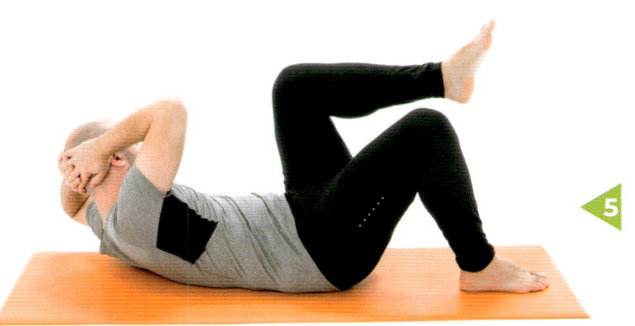

중급 운동

# 물개

이 운동으로 복부 근육을 강화하고 균형 감각과 협응력을 키울 수 있으며, 등을 스트레칭하고 이완하는 데 활용할 수 있다.

**목표**
- 복부 근육을 강화한다.
- 고관절의 균형, 협응력 및 유연성을 향상시킨다.

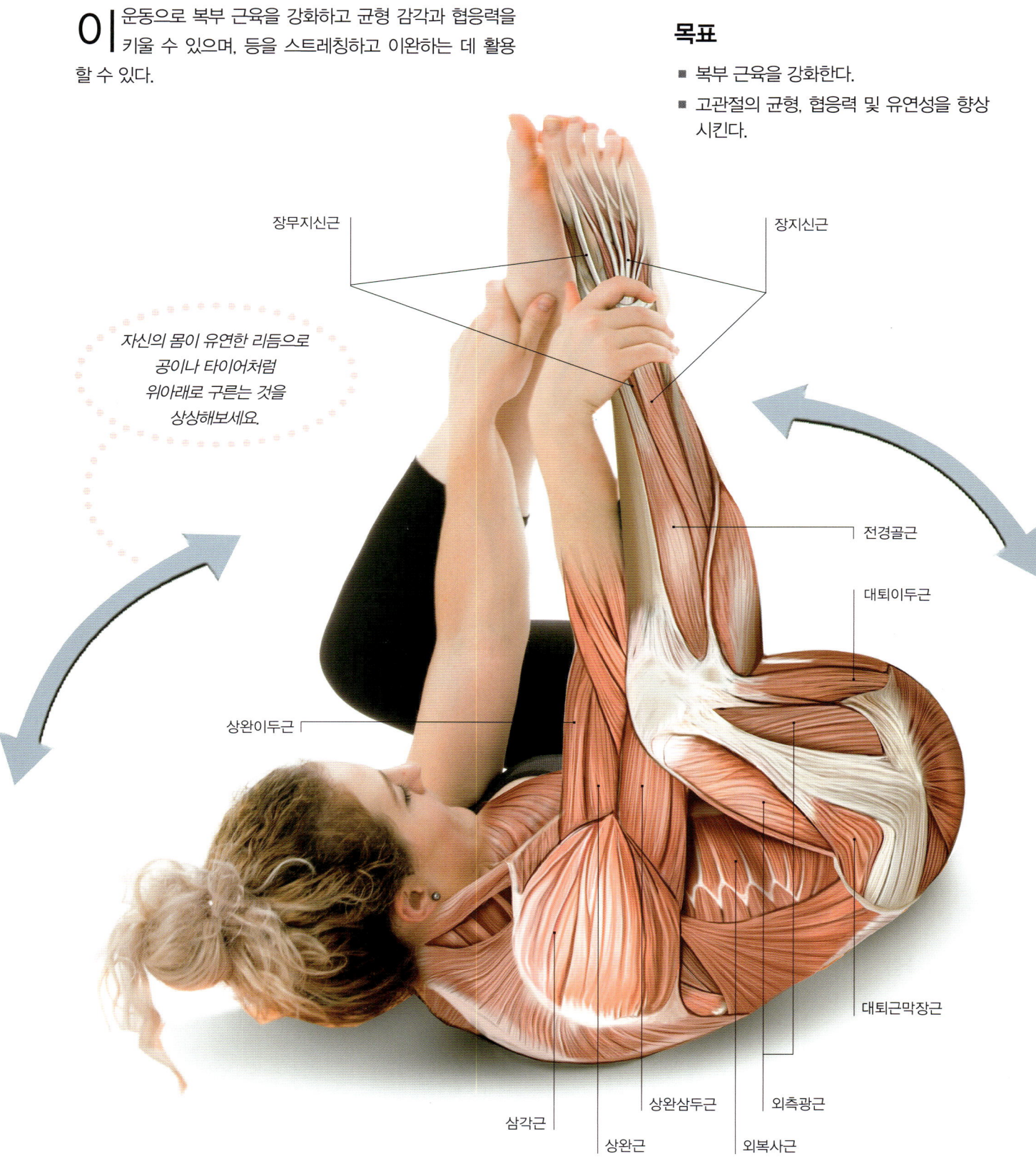

자신의 몸이 유연한 리듬으로 공이나 타이어처럼 위아래로 구르는 것을 상상해보세요.

92 / 해부학과 필라테스

# (THE SEAL)

## 근육 작용

**주근육**
복근

**목 굴곡**
사각근, 흉쇄유돌근, 전척추근, 목의 앞부분

**몸통 굴곡**
복직근 및 복사근(양측 수축)

**요추와 고관절 굴곡**
장요근, 골반 및 엉덩이 근육

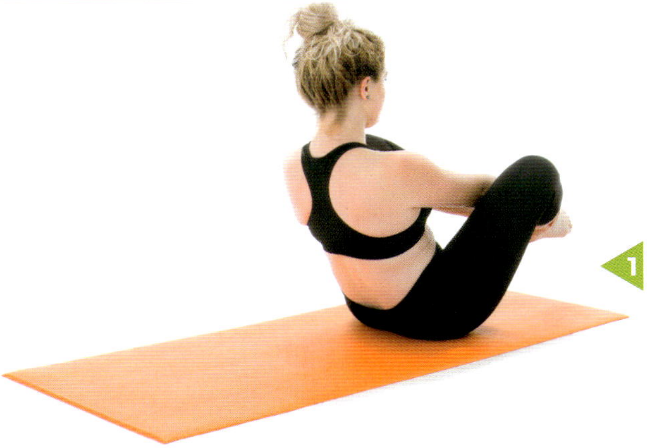

## 테크닉

1. 앉은 자세에서 다리를 구부린 채 발을 바닥에서 들어 올리고 그사이에 팔이 지나갈 수 있을 정도로 충분히 벌린다. 발목 안쪽을 잡는다. 경추와 등 전체가 둥글게 유지되도록 균형을 유지한다. 숨을 들이마신다.

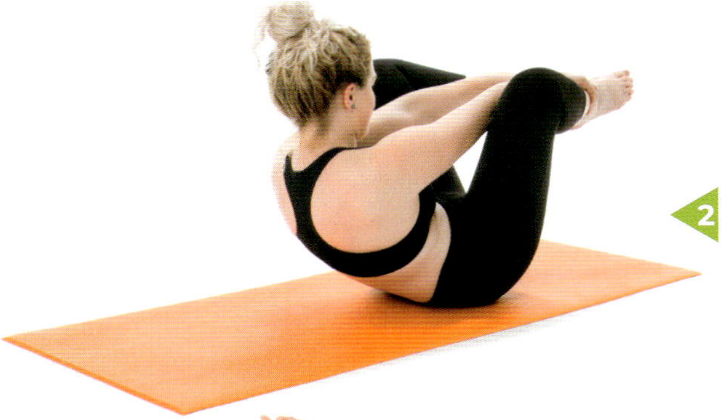

2. 숨을 내쉴 때 등을 뒤로 구른다.

3. 체중이 척추의 윗부분에 실릴 때, 머리는 매트에 대지 않도록 하며 다리를 움직이면서 발바닥을 세 번 마주친다. 숨을 들이마신다.

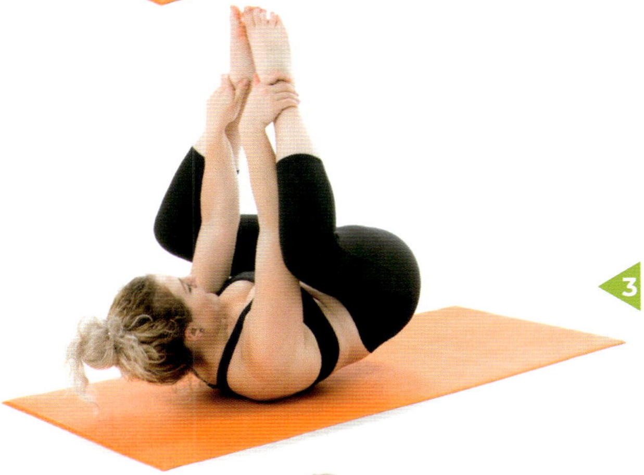

4. 숨을 내쉬면서 시작 위치로 다시 구른 다음 다시 발바닥을 세 번 마주친다.

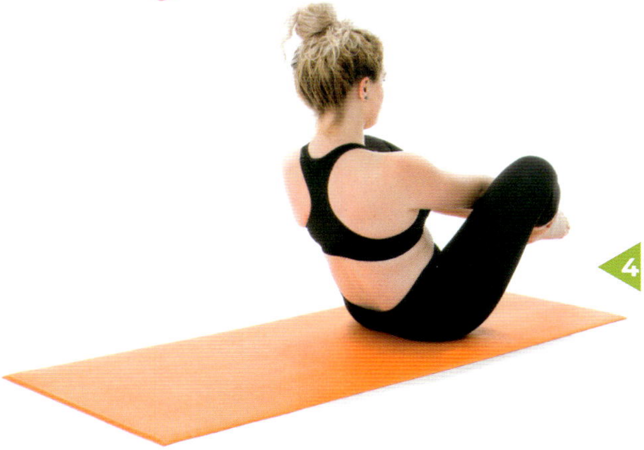

## 주의사항

- 등을 둥글게 말며 부드럽게 동작을 수행한다.
- 복부 근육의 힘과 협응력을 이용해 앞뒤로 구른다.
- 힘을 조절한다. 발을 마주칠 때는 동작을 중단하지 말고 짧게 휴식한다. 발을 들고 다시 시작 자세로 돌아간다.

중급 운동

# 더블 레그 스트레치

팔과 다리를 움직이면서 등척성 복부 수축을 통해 몸통을 안정화한다.

## 목표
- 복부의 저항력을 강화하고 증가시킨다.
- 요추–골반 부위의 안정성을 향상시킨다.
- 팔다리의 움직임, 복부 수축 시 호흡을 조정한다.

## 주의사항
- 견갑대와 골반을 안정화하며 팔과 다리의 위치만 바꾼다. 복부에 집중한다.
- 목의 긴장을 완화하기 위해 턱을 약간 가슴 쪽으로 가져간다.
- 무릎을 가슴에 너무 가까이 가져가지 않도록 한다.

## 근육 작용

**주근육**
복근

**목 굴곡**
사각근, 흉쇄유돌근, 목 앞부분 근육

**몸통 굴곡**
복직근 및 복사근(양측 수축)

**고관절 굴곡**
장요근, 대퇴직근(사두근은 무릎이 펴진 상태가 유지되도록 한다), 중둔근과 소둔근의 앞부분, 대퇴근막장근. 내전근

**고관절 신전**
편심성 전방 근육(굴곡근)

**어깨 굴곡**
삼각근 앞부분, 상완이두근, 대흉근, 오훼완근

**견갑골 내리기**
승모근(솟아올라간 부분), 전거근, 대흉근, 광배근

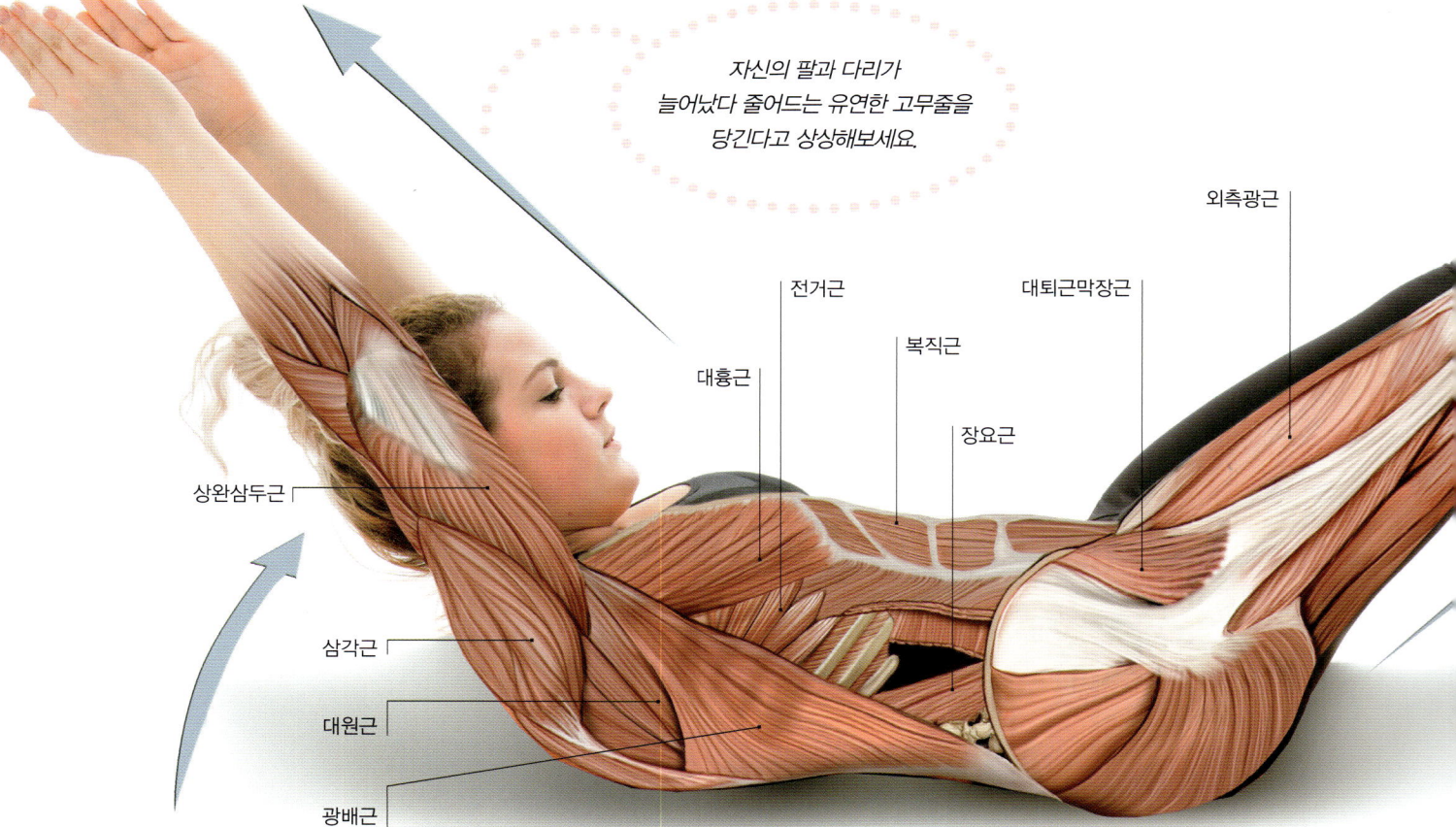

자신의 팔과 다리가 늘어났다 줄어드는 유연한 고무줄을 당긴다고 상상해보세요.

# (DOUBLE LEG STRETCH)

## 테크닉

1. 누운 자세에서 허리 부분을 바닥에 대고 목은 뒤로 길게 늘리고 가슴은 넓게 편다. 다리는 90°로 구부린다. 팔꿈치를 바깥쪽으로 구부린 상태에서 무릎 바깥쪽에 손을 얹는다. 숨을 들이마신다.

2. 숨을 내쉬면서 몸통의 윗부분을 구부려 견갑골을 바닥에서 분리하고 턱을 가슴 쪽으로 약간 가져간다.

3. 숨을 들이쉬고 양팔을 머리 위로 구부린다.

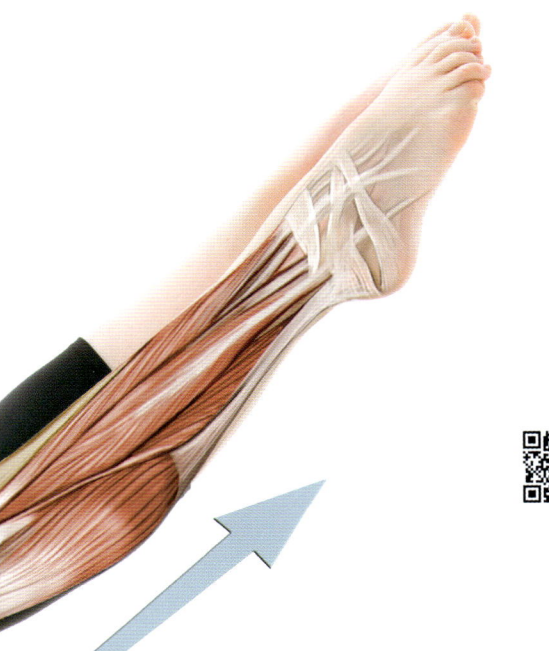

4. 숨을 내쉬면서 머리나 몸통의 윗부분을 내리거나 어깨를 들어 올리지 않고 팔을 귀 넓이로 하여 뒤로 뻗는다. 동시에 두 다리를 쭉 뻗으며 발은 머리보다 높게 유지한다. 요추는 매트 위에 올려놓는다.

5. 숨을 들이마시고 무릎을 구부린 다음 손이 무릎 바깥쪽에 닿을 때까지 팔로 원을 그리며 움직인다.

6. 시작 자세로 돌아오면, 운동을 반복한다.

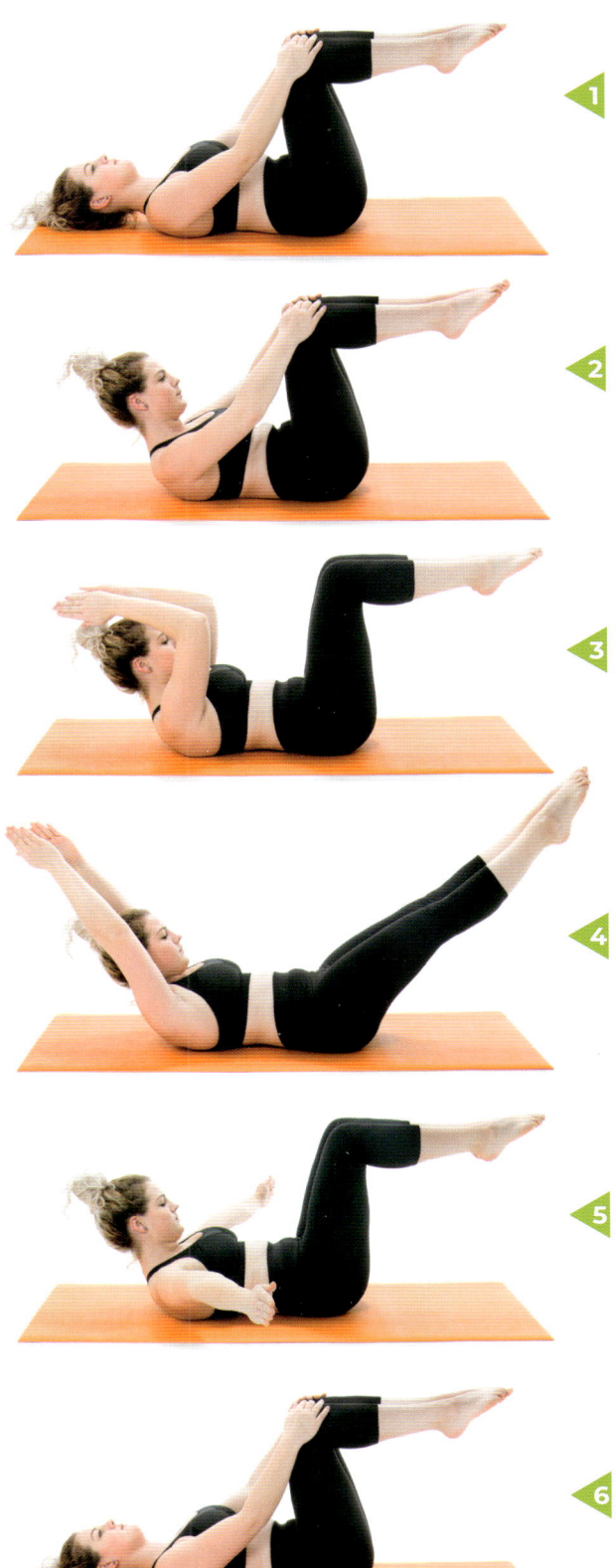

중급 운동 / 95

중급 운동

# 업 앤 다운

이 복부 운동은 난이도가 높은 다른 유사한 운동을 더 쉽게 수행할 수 있게 해준다.

## 목표
- 견갑대와 요추를 안정화한다.
- 복근과 장요근을 강화한다.

### 주의사항
- 복부가 부풀어 오르지 않도록 하고, 목과 어깨에 보상이 생기지 않게 한다.
- 다리 모으는 자세를 유지한다. 다리를 구부리면 고관절 굴곡근과 요추의 긴장도가 줄어든다.

## 근육 작용

**주근육**
장요근, 사두근, 복근

**다리 들어 올리기**
장요근, 대퇴사두근, 봉공근, 내전근, 중둔근과 소둔근의 앞부분, 대퇴근막장근

**다리 내리기**
편심성 거상 근육

**골반 안정화**
복부 근육

*자신의 다리가 진자처럼 가까워지고 멀어진다고 상상해보세요.*

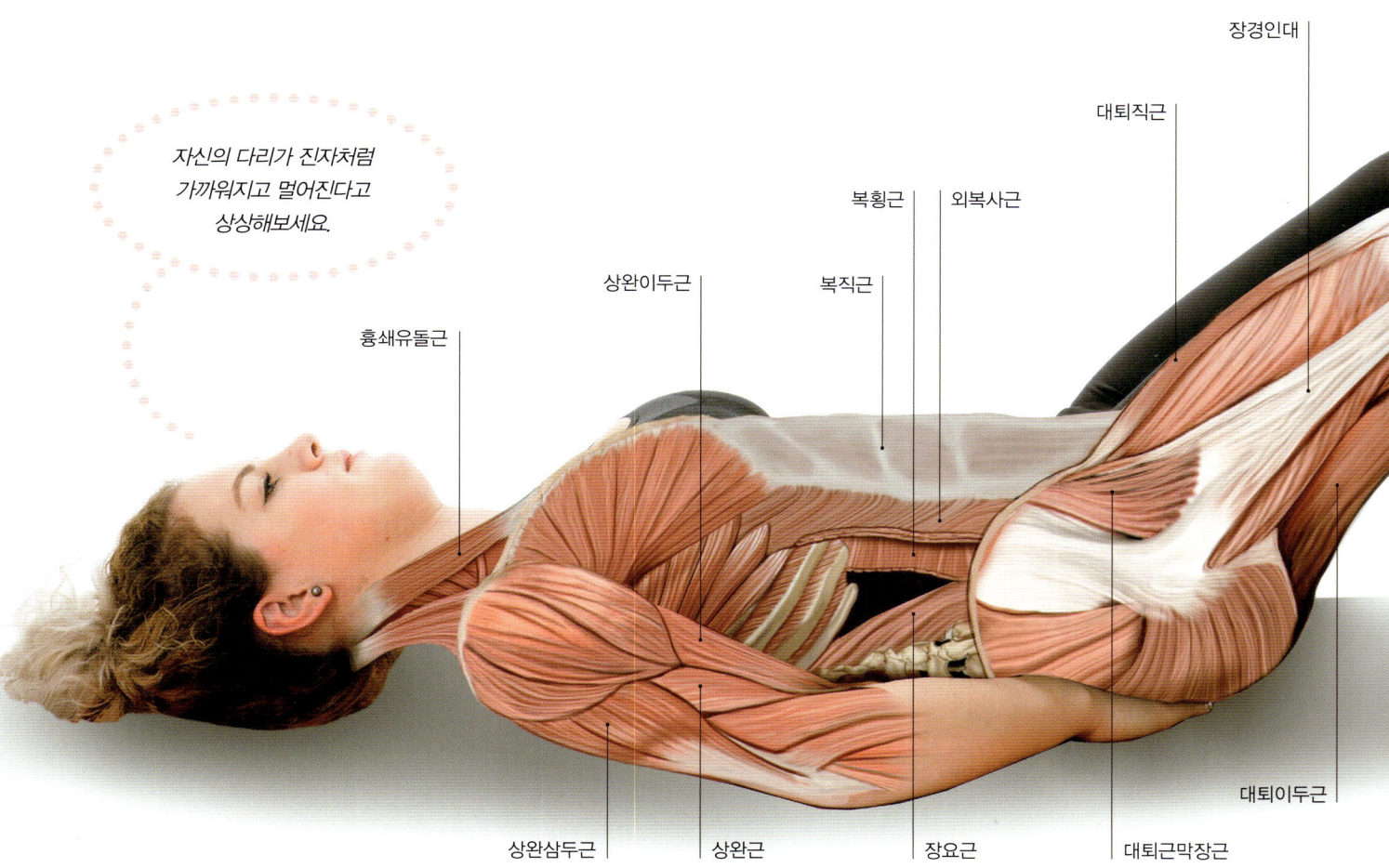

96 / 해부학과 필라테스

# (UP AND DOWN)

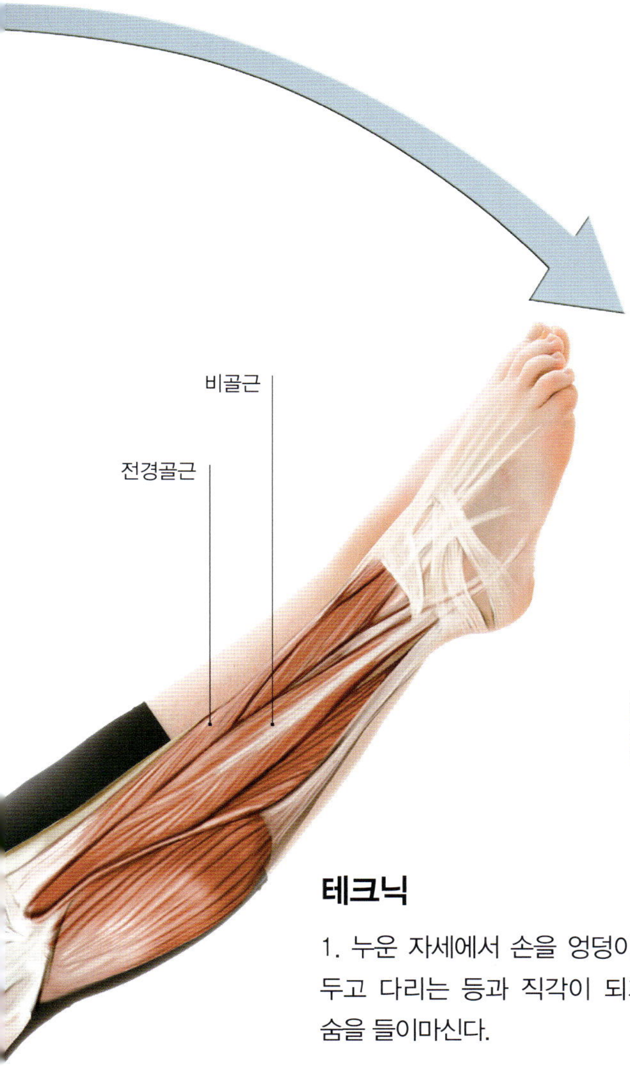

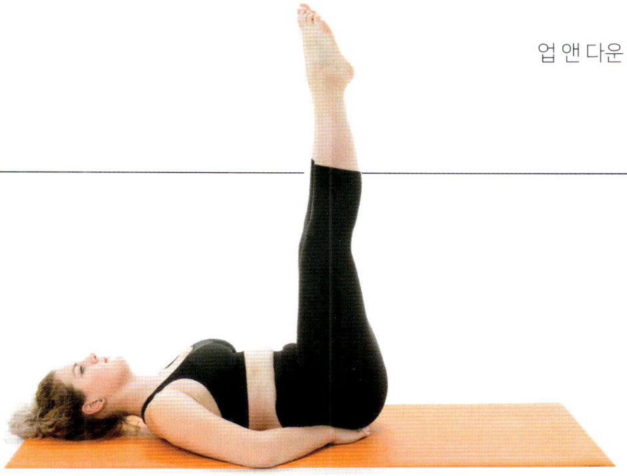

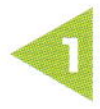

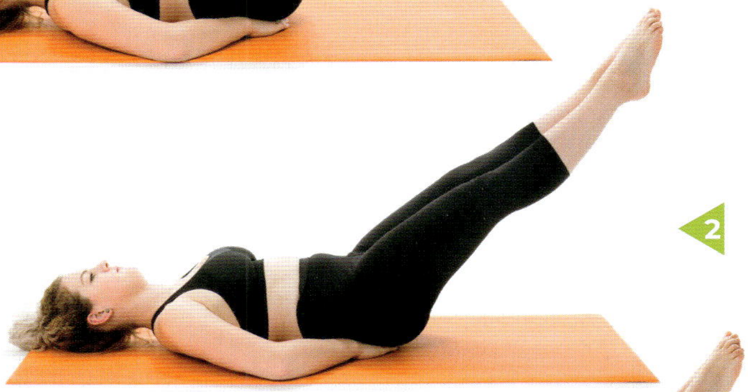

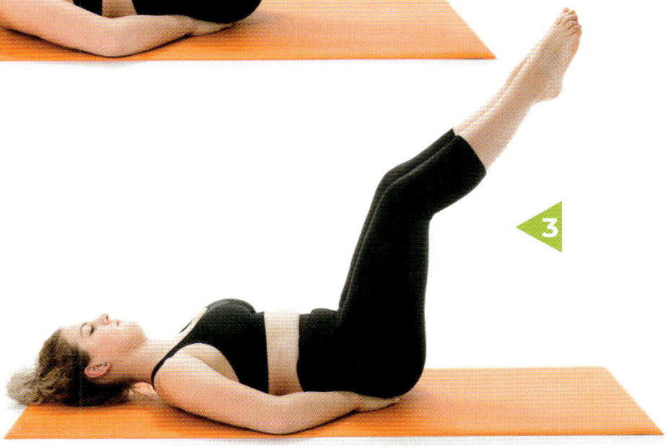

비골근
전경골근

### 테크닉

1. 누운 자세에서 손을 엉덩이 아래에 두고 다리는 등과 직각이 되게 한다. 숨을 들이마신다.

2. 숨을 내쉬면서 다리를 바닥 쪽으로 구부린다. 시작 자세로 돌아올 때까지 숨을 들이마신다.

3. 무릎을 약간 구부려 움직임이 더 용이하도록 한다.

4. 공이나 쿠션을 활용하여 골반을 들어 올리고 팔은 바닥에 대고 누른다.

5. 신축성 있는 밴드를 활용하면 도움이 된다.

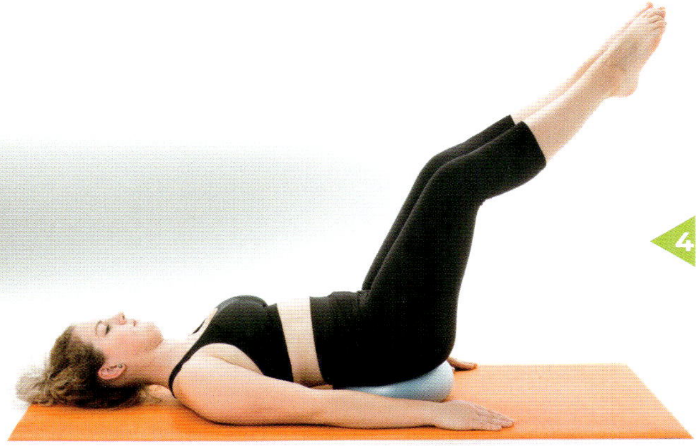

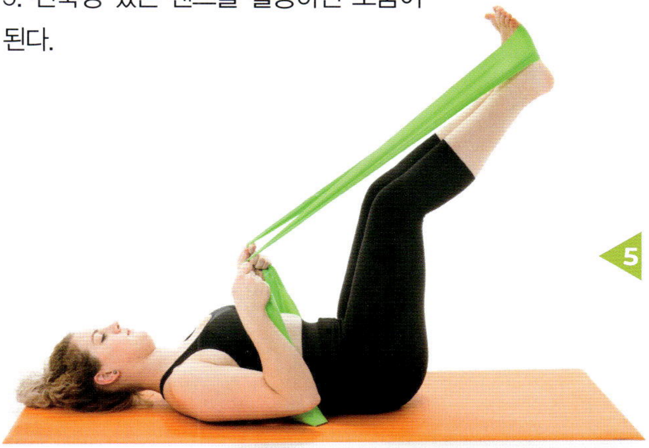

중급 운동

# 더블 레그 오프닝 + 익스텐션

골반대와 요추 부분을 조절하는 복부 근육을 강화하는 운동이다.

## 목표
- 견갑대와 요추를 안정화한다.
- 복근과 장요근을 강화한다.

## 주의사항
- 견갑대와 목에 힘이 들어가지 않도록 한다.
- 어깨를 내리고 팔을 바닥으로 누르면 견갑대를 안정시키는 데 도움이 된다.
- 복부가 부풀지 않도록 한다.

## 근육 작용

**주근육**
장요근, 사두근, 복근 모음

**골반 안정화**
복근

**고관절 굴곡**
장요근, 대퇴직근, 봉공근, 내전근, 중둔근과 소둔근의 앞부분, 대퇴근막장근

**고관절 신전**
편심 운동의 전방 근육

**고관절 외전**
편심성 내전근

**고관절 내전**
동심성 내전근

**고관절 외회전**
골반과 엉덩이, 둔근

**무릎 신전**
사두근

**무릎 굴곡**
햄스트링, 봉공근, 두덩정강근, 비복근

발뒤꿈치가 개구리가 점프할 때의 모습과 같다고 상상해보세요.

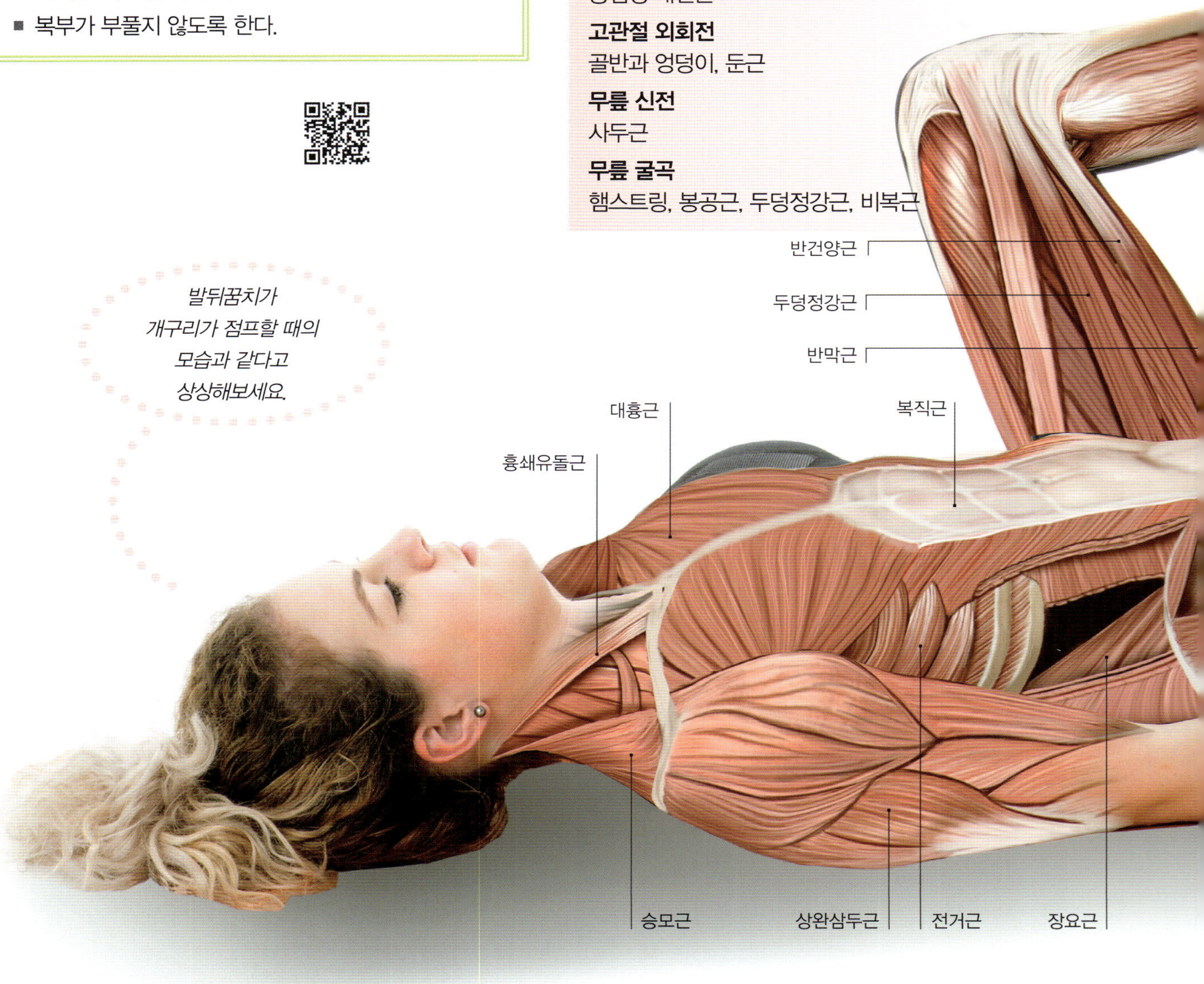

# (DOUBLE LEGS OPENING + EXTENSION)

**테크닉**

1. 누운 자세에서 팔을 몸 옆에 나란히 두고 요추는 매트 위에 얹고 다리를 높이 올리고 구부린다.

2. 다리를 벌리며 숨을 들이마신다.

3. 발목을 붙인다.

4. 무릎을 펴며 숨을 내쉰다. 다시 숨을 들이마시면서 시작 자세로 돌아간다.

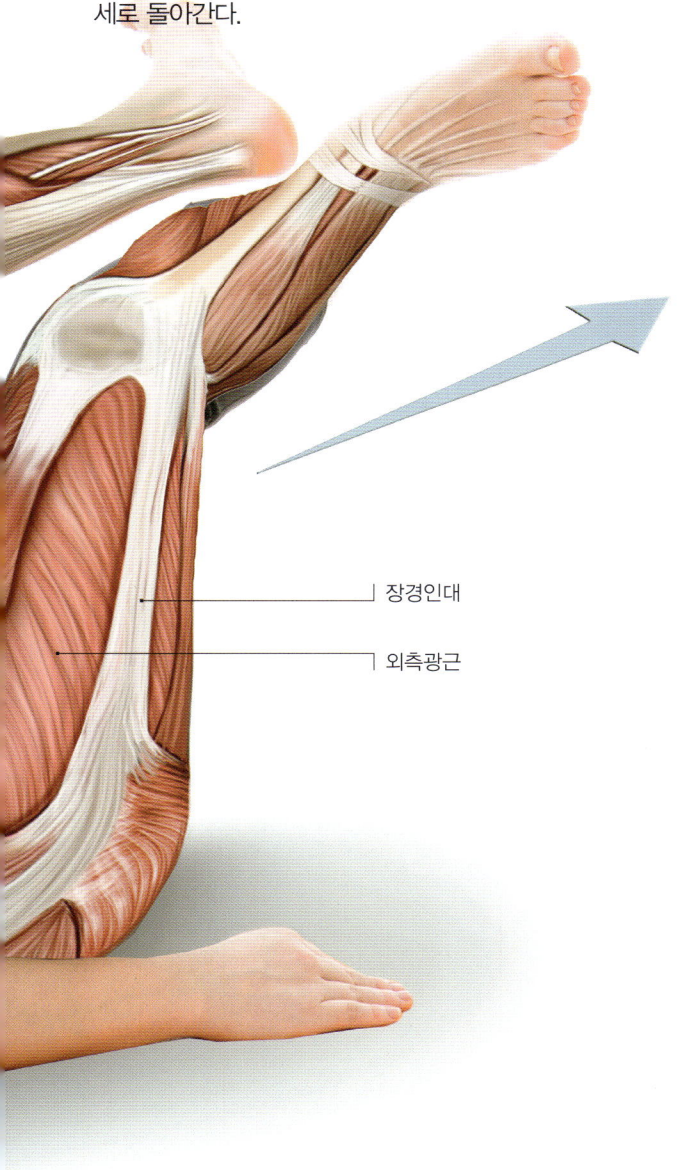

장경인대

외측광근

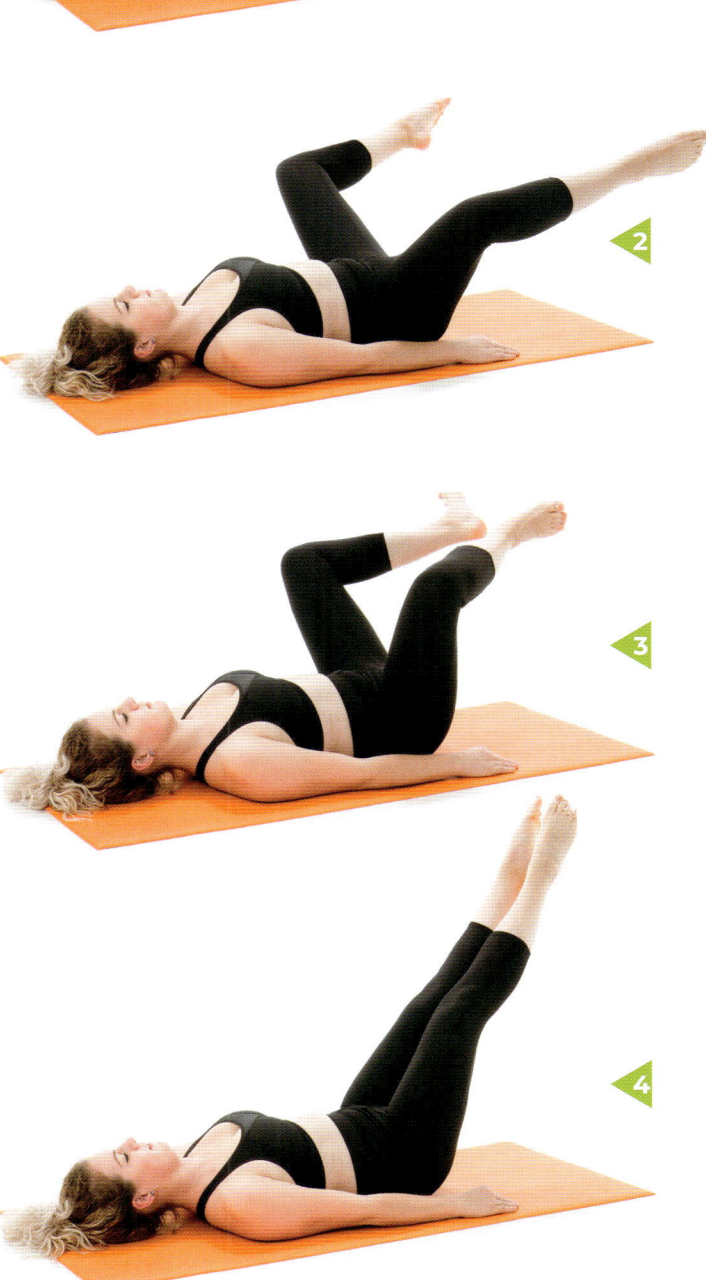

중급 운동 / 99

중급 운동

# 넥 풀

이 복부 운동을 하기 전에 '롤업' 운동을 마스터해야 한다. 손이 목 뒤에 위치하면 움직임을 수행하기 어렵다.

## 목표
- 복부 근육을 강화한다.
- 척추의 가동성을 향상시킨다.
- 다리 뒷부분의 근육을 유연하게 한다.

## 근육 작용

**주근육**
복근, 장요근

**목 굴곡**
앞쪽 및 중간 사각근, 흉쇄유돌근, 전척추 경부 근육

**몸통 굴곡**
복근

**요추 및 고관절 굴곡**
장요근, 대퇴직근, 봉공근, 중둔근과 소둔근의 앞부분, 대퇴근막장근, 외전근

**무릎 신전**
사두근

> 척추가 감겼다가 풀리는 모습을 상상해보세요.

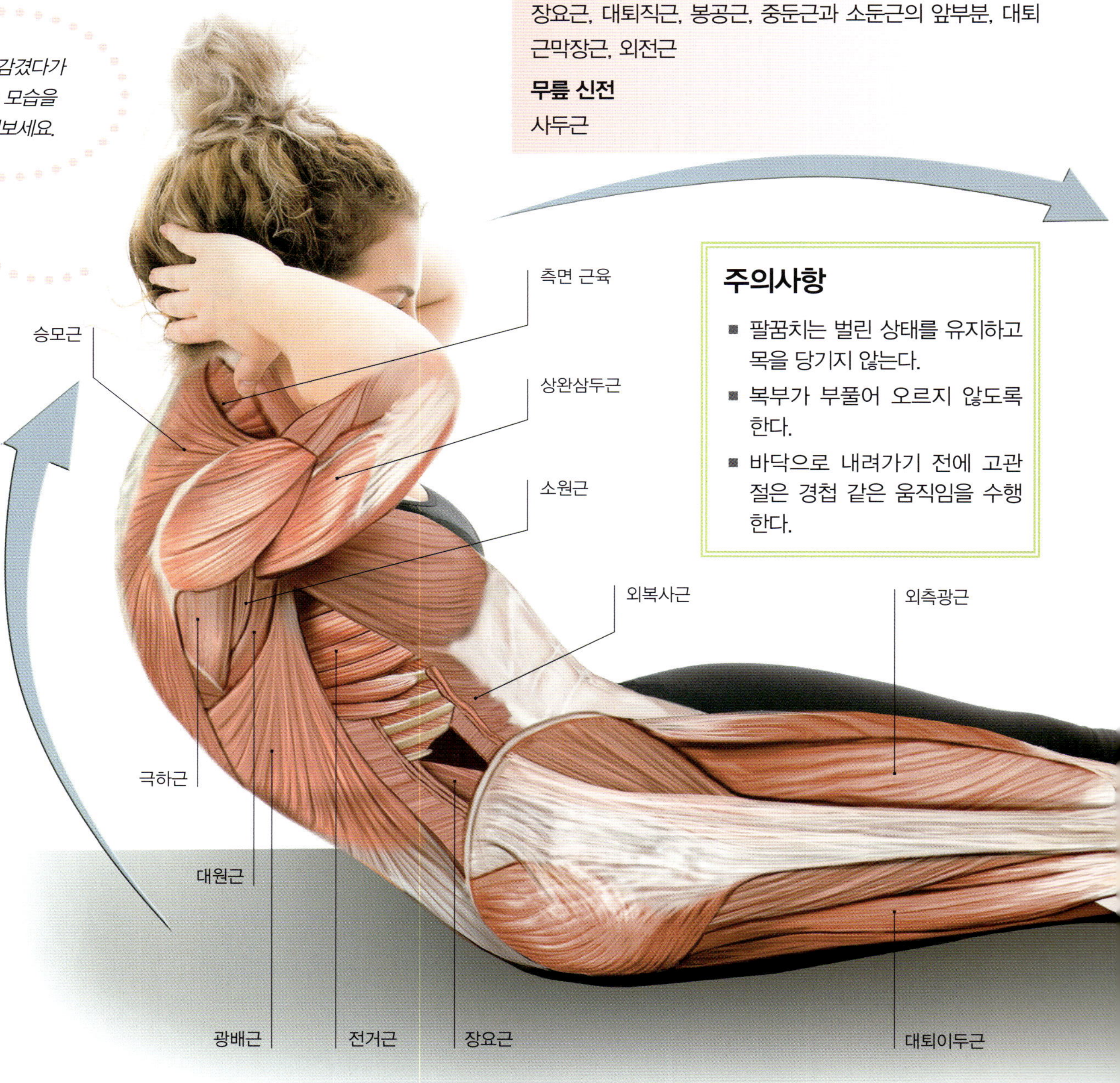

## 주의사항
- 팔꿈치는 벌린 상태를 유지하고 목을 당기지 않는다.
- 복부가 부풀어 오르지 않도록 한다.
- 바닥으로 내려가기 전에 고관절은 경첩 같은 움직임을 수행한다.

측면 근육
상완삼두근
소원근
외복사근
외측광근
승모근
극하근
대원근
광배근
전거근
장요근
대퇴이두근

100 / 해부학과 필라테스

# (NECK PULL)

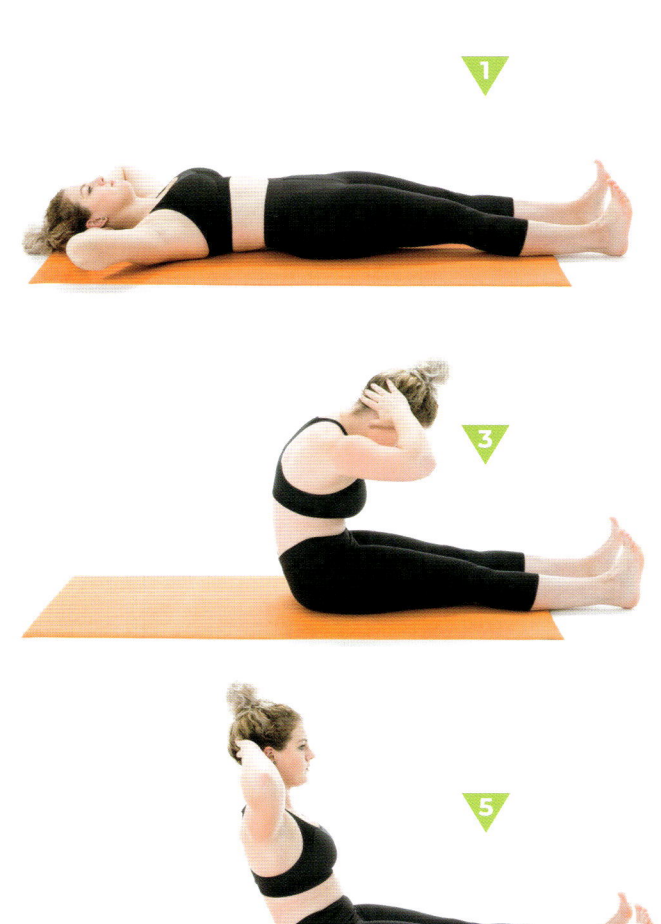
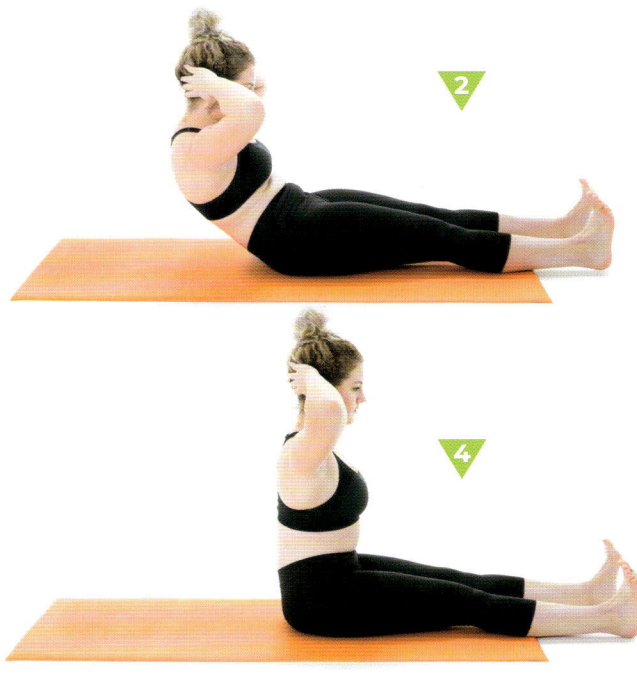
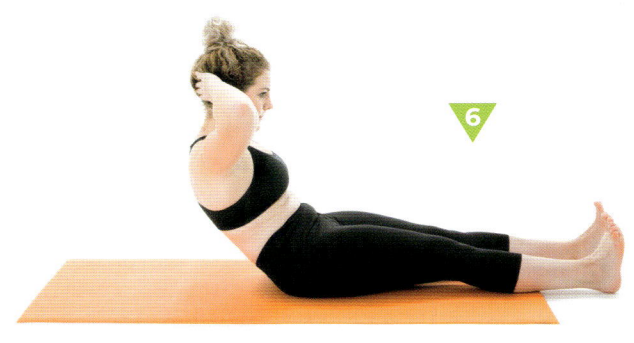

### 테크닉

1. 누운 상태에서 손은 목에 대고 팔꿈치는 열어둔다. 다리를 펴고 발뒤꿈치를 밀어내며 발목을 구부린다.

2. 고개를 들어 올리면서 숨을 들이마시고 몸통을 구부린다.

3. 숨을 내쉬면서 바로 앉는다.

4. 등을 바로 세우면서 숨을 들이마신다.

5. 몸통을 뒤로 기울이면서 숨을 내쉬고 들이마신다.

6. 시작 자세로 돌아갈 때까지 척추를 둥글게 말며 숨을 내쉰다.

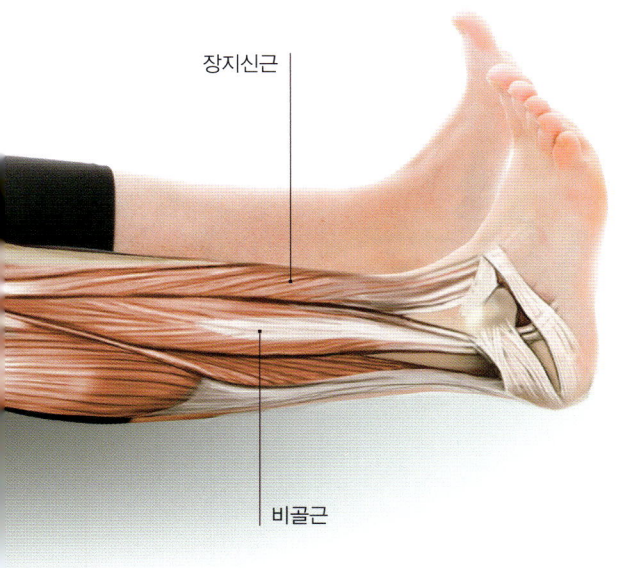

중급 운동

# 롤오버

견갑대와 목을 잘 조절해야 하는 복부 운동이다.

## 목표
- 복부 근육을 강화하고 제어력을 향상시킨다.
- 척추를 더 유연하게 만들고 후방 근육을 스트레칭한다.

### 주의사항
- 목에 체중이 실리지 않도록 한다.
- 경추에 문제가 있는 경우 이 동작을 수행하지 않도록 한다.
- 허리 주변을 구부릴 때 몸을 내밀지 않도록 한다.
- 무릎을 이완하면 더 쉽게 움직일 수 있다.

## 근육 작용

**주근육**
복근

**견갑골 안정화**
승모근, 전거근, 능형근, 견갑거근, 흉근, 광배근, 장요근, 회전근개. 팔 근육은 자세를 유지하는 데 도움을 준다.

**몸통 굴곡**
복직근 및 복사근(양측 수축)

**골반 굴곡(시작 자세)**
장요근, 대퇴직근, 봉공근, 내전근, 중둔근과 소둔근의 앞부분, 대퇴근막장근

**고관절 굴곡(움직임)**
몸통을 구부릴 때 둔근과 햄스트링이 다리가 아래로 내려가는 것을 방지한다.

**무릎 신전**
햄스트링, 두덩정강근, 봉공근, 대퇴근막장근은 무릎이 펴진 채로 유지되도록 도와준다.

*자신의 몸이 구부러지고 늘어나는 스프링이라고 상상해보세요.*

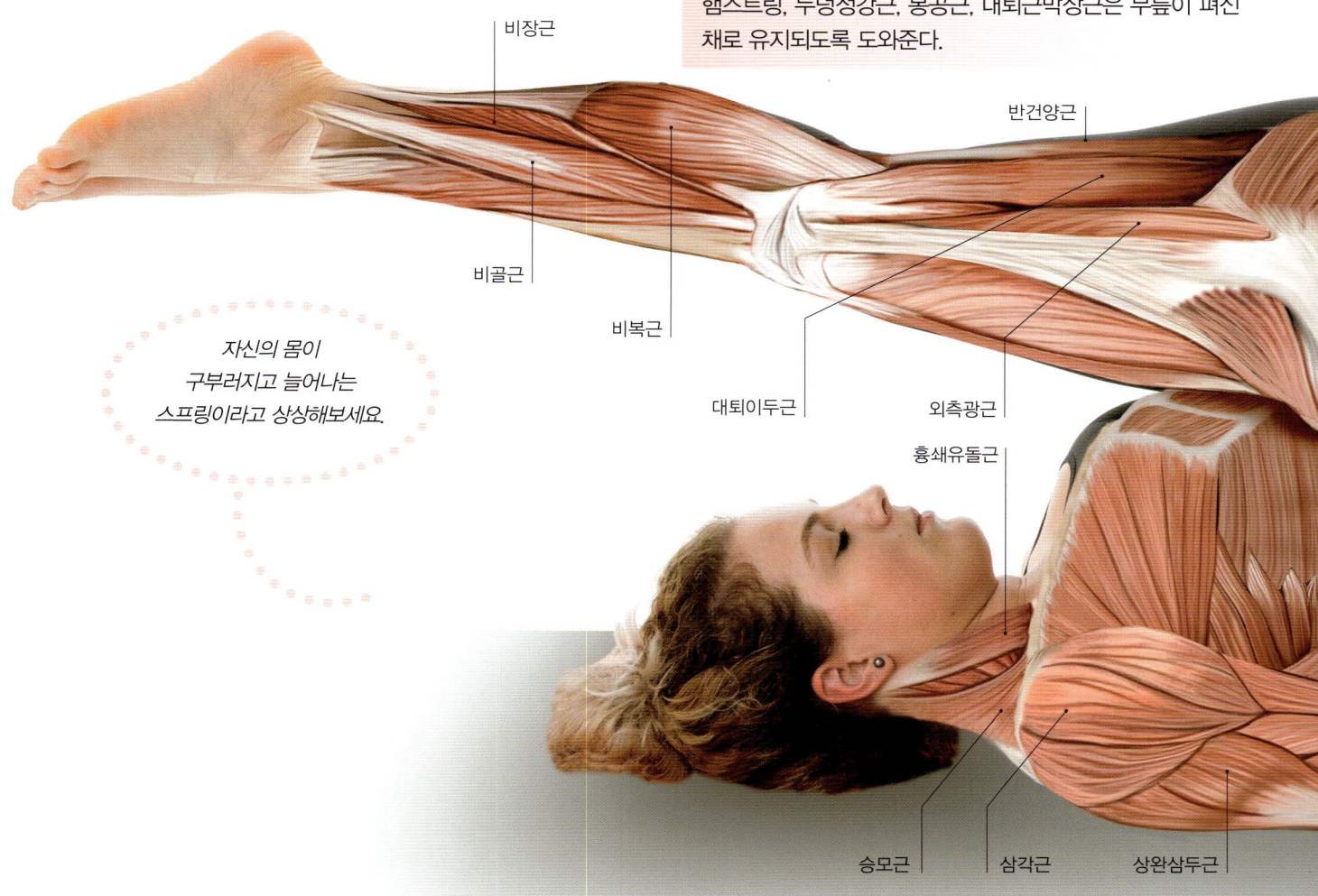

# (ROLL OVER)

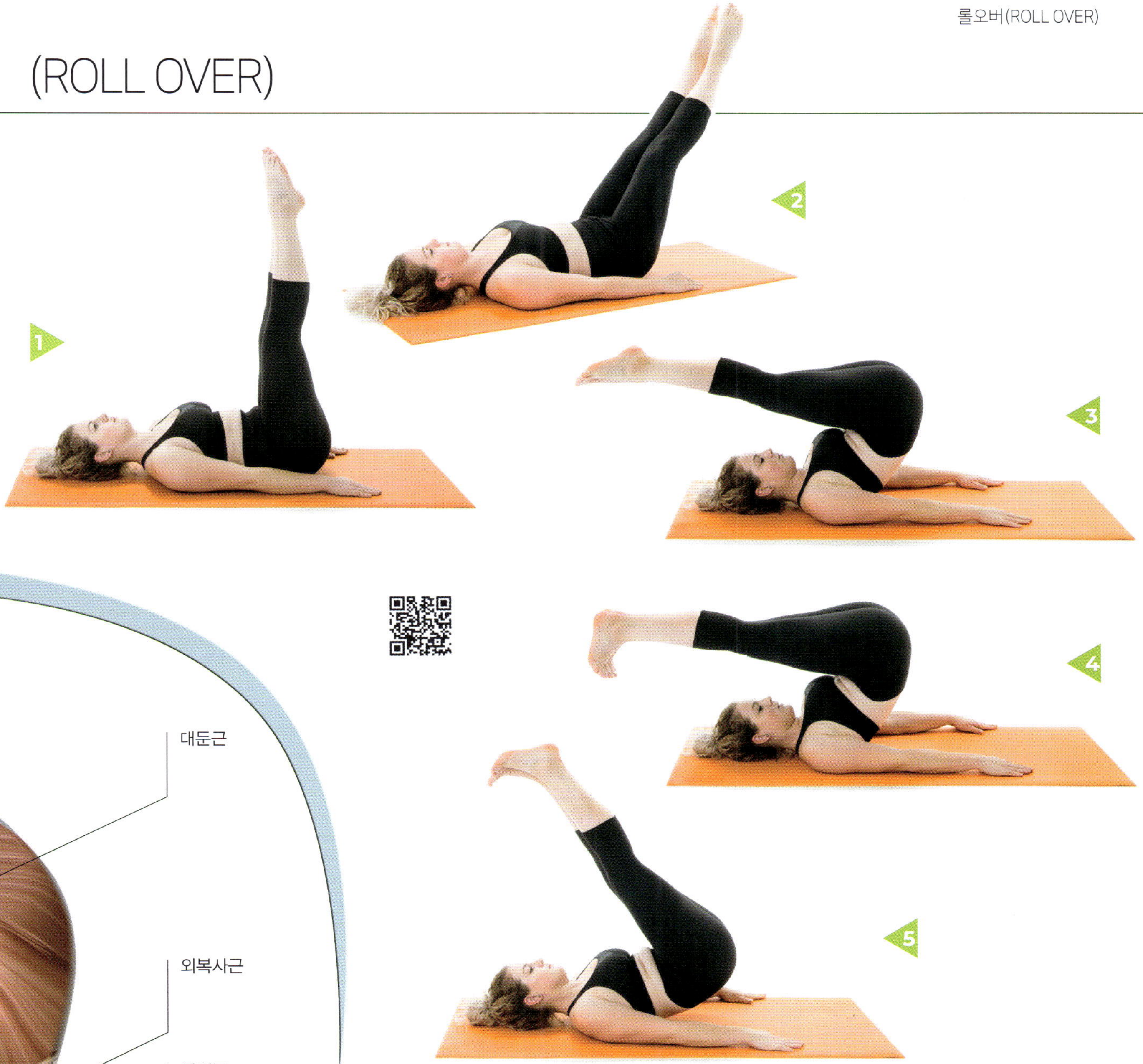

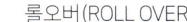

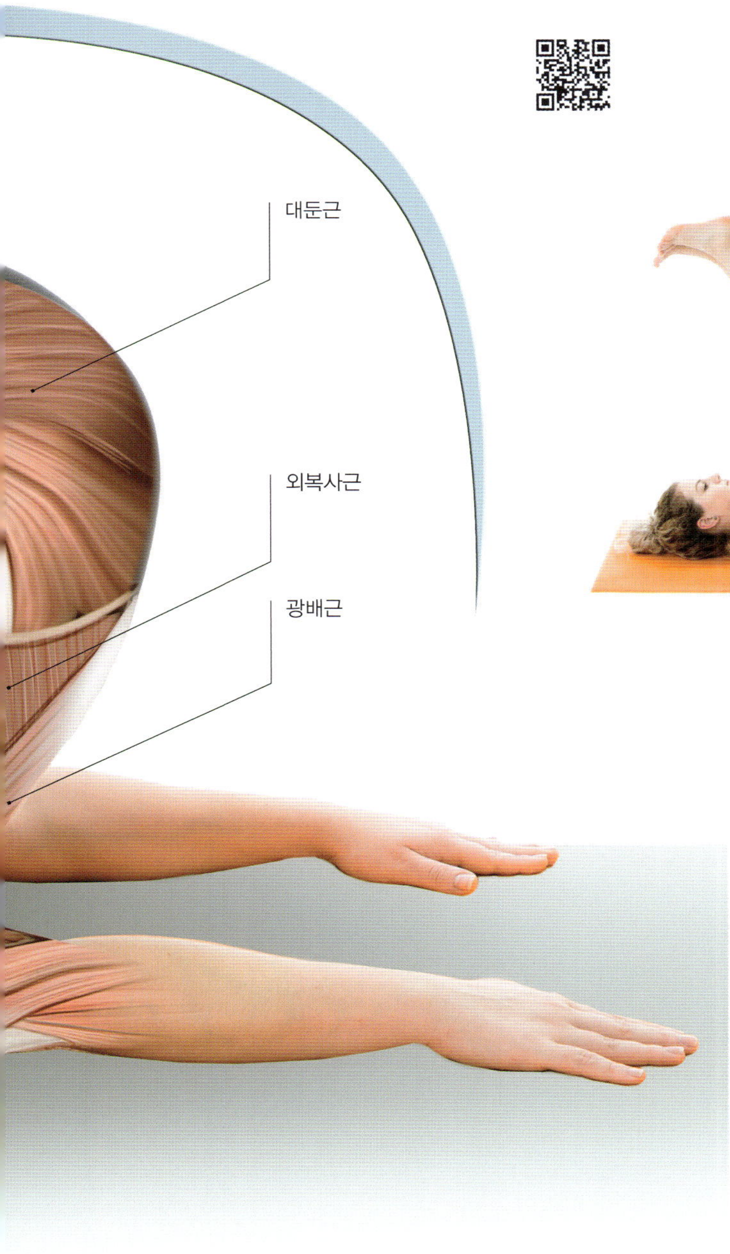

## 테크닉

1. 누운 자세에서 다리를 90°로 유지한다. 숨을 들이마신다.

2. 숨을 내쉬면서 다리를 바닥 쪽으로 기울인다. 숨을 들이마신다.

3. 숨을 내쉬면서 다리를 들어 올리고 다리가 바닥과 평행이 될 때까지 등을 뒤로 젖힌다.

4. 발목을 구부리고 숨을 들이마신다.

5. 시작 자세로 돌아가며 숨을 내쉰다.

중급 운동

# 오픈 레그 라커

이 운동은 필라테스 동작의 모든 원리인 제어, 집중, 호흡, 움직임의 정확성 및 흐름을 통합하기 때문에 '티저' 같은 고급 운동을 위한 준비 운동이다.

### 근육 작용

**주근육**
복근

**목 굴곡**
사각근, 흉쇄유돌근, 전척추근

**몸통 굴곡**
복직근 및 복사근

**고관절 굴곡**
장요근, 대퇴근막장근, 봉공근, 대퇴직근, 둔근

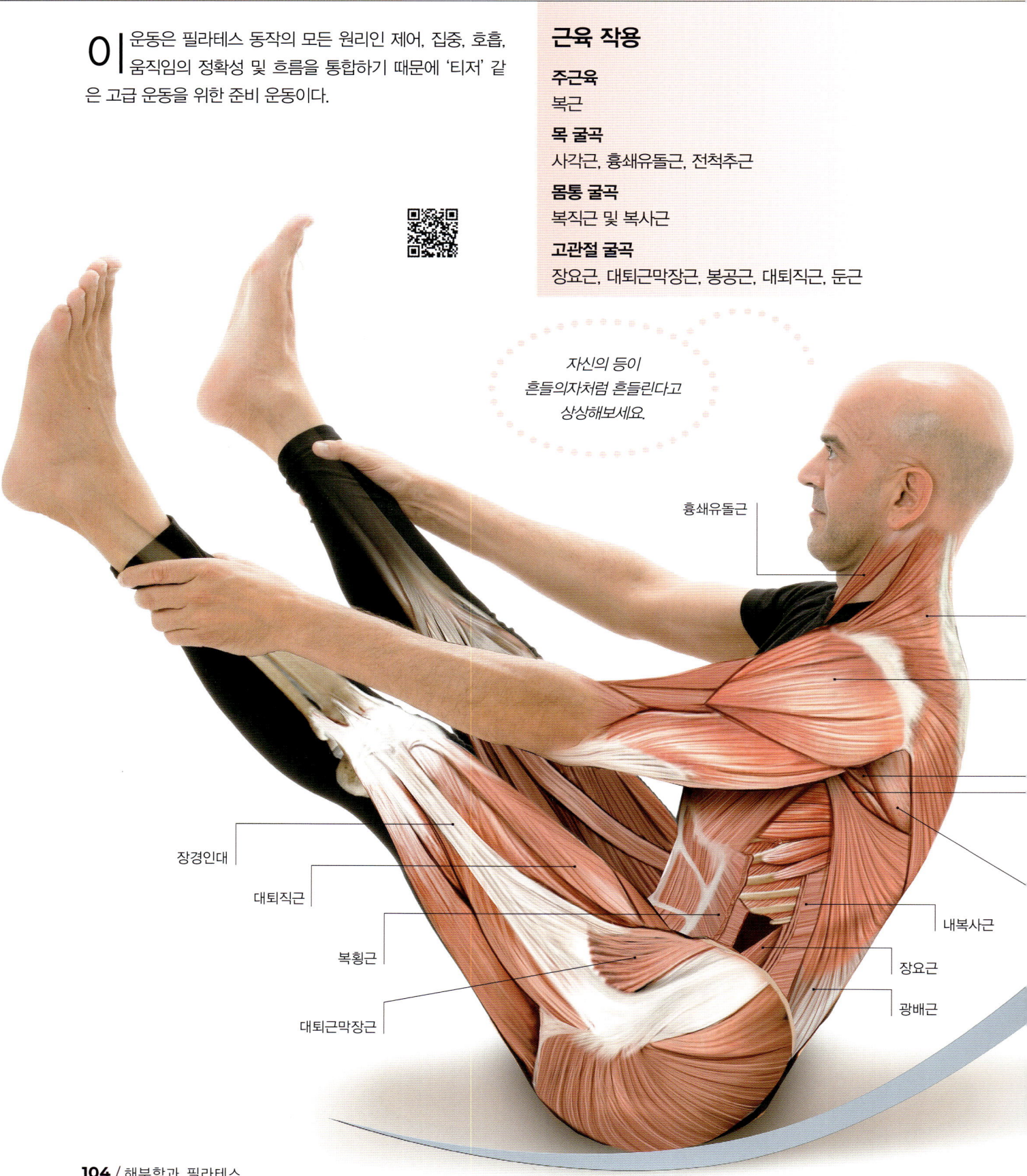

*자신의 등이 흔들의자처럼 흔들린다고 상상해보세요.*

# (OPEN LEG ROCKER)

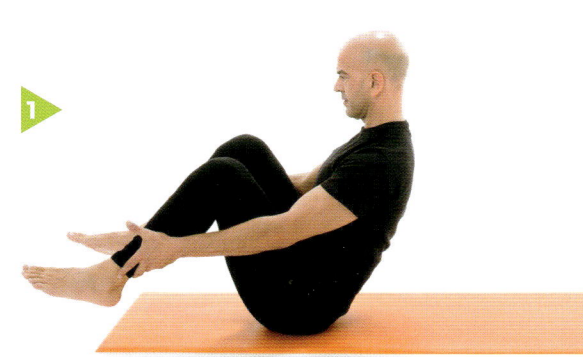

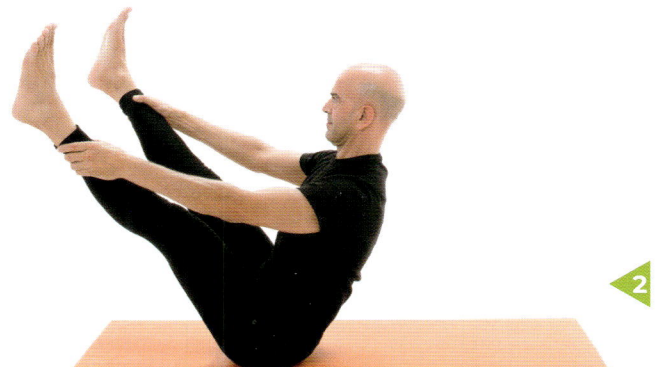

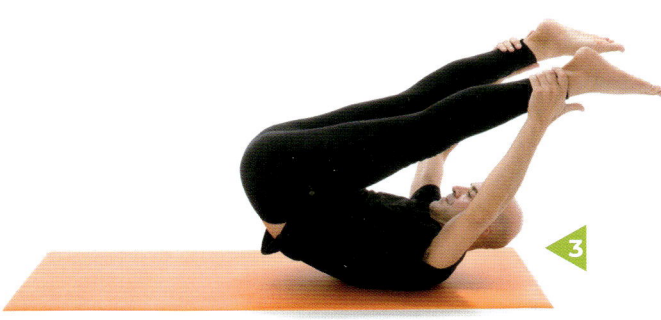

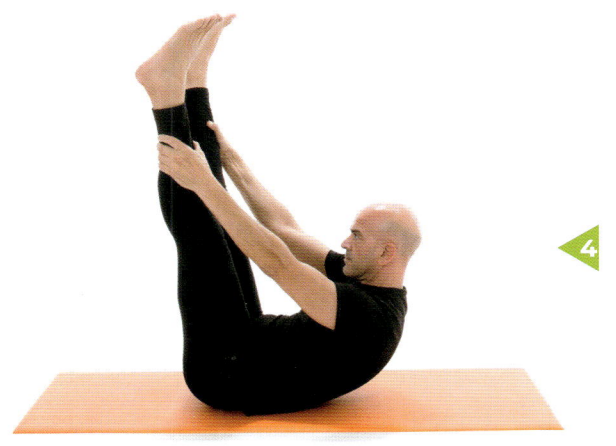

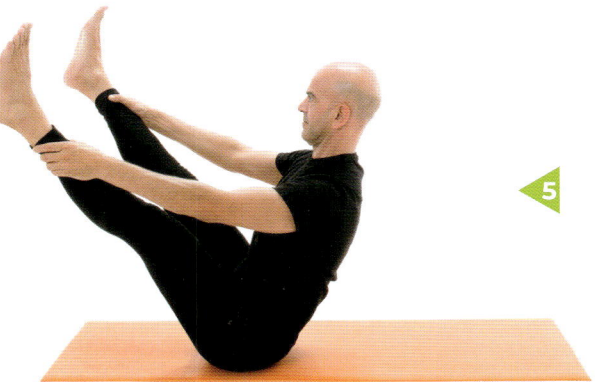

### 목표
- 몸통의 안정성과 균형을 향상시킨다.

### 테크닉

1. 앉은 자세로 골반의 균형을 잡는다. 무릎을 구부리고 발은 위로 올린다. 어깨에 긴장을 풀고 손으로 발목을 잡는다. 숨을 들이마신다.

2. 무릎을 펴며 숨을 내쉬고 들이마신다.

3. 등을 둥글게 말고 어깨가 땅에 닿을 때까지 몸을 뒤로 굴린다. 숨을 들이마신다.

4. 숨을 내쉬면서 척추를 구부린 채 위로 구른다.

5. 시작 자세에 도달하면 척추를 길게 늘린다.

- 승모근
- 삼각근
- 소원근
- 대원근
- 극하근

### 주의사항
- 팔은 뻗은 상태를 유지한다. 동작을 하는 동안 다리를 잡고 있으나 당기지는 않는다.
- 허리 부분부터 운동을 시작한다.
- 경추가 아닌 등으로 지지한다.

중급 운동

# 크랩

"**롤**링"과 비슷한 균형과 협응력을 활용하는 복부 운동이다.

## 목표

- 후방 근육을 스트레칭한다.
- 몸통의 안정성을 높인다.
- 복부 운동을 심화하며 에너지를 효율적으로 사용한다.

## 근육 작용

**주근육**
복근

**목 굴곡**
사각근, 흉쇄유돌근, 전척추근

**몸통 굴곡**
복직근 및 복사근

**고관절 굴곡**
장요근, 대퇴근막장근, 봉공근, 대퇴직근, 편심성 대둔근, 햄스트링

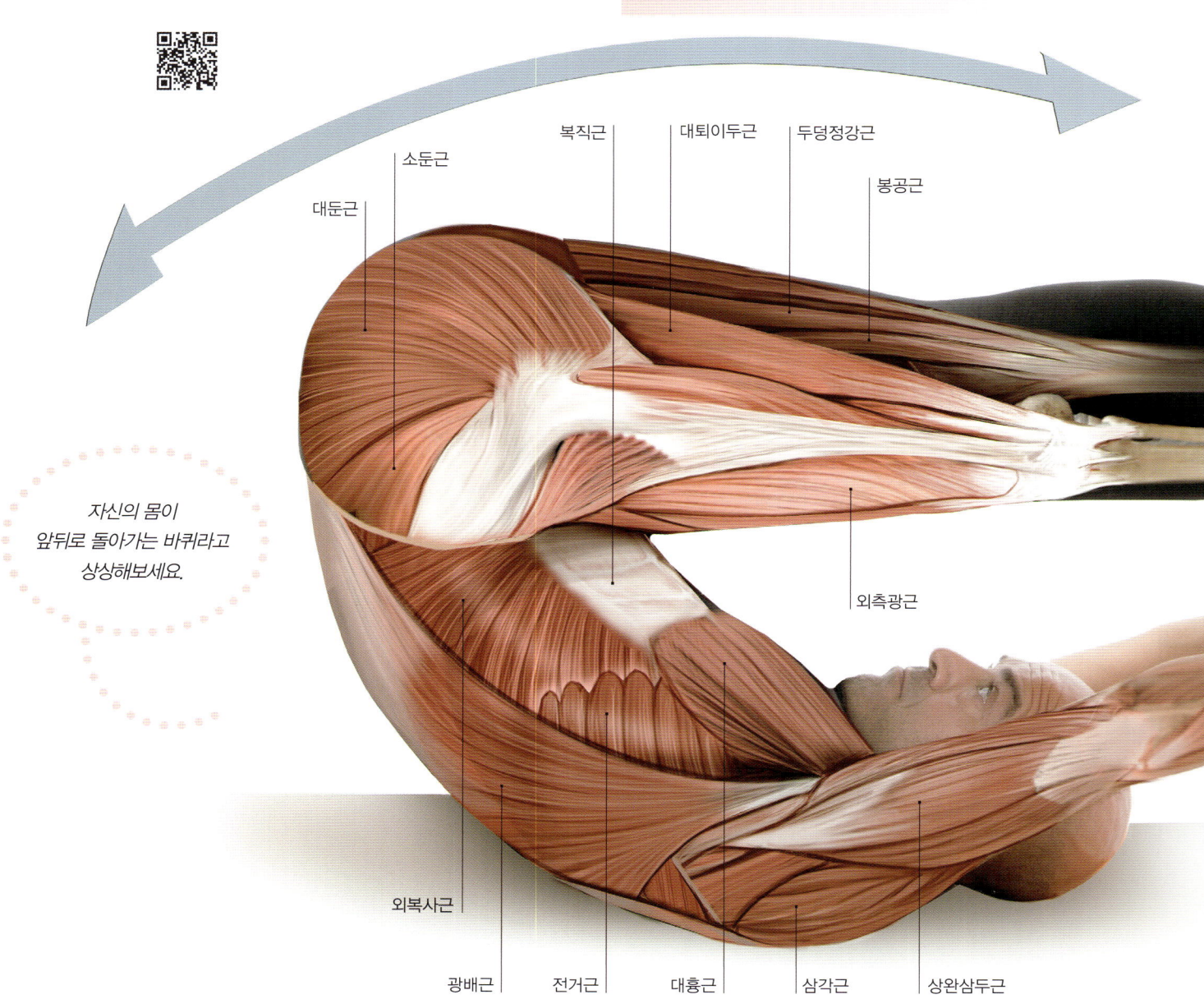

자신의 몸이 앞뒤로 돌아가는 바퀴라고 상상해보세요.

# (THE CRAB)

### 테크닉

1. 앉은 자세에서 골반의 균형을 잡는다. 등과 목은 둥글게 말고 발은 교차하여 바닥에서 분리하며 손으로 바깥쪽을 잡는다. 숨을 들이마신다.

2. 어깨가 바닥에 닿을 때까지 뒤로 구르며 숨을 내쉰다.

3. 무릎을 펴면서 숨을 들이마신다.

4. 숨을 내쉬며 다시 무릎을 구부린 다음 다시 앉을 때까지 앞으로 구른다.

5. 다리 위에 체중을 싣고 목을 구부린 채 머리를 바닥에 내려놓으며 숨을 들이마신다. 시작 자세로 돌아가서 동작을 반복한다.

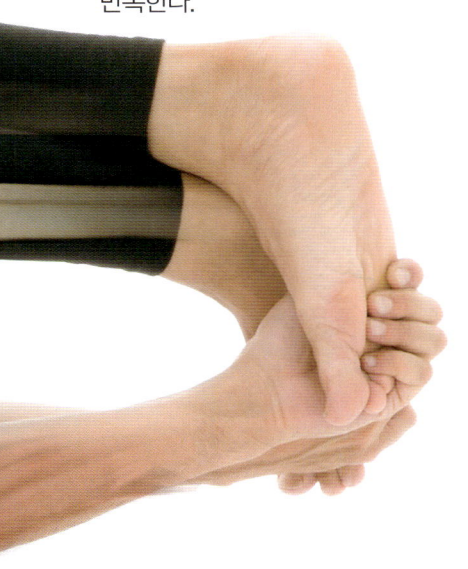

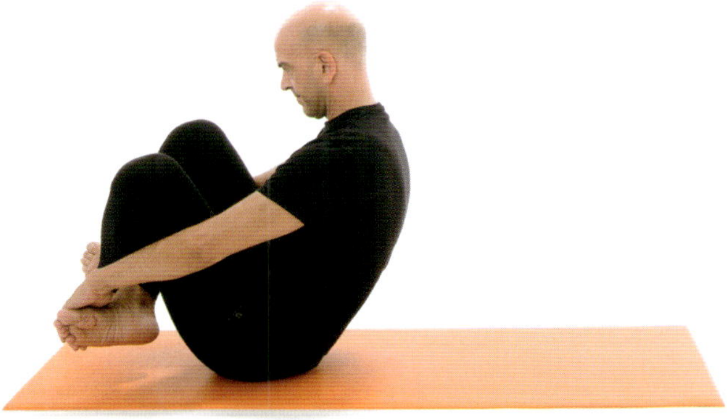

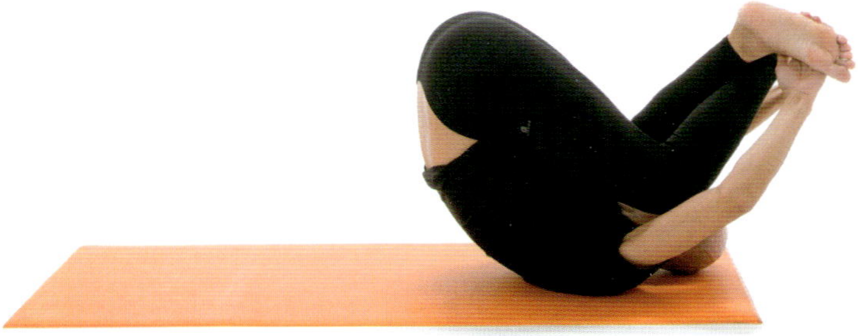

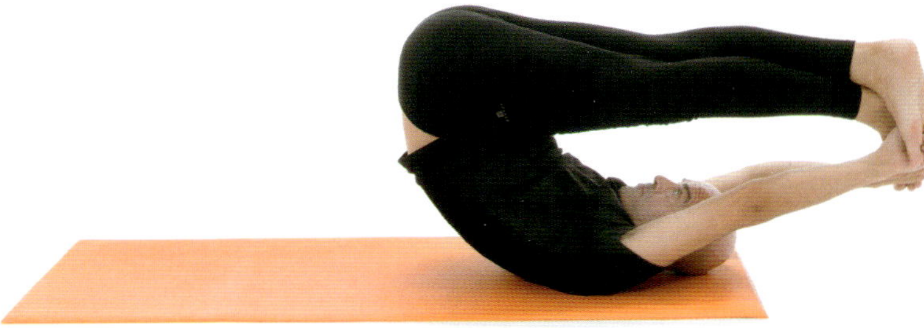

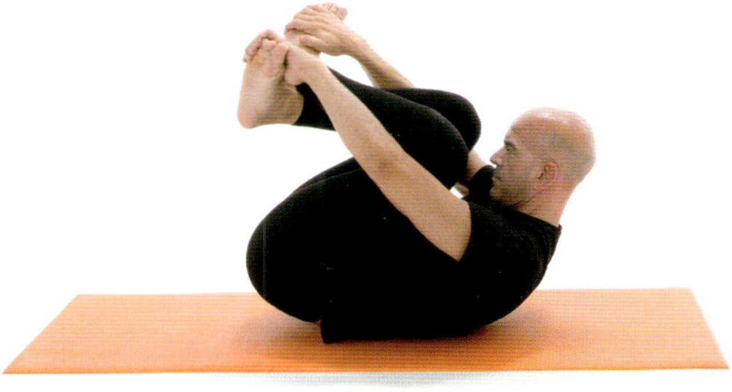

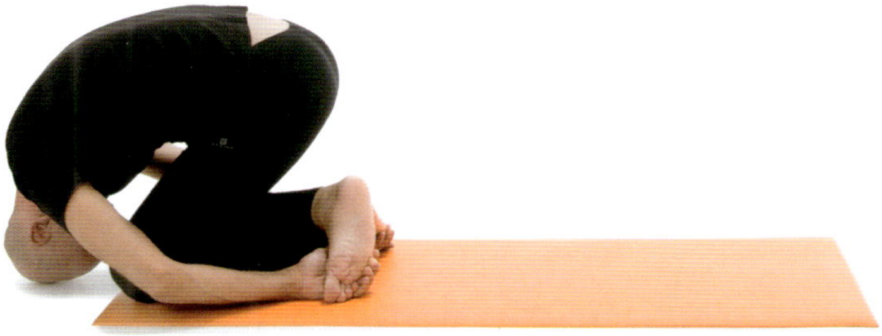

### 주의사항

- 다리가 올라가지 않도록 몸에 밀착시킨다.
- 체중이 목에 실리지 않도록 주의한다.

중급 운동

# 더블 레그 킥

엎드린 자세에서 골반의 안정성을 개선하며 등과 엉덩이의 신전근을 강화하는 척추 신전 운동이다.

## 목표
- 척추기립근을 강화한다.
- 엎드린 자세에서 골반의 안정성을 향상시킨다.
- 어깨와 가슴 근육의 앞부분을 스트레칭한다.

### 주의사항
- 견갑골을 안정화하고 견갑골 전방경사가 되지 않도록 한다.
- 목이 긴장되지 않도록 머리를 등과 일직선으로 유지한다.
- 복부 수축은 허리 부분을 보호하고 골반을 안정화시킨다.

## 근육 작용

**주근육**
척추기립근

**골반 안정화**
복부 근육

**등 신전**
척추기립근, 횡간근 복합체, 요방형근

**목 신전**
승모근, 견갑거근, 머리 및 목의 판상근, 척추기립근(경부 및 두부), 목과 머리의 반극근, 후두하근

**어깨 신전 및 내전**
삼각근(뒷부분), 광배근, 대원근, 견갑하근, 상완삼두근

**엉덩이 신전**
햄스트링, 대둔근, 중둔근과 소둔근의 앞부분

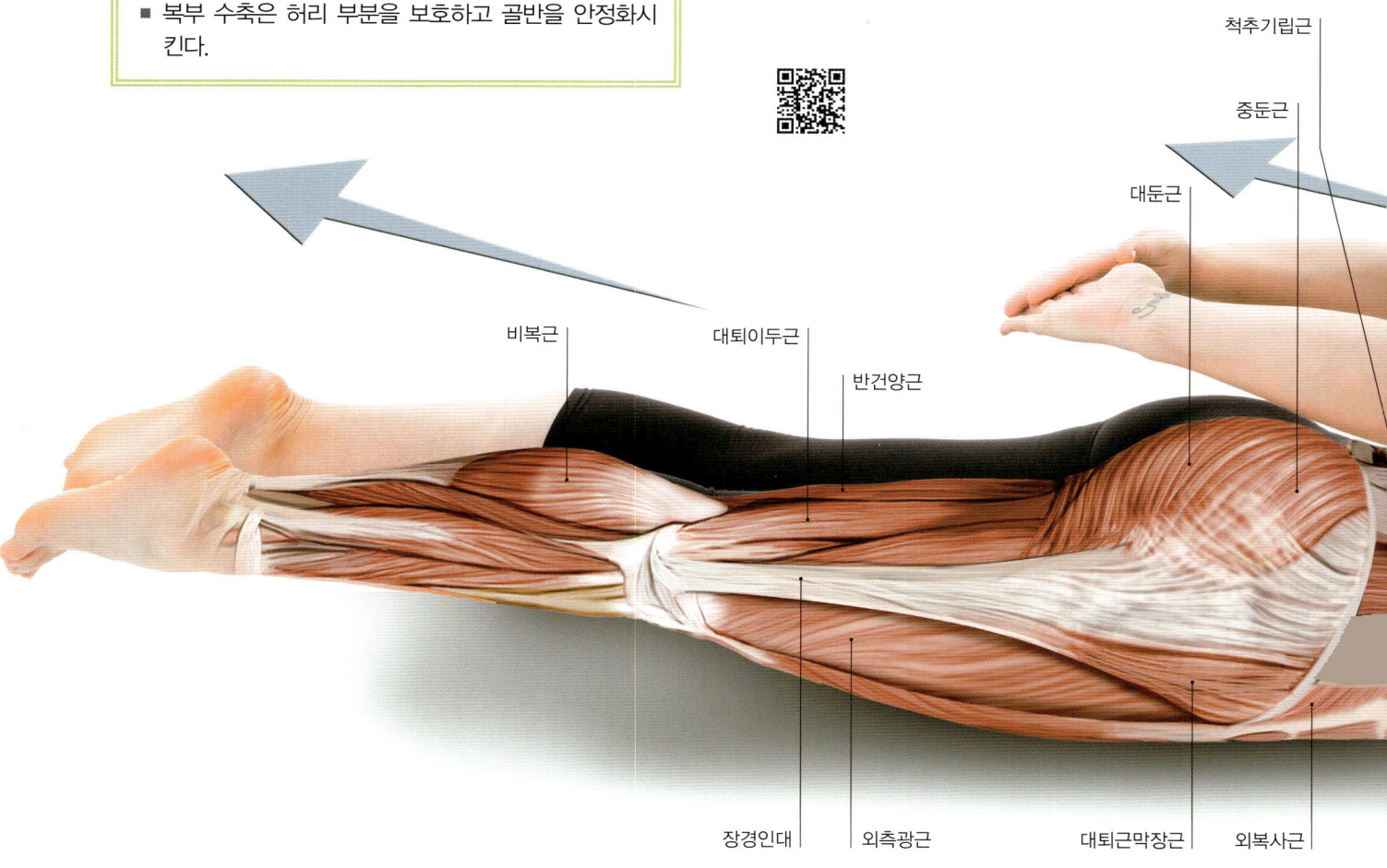

# (DOUBLE LEG KICK)

## 테크닉

1. 엎드린 자세에서 양손을 모으고 등 뒤로 젖힌다. 고개를 한쪽으로 돌린다. 다리는 약간 벌린 채 곧게 편다. 숨을 들이마신다.

2. 숨을 세 번 내쉬고 무릎을 세 번 구부리며 뒤꿈치로 엉덩이를 친다. 숨을 들이쉰다.

3. 숨을 내쉬면서 다리와 가슴을 바닥에서 분리하고 팔을 쭉 뻗는다.

4. 시작 자세로 돌아가며 숨을 들이쉬고 고개를 반대 방향으로 돌린다. 숨을 내쉬며 운동을 반복한다.

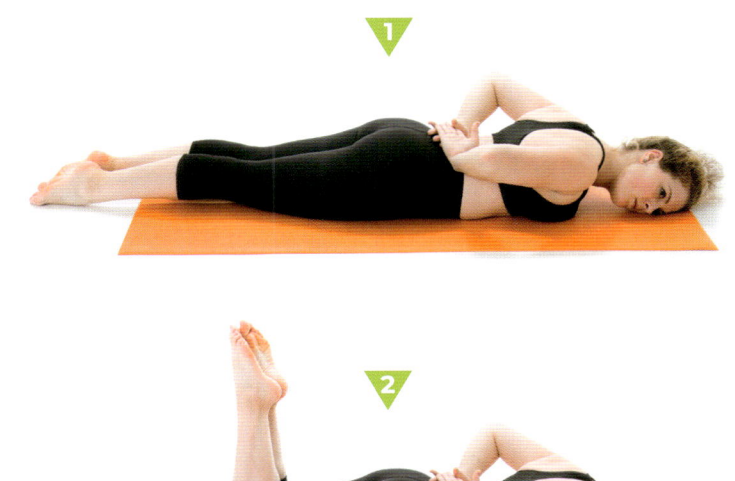

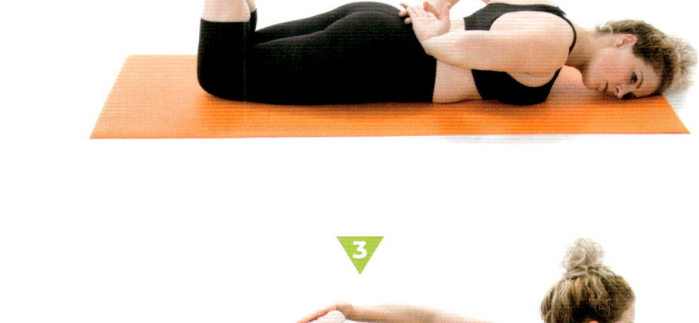

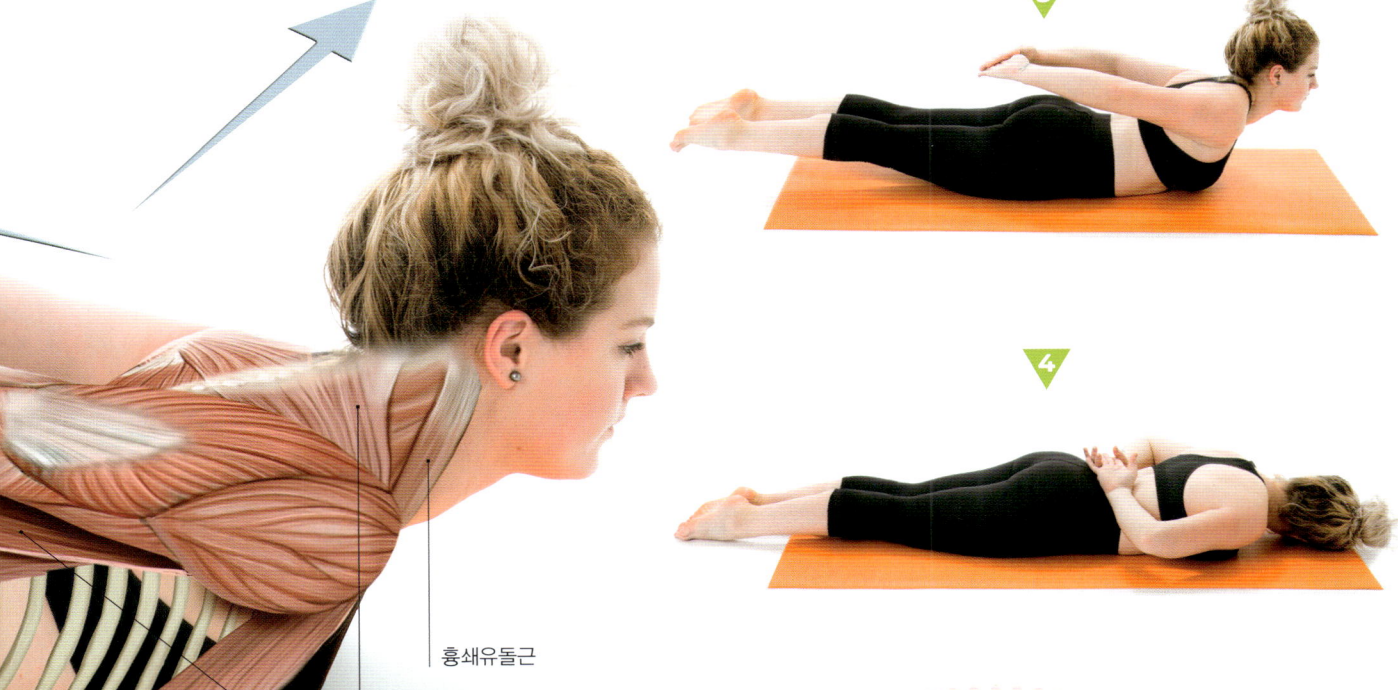

자신의 몸이 활이고
팔은 활을 팽팽하게 조이는
줄이라고 생각해보세요.

중급 운동

# 스위밍

척추, 엉덩이, 어깨 신전근을 활용하는 운동으로 교차 운동 패턴을 재현한다. 등의 오른쪽을 움직일 때 왼쪽 다리를 움직이고, 그 반대의 경우도 동일하게 진행한다.

## 목표
- 척추기립근을 강화한다.
- 몸통 안정성을 향상시킨다.
- 협응력과 교차 운동 패턴을 익힌다.

### 주의사항
- 움직임은 작게 한다.
- 어깨나 머리를 들지 않도록 한다.
- 천천히 시작하여 점차적으로 속도를 높여 10회 호흡 주기로 수행한다.
- 움직이는 동안 몸통은 안정적으로 유지한다.

## 근육 작용

**주근육**
척추기립근

**골반 안정화**
복부 근육

**등 신전**
척추기립근, 횡척추근 복합체(교차 운동 시의 안정근), 요방형근

**목 신전**
승모근, 견갑거근, 머리 및 목의 판상근, 척추기립근(경부 및 둔부), 목과 머리의 반극근, 후두하근

**엉덩이 신전**
햄스트링, 대둔근, 중둔근과 소둔근의 앞부분

## 테크닉

1. 엎드린 자세에서 목을 뒤로 길게 빼고, 다리를 평행하게 하고 팔을 앞으로 뻗는다. 숨을 들이마신다.

2. 숨을 내쉬면서 가슴, 팔, 다리를 매트에서 분리한다.

3. 숨을 들이마시고 내쉬면서 한쪽 다리와 반대쪽 팔을 번갈아 가며 교차 동작을 한다.

4. 둔근을 발뒤꿈치 쪽으로 가져오고 등을 이완한다.

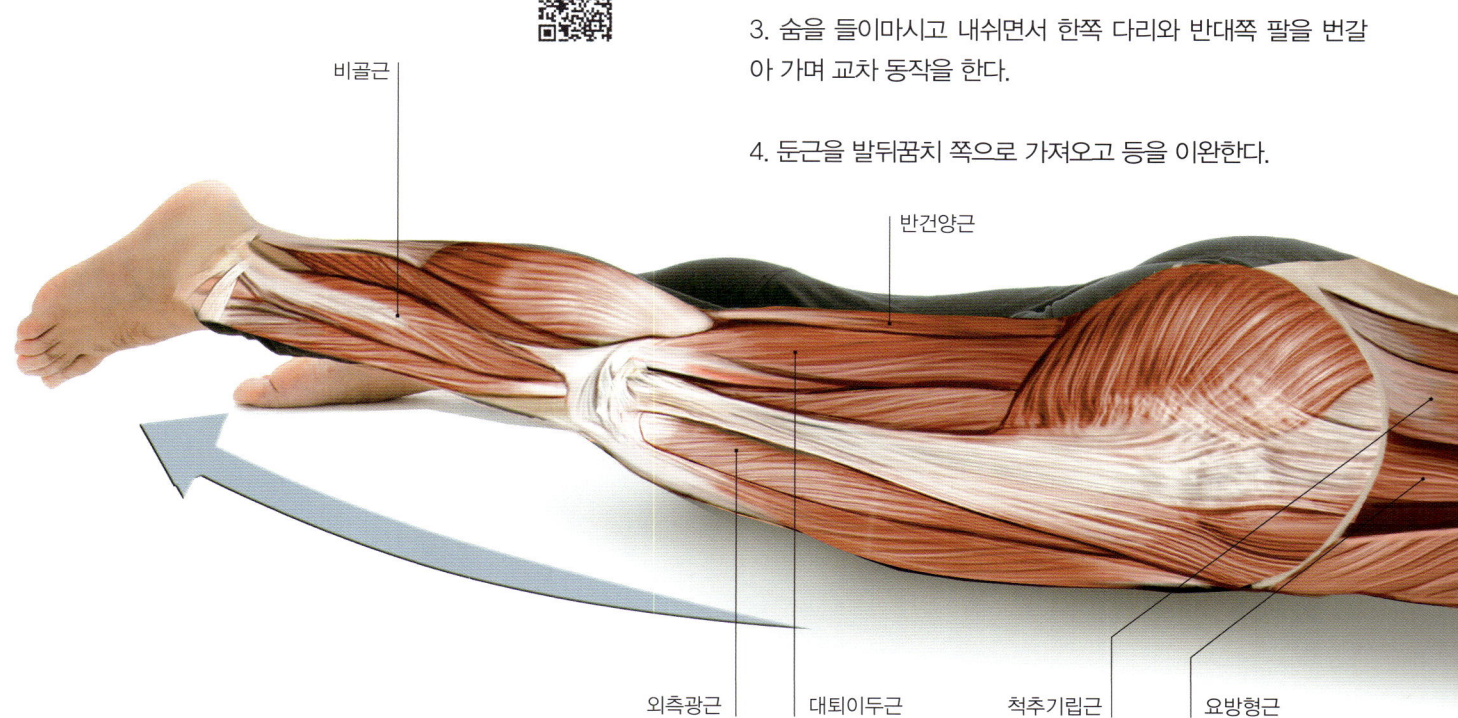

# (SWIMMING)

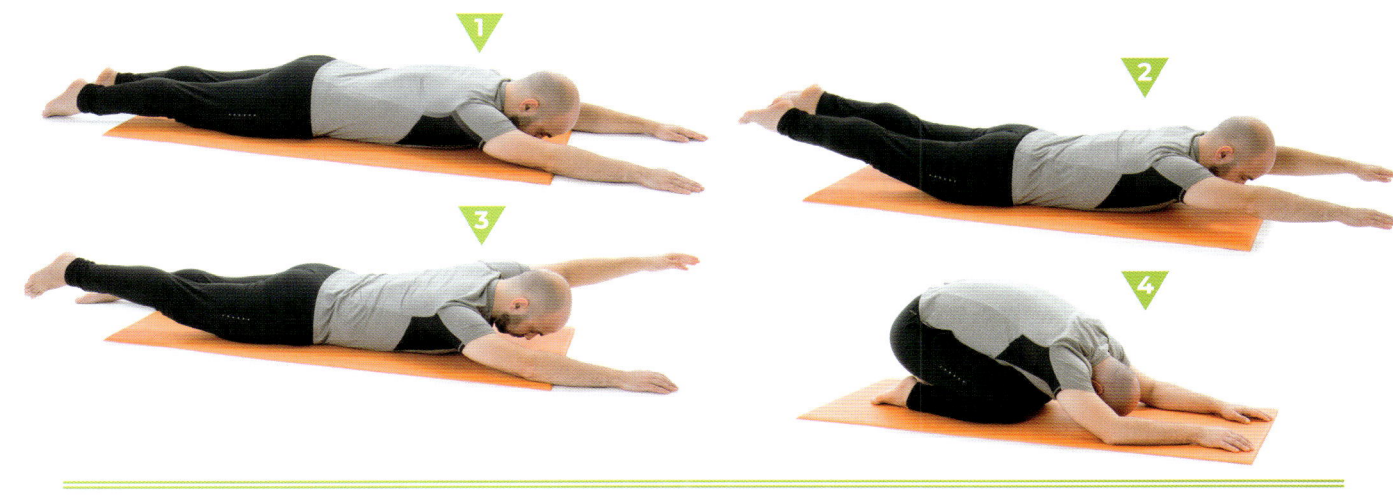

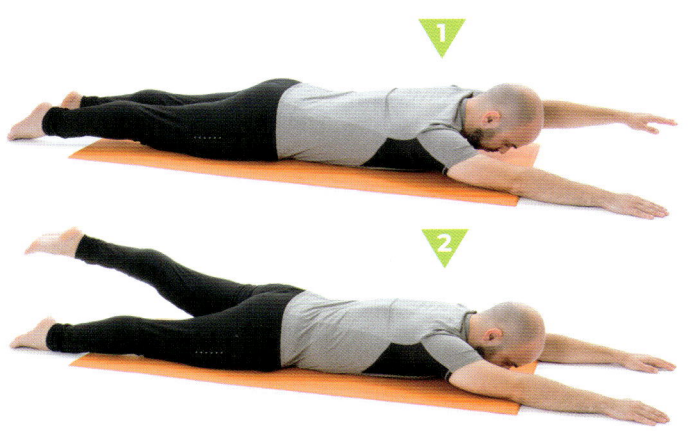

1. 숨을 내쉴 때 몸통과 한쪽 팔만 바닥에서 분리하여 난이도를 낮춘다. 숨을 들이쉬면서 다시 지탱한다.

2. 숨을 내쉬면서 한쪽 다리를 들어 올린다.

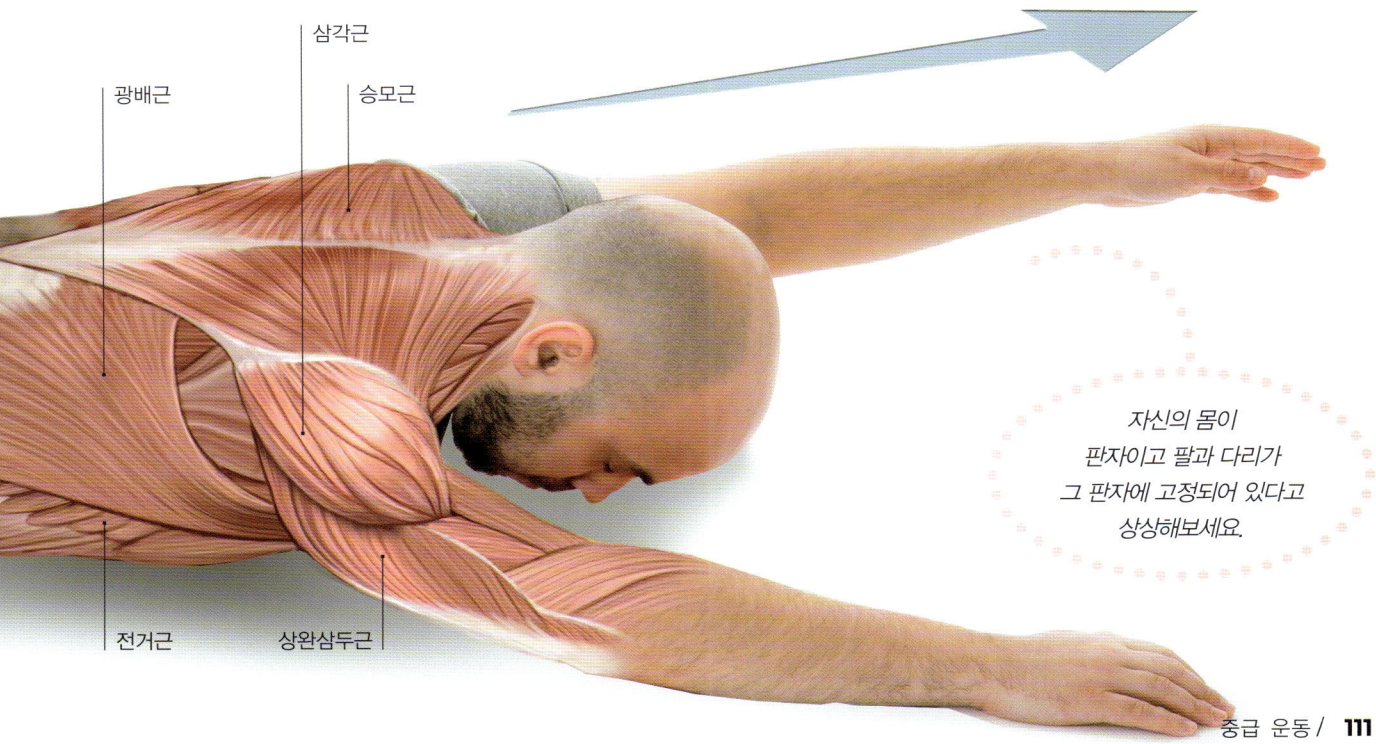

자신의 몸이 판자이고 팔과 다리가 그 판자에 고정되어 있다고 상상해보세요.

중급 운동

# 암 서클: 엎드린 자세

이 척추 신전 운동은 더 어려운 운동에 대비할 수 있도록 도와준다. 요추를 보호하고 신전근의 과도한 사용을 피하기 위해 복부 근육을 올바르게 활용하는 것이 필수다.

## 목표

- 척추 주변 근육을 강화한다.
- 엎드린 자세에서 골반을 안정화한다.

*자신의 몸이 파도를 따라 위아래로 흔들리는 배처럼 중심을 잡는다고 상상해보세요.*

## 근육 작용

**주근육**
전척추근

**골반 안정화**
복근과 전척추근 동반 수축

**척추 신전**
전척추근, 요방형근, 승모근, 견갑거근, 판상근, 후두하근

**어깨 순환**
삼각근, 극상근, 광배근, 대원근, 견갑골 주위 근육

## 주의사항

- 복부 수축은 허리 부분을 보호해준다.
- 등과 정렬된 머리는 경추를 보호한다.

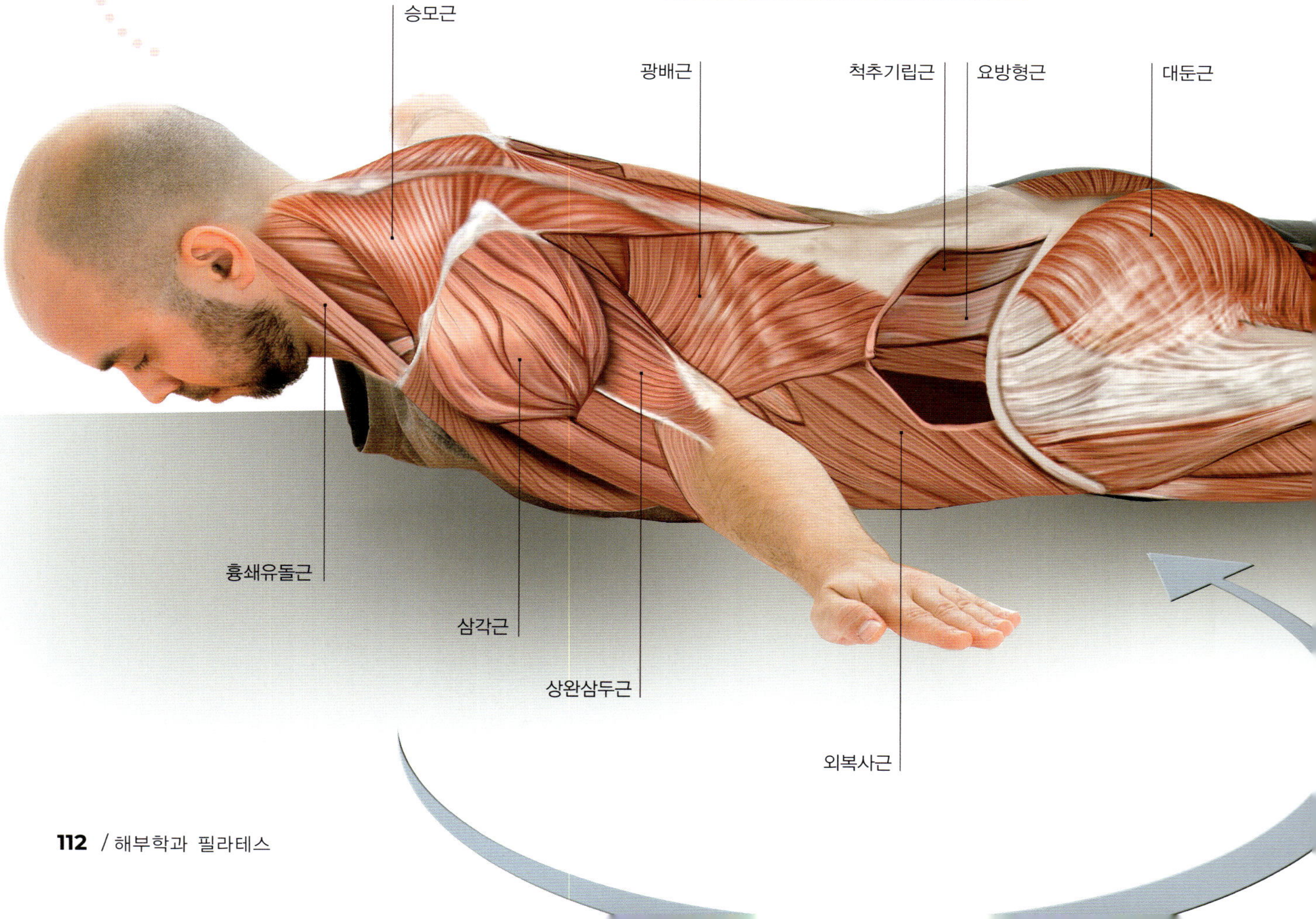

- 승모근
- 광배근
- 척추기립근
- 요방형근
- 대둔근
- 흉쇄유돌근
- 삼각근
- 상완삼두근
- 외복사근

112 / 해부학과 필라테스

# (ARMS CIRCLE PRONE + EXTENSION)

암 서클: 엎드린 자세(ARMS CIRCLE PRONE + EXTENSION)

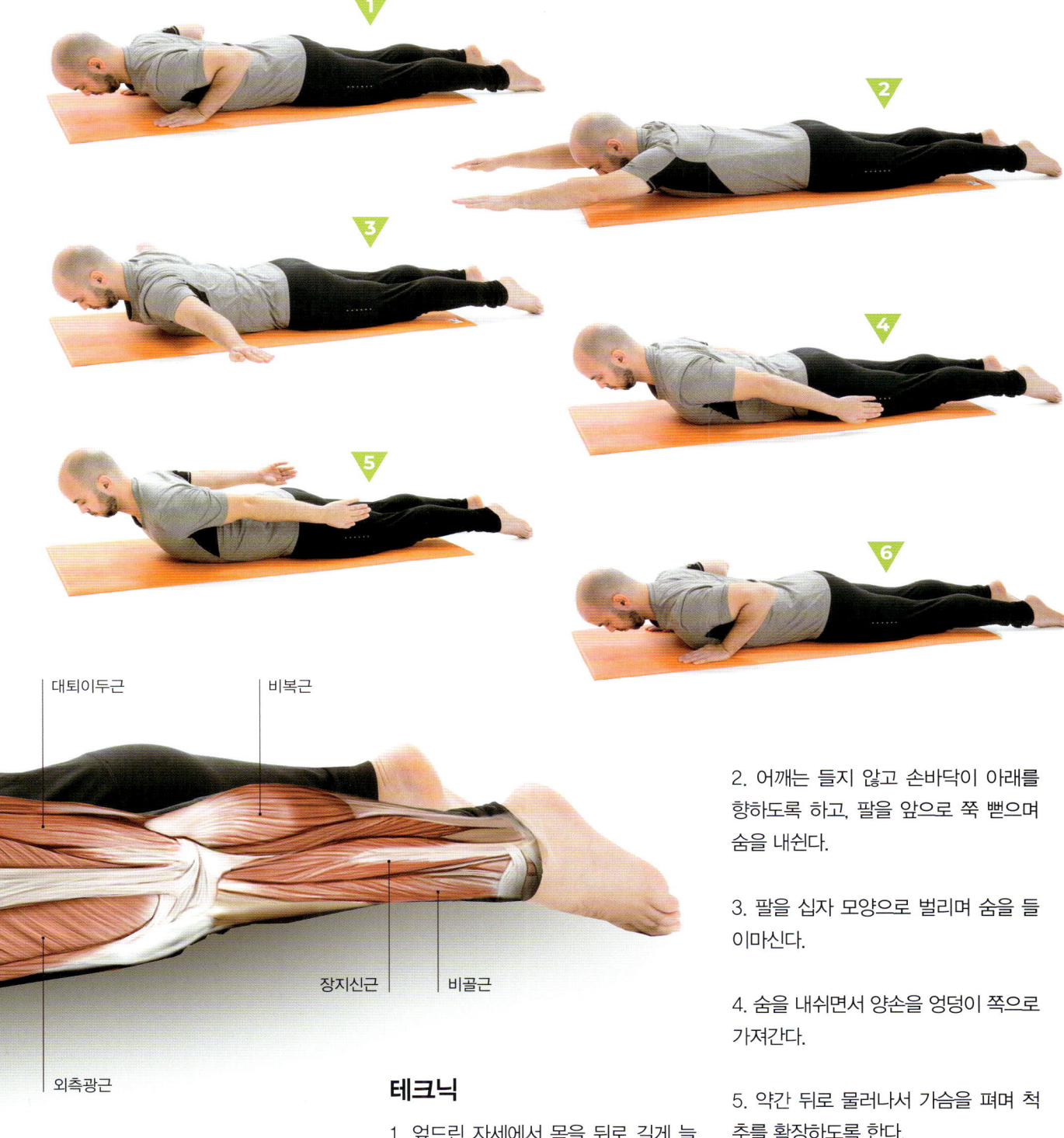

2. 어깨는 들지 않고 손바닥이 아래를 향하도록 하고, 팔을 앞으로 쭉 뻗으며 숨을 내쉰다.

3. 팔을 십자 모양으로 벌리며 숨을 들이마신다.

4. 숨을 내쉬면서 양손을 엉덩이 쪽으로 가져간다.

### 테크닉

1. 엎드린 자세에서 목을 뒤로 길게 늘리고, 팔꿈치는 구부리고 손은 어깨 아래에 놓는다. 다리는 평행하게 유지하며 지지한다. 숨을 들이마신다.

5. 약간 뒤로 물러나서 가슴을 펴며 척추를 확장하도록 한다.

6. 숨을 들이마시며 시작 자세로 돌아간다.

중급 운동

# 사이드 킥

팔꿈치 아래쪽을 지지한 채 몸통을 들어 올리며 사이드 레그킥 시리즈의 난이도를 높인다.

## 목표

- 몸통과 골반이 엉덩이에서 분리되는 것을 방지하고 안정성을 개선한다.

*자신의 다리가 앞뒤로 흔들린다고 상상해보세요.*

## 근육 작용

**주근육**
복사근, 요방형근, 둔근

**고관절 굴곡**
장요근, 대퇴직근, 봉공근, 대퇴근막장근, 둔근

**고관절 신전**
햄스트링, 둔근

**골반 안정화**
복직근 및 복사근, 요방형근, 척추기립근, 광배근

**견갑대 안정화**
견갑 주위 근육

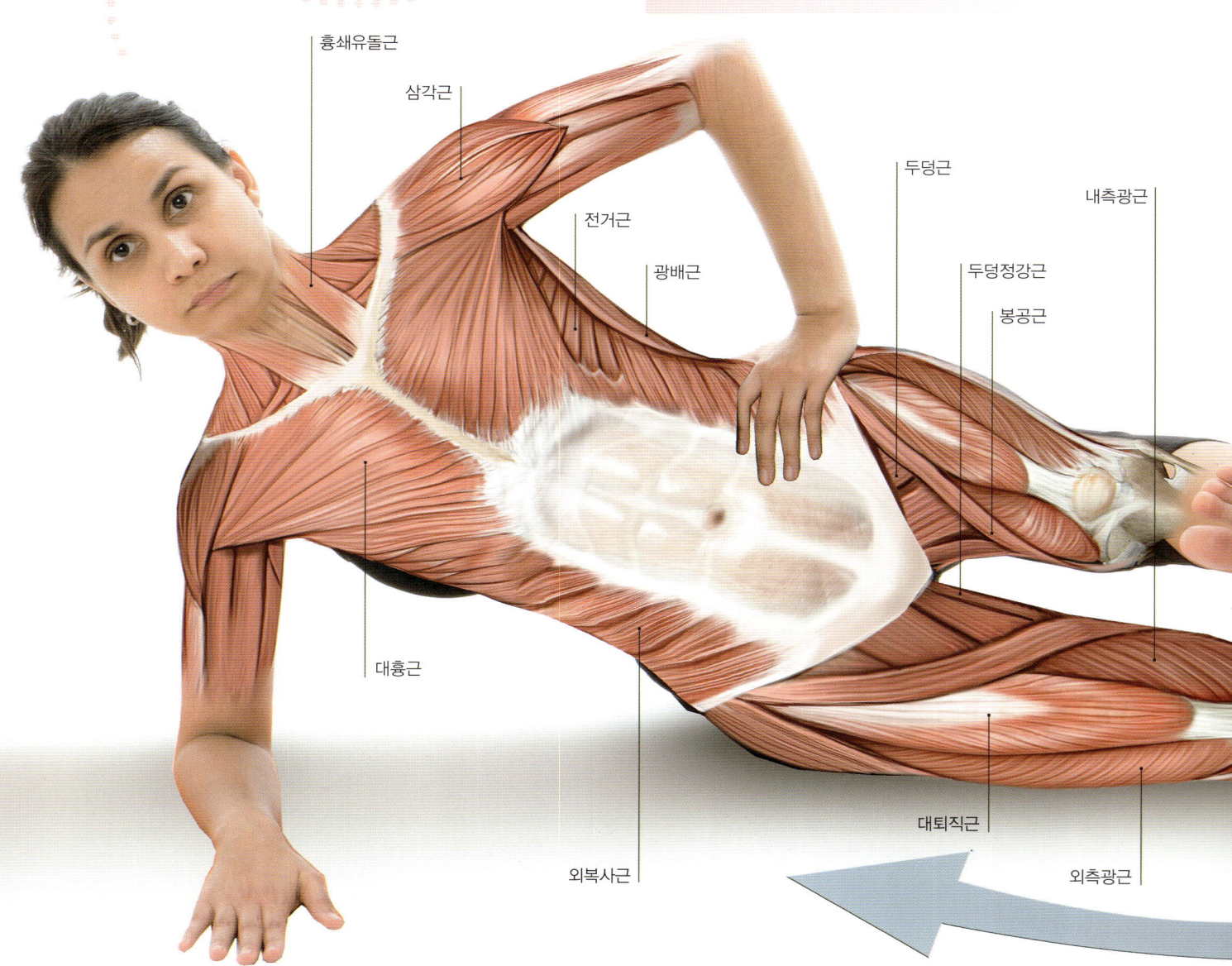

# (SIDE KICKS ON ELBOW)

**테크닉**

1. 옆으로 누운 자세에서 몸통을 아래 팔꿈치에 지지하며 어깨를 넓게 벌린다. 두 다리를 서로 겹쳐서 뻗는다. 숨을 들이마신다.

2. 숨을 내쉬면서 위쪽 다리를 바닥과 평행이 될 때까지 들어 올린다.

3. 숨을 들이쉬고 내쉬면서 뒤꿈치를 앞으로 가져오며 고관절을 구부린다.

4. 다리를 들어 올리며 숨을 들이쉰다.

5. 고관절을 신전시키고 발바닥을 굴곡하며 숨을 내쉰다.

**주의사항**
- 움직임은 고관절에서 이뤄진다. 골반을 안정시킬 수 있는 정도에 따라 다리의 움직임을 늘린다.
- 견갑대를 안정된 상태로 유지한다.

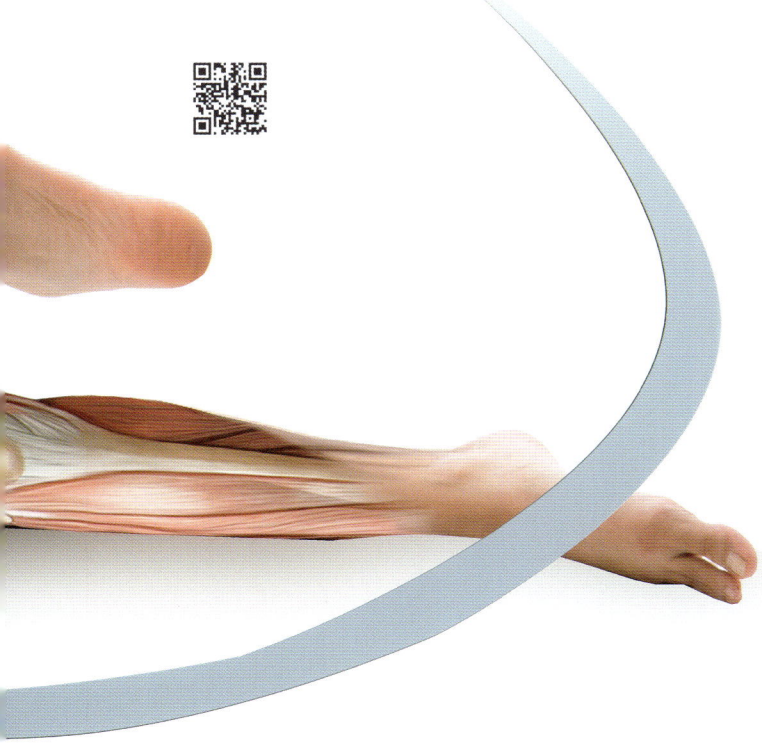

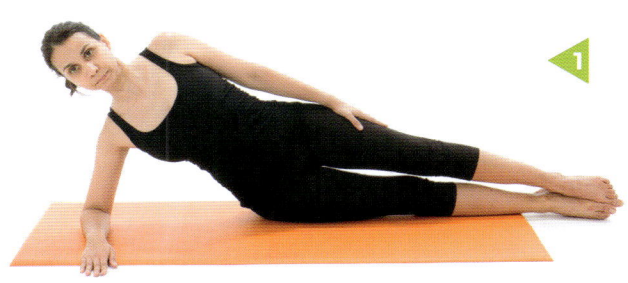

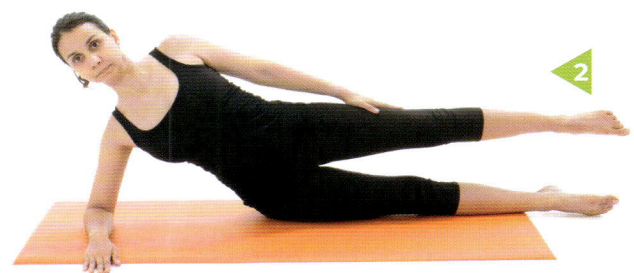

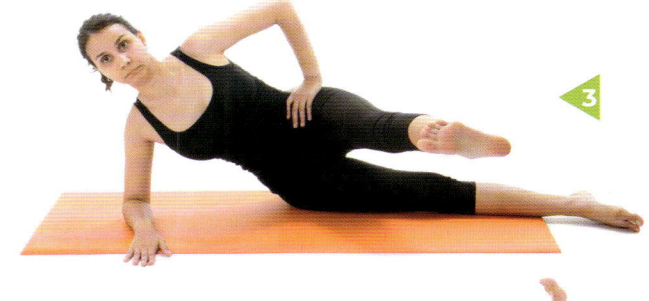

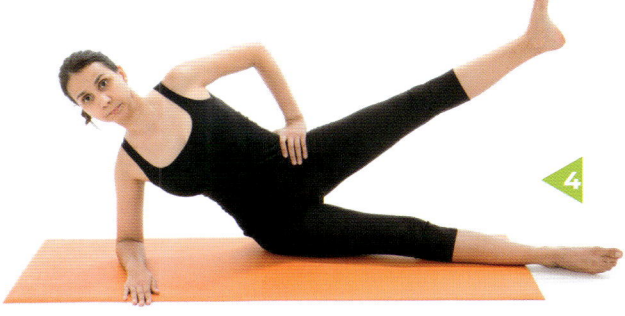

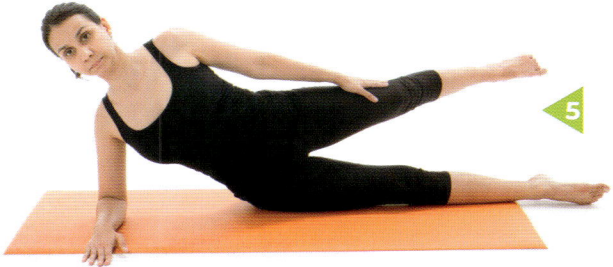

중급 운동

# 레그 풀

이 운동에서는 다리를 움직이는 동안 몸통과 견갑대를 안정적으로 유지한다.

## 목표

- 몸통의 안정성과 척추기립근의 제어력을 향상시킨다.
- 몸통과 골반 신전근을 강화하고 유연성을 높인다.

## 근육 작용

**주근육**
고관절 굴곡근과 신전근

**골반 안정화**
복부 근육. 대둔근, 햄스트링은 지지하는 다리가 편 상태를 유지하도록 한다.

**어깨–팔 안정화**
회전근개, 견갑 주위 근육, 상완삼두근

**고관절 굴곡과 신전**
장요근, 대퇴직근, 봉공근, 대퇴근막장근, 중둔근, 소둔근은 동심성·편심성 운동을 한다. 사두근은 무릎이 펴진 상태가 유지되도록 한다.

## 주의사항

- 등을 굽히지 않고 팔을 곧게 뻗은 채로 골반을 들어 올린다.
- 다리를 움직일 때 몸통과 견갑대를 안정적으로 유지한다.

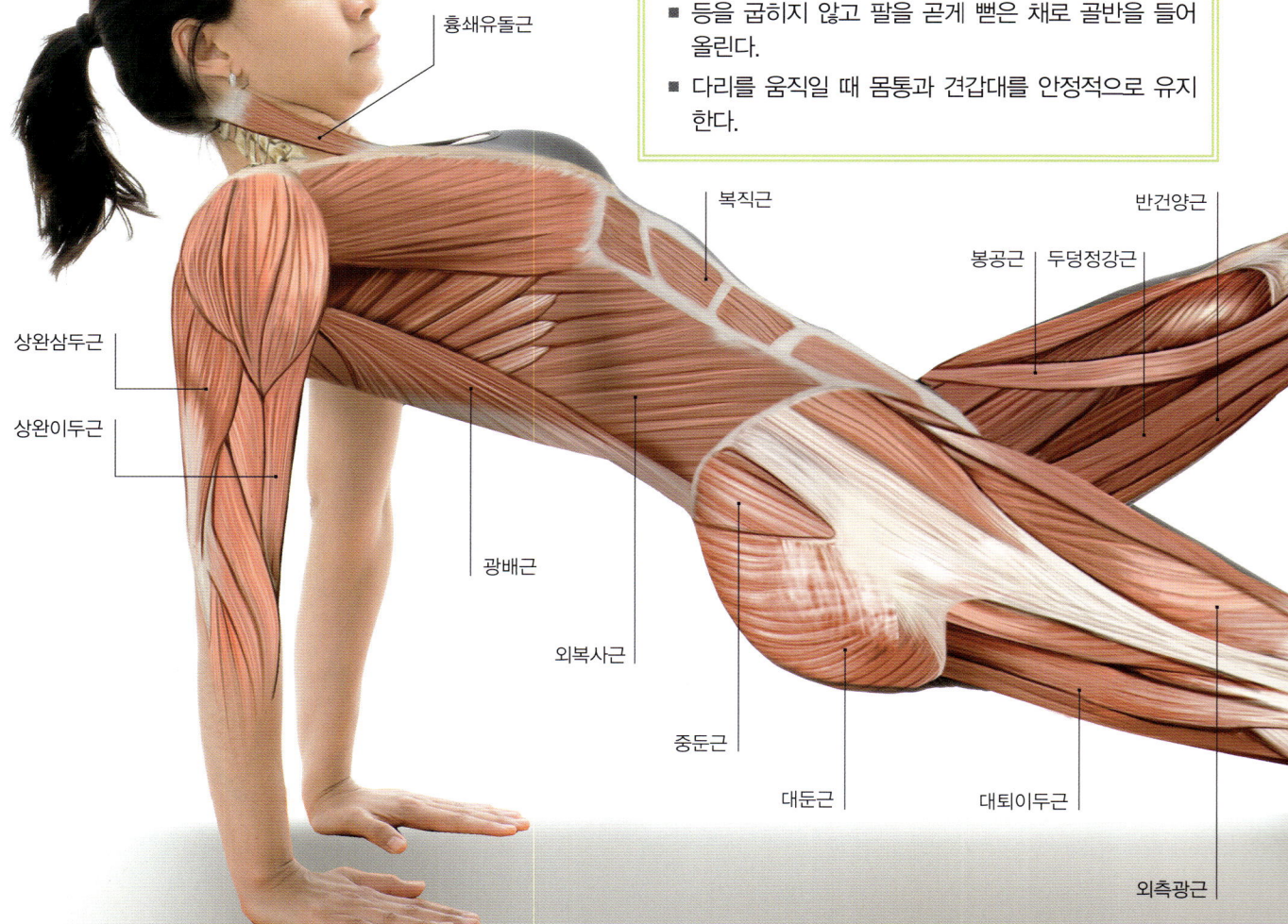

엉덩이가 경첩이라고 상상해보세요.

흉쇄유돌근 · 상완삼두근 · 상완이두근 · 광배근 · 외복사근 · 중둔근 · 대둔근 · 복직근 · 봉공근 · 두덩정강근 · 반건양근 · 대퇴이두근 · 외측광근

# (LEG PULL)

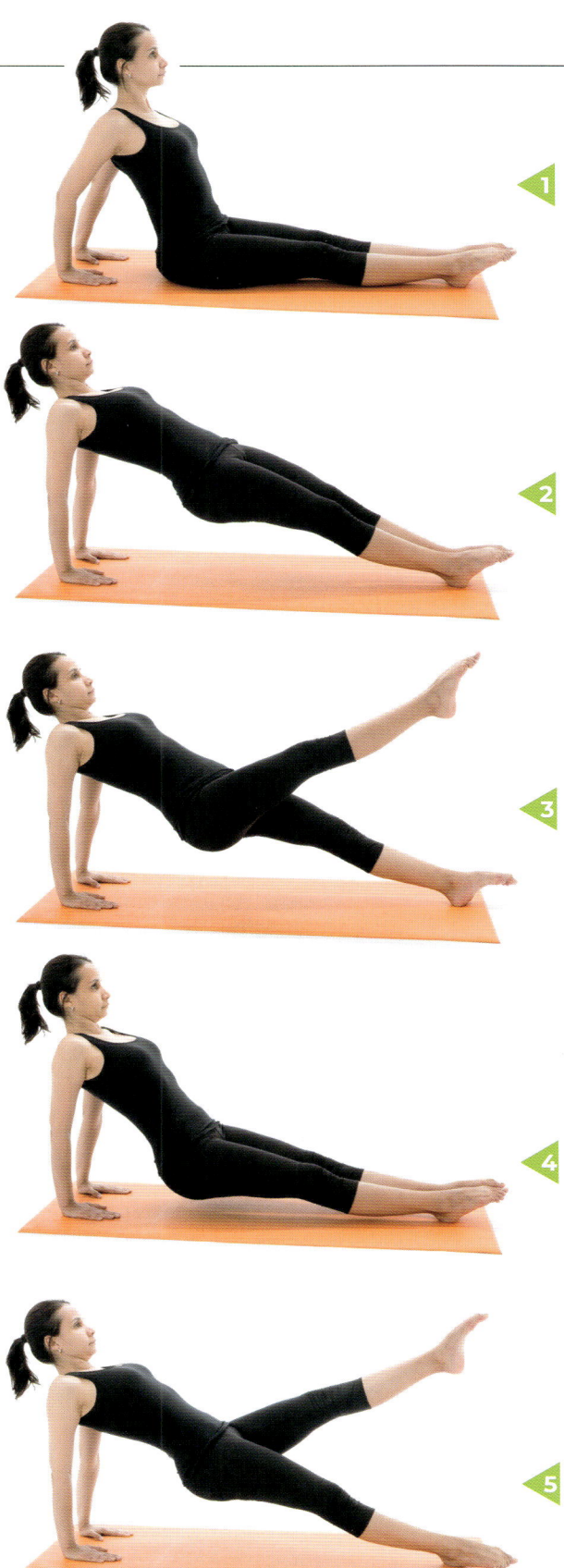

## 테크닉

1. 앉은 자세에서 팔을 뒤로 지지하며 손가락은 골반 쪽을 향하게 한다. 다리는 곧게 펴고 발목은 족저굴곡한다. 숨을 들이마신다.

2. 골반을 바닥에서 들어 올려 목에서 발뒤꿈치까지 일직선을 만들며 숨을 내쉬고 들이마신다.

3. 숨을 내쉬면서 한쪽 다리를 들어 올린다.

4. 숨을 들이마시면서 다리를 내리고 바닥에 대지 않은 채 고관절을 구부린다. 2번 자세로 돌아갈 때까지 숨을 내쉰다.

5. 다리를 바꾸면서 같은 동작을 반복한다.

중급 운동

# 힙 서클

'**코**르크스크루'와 비슷하지만 더 큰 안정성, 힘 및 제어가 필요한 운동이다.

## 목표

- 복부를 강화하고 요추–골반, 겹갑대의 안정성을 개선한다.

자신의 다리가 원뿔 모양을 그리고 있다고 상상해보세요.

## 근육 작용

**주근육**
고관절 굴곡근과 신전근

**골반 안정화**
복근

**어깨–팔 안정화**
회전근개, 견갑 주위 근육, 삼두근

**고관절 굴곡과 신전**
장요근, 대퇴직근, 봉공근, 대퇴근막장근, 중둔근, 소둔근은 동심성, 편심성 운동을 한다. 사두근은 무릎이 펴진 상태가 유지되도록 한다.

**고관절 외전**
중둔근, 소둔근, 대퇴근막장근

**고관절 내전**
내전근

## 테크닉

1. 앉아서 등은 곧게 펴고 손가락은 뒤쪽을 향하게 두고 손으로 지탱한다. 다리는 고관절을 구부린 채로 모아서 들어 올리고 발바닥도 구부린다.

2. 숨을 들이마시고 내쉬는 숨에 양쪽 무릎을 쭉 뻗는다.

3. 숨을 들이쉬며 골반과 다리를 한쪽으로 돌린다.

4. 다리를 내리고 반대쪽으로 올리며 숨을 내쉰다. 원의 방향을 바꾸면서 반복한다.

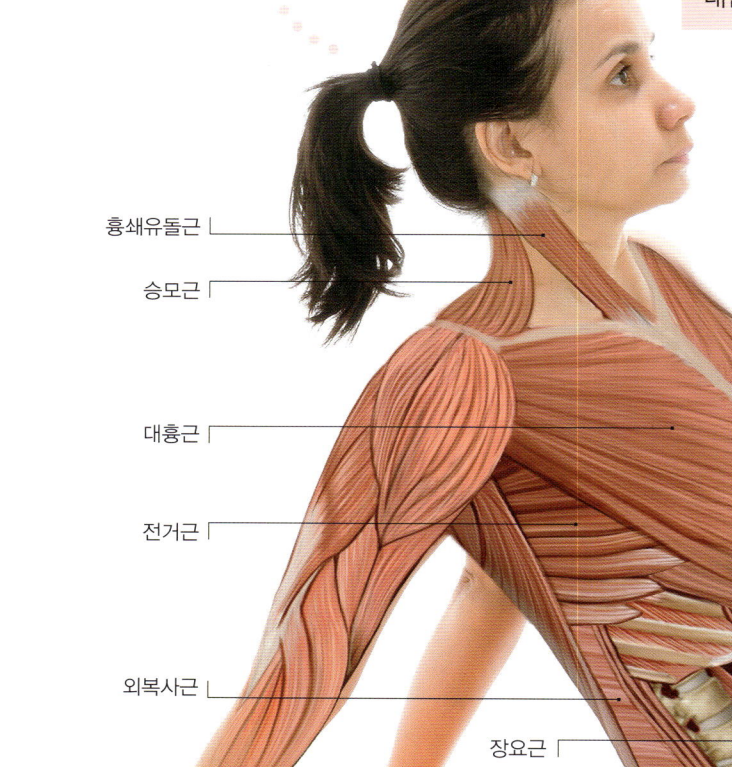

흉쇄유돌근
승모근
대흉근
전거근
외복사근
장요근
복직근

# (HIP CIRCLES)

### 주의사항

- 견갑대는 움직이지 않고 안정적으로 유지되어야 하며 등을 곧게 편다.
- 팔은 등을 지탱하지만 모든 무게를 팔에 싣지 않도록 한다.
- 운동은 복부에서 시작하고 골반과 다리가 원을 그리며 회전한다. 양쪽 모두 회전 운동을 한다.
- 원 모양이 클수록 난이도가 높아진다.

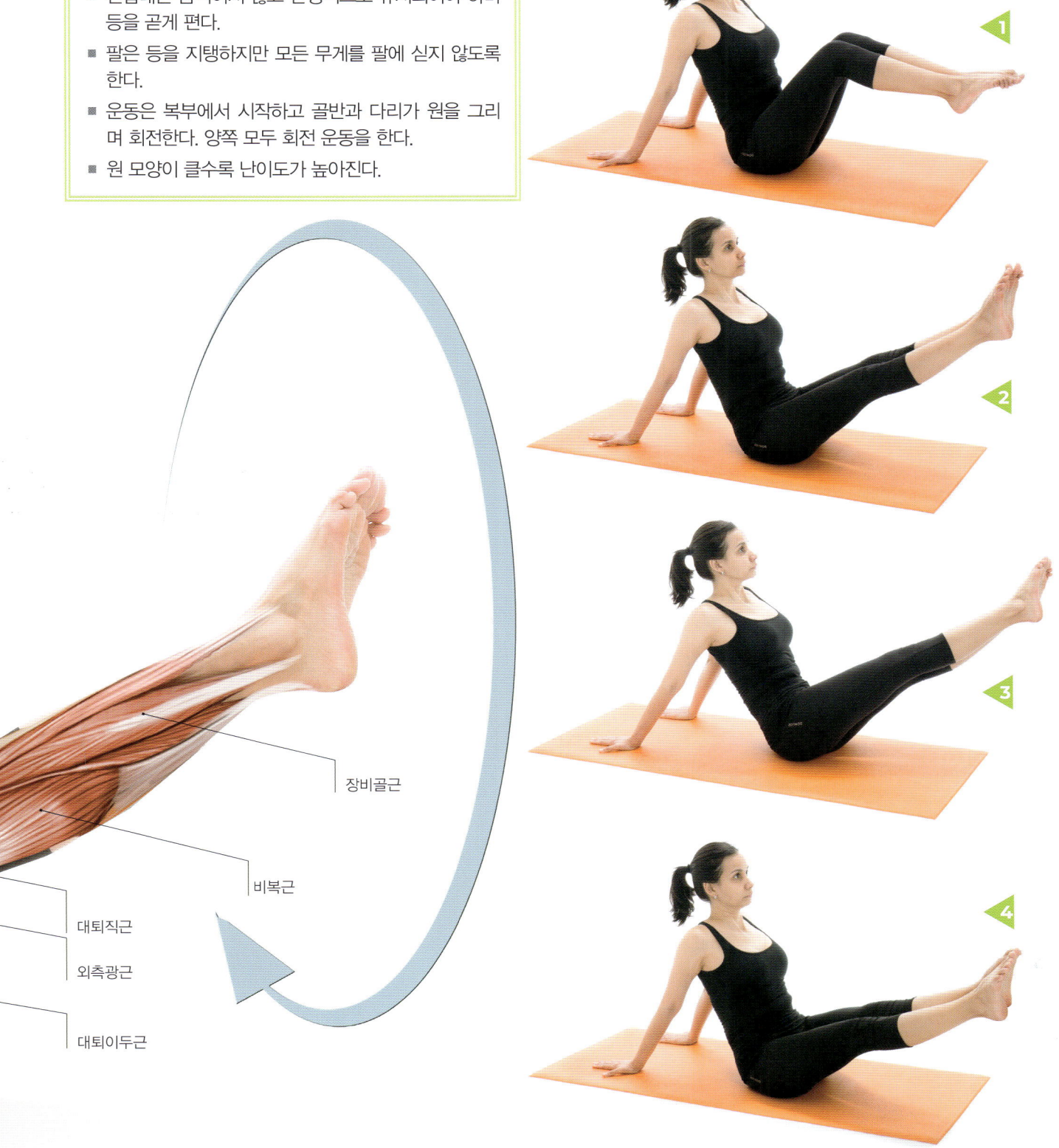

장비골근
비복근
대퇴직근
외측광근
대퇴이두근

고급 운동

# 헌드레드

이 복부 운동은 다양한 변형이 가능하기 때문에 모든 레벨로 응용할 수 있는 운동이며, 운동명은 운동의 호흡 패턴에서 따온 것이다. 호흡 주기마다 숨을 5회 들이마시고 5회 내쉬는 동작을 10회씩 100회가 될 때까지 반복한다.

## 목표

- 복부 근육의 저항력을 높이고 호흡 조정과 상지의 움직임을 개선한다.

*다리가 두 개의 터빈이라고 상상해보세요.
각각의 팔이 전력을 생산한다고 생각해보세요.*

## 근육 작용

**주근육**
복근

**목 굴곡**
사각근, 흉쇄유돌근, 전척추근, 목 앞부분

**몸통 굴곡**
복직근 및 복사근(양측 수축)

**고관절 굴곡**
장요근, 대퇴직근
팔 튕기기: 견갑골 내리기:
승모근(아랫부분), 전거근, 흉근, 광배근

**어깨 굴곡**
삼각근(앞부분), 상완이두근, 대흉근, 오훼완근

**어깨 신전**
편심성 굴곡근

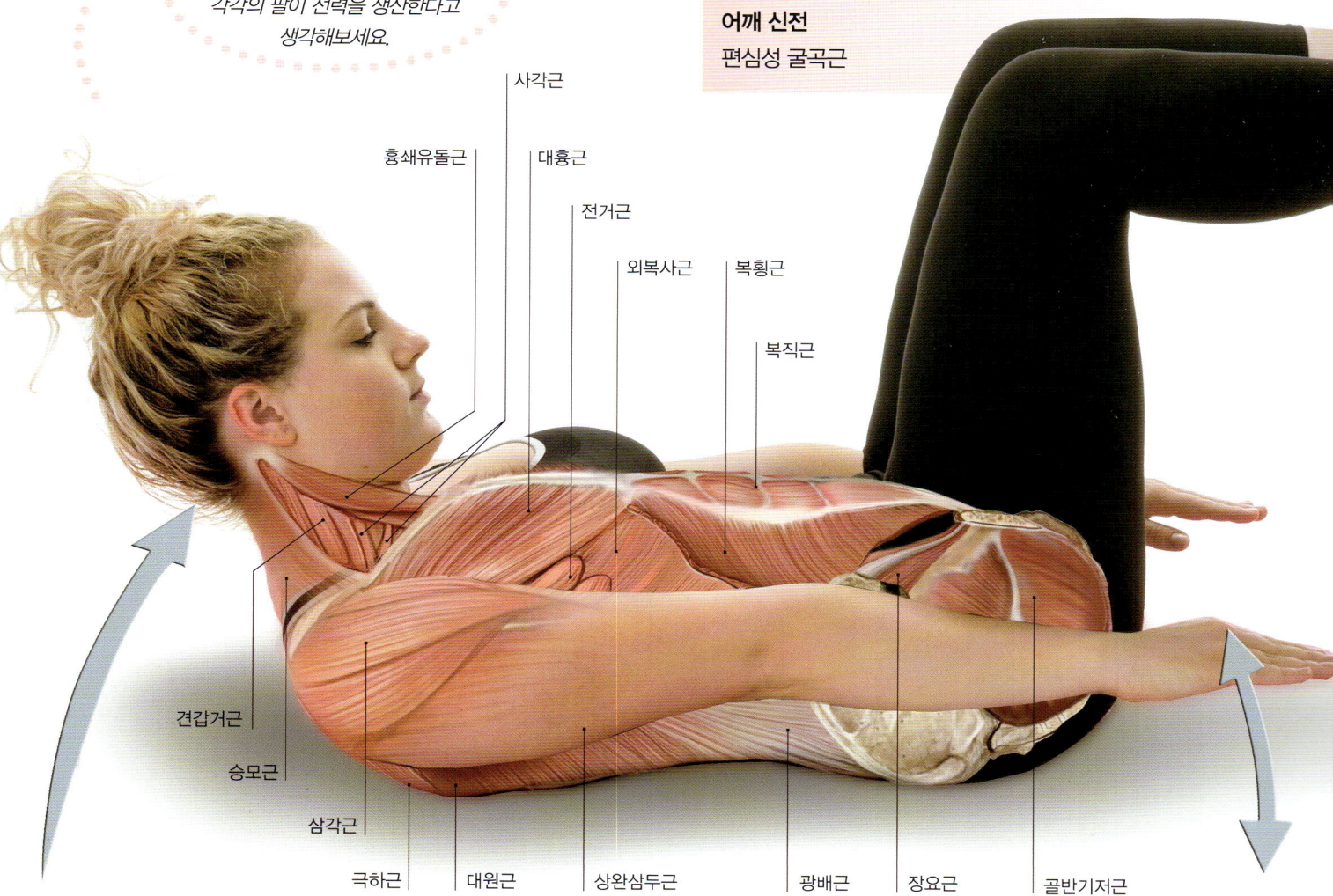

# (THE HUNDRED)

## 테크닉

### 레벨 I. 바닥에 다리 지지

1. 누운 자세에서 목을 뒤로 길게 빼고 팔은 몸을 따라 쭉 뻗는다. 다리를 평행하게 45°로 구부리고 발은 바닥에 둔다.

2. 숨을 들이마시고 내쉬면서 목과 몸통을 굴곡한다. 견갑골을 내리고 복부를 2번 척추 쪽으로 밀어 배꼽을 넣는다.

3. 팔을 약간 밑으로 치면서 호흡을 조정하여 숨을 5회 들이마시고 5회 내쉰다.

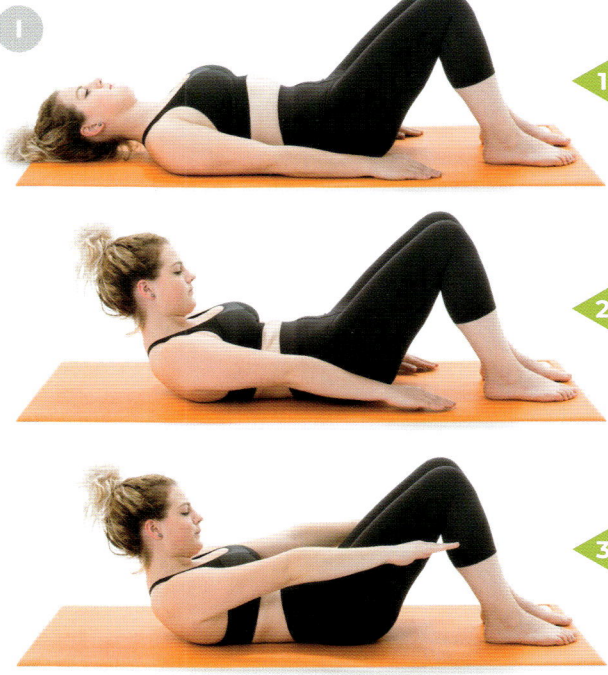

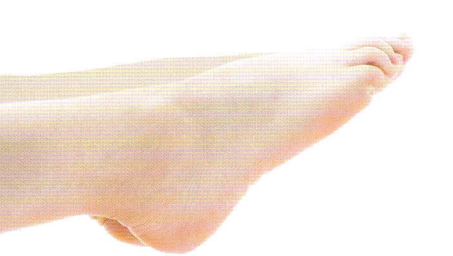

### 레벨 II. 다리를 직각으로 구부린다

4. 레벨 I과 같은 자세를 유지하되 발을 바닥에 대지 않고 다리는 90°로 구부린다.

5. 레벨 I과 같은 방법으로 진행한다.

### 레벨 III. 다리 쭉 뻗기

6. 무릎을 펴고 다리를 뻗는다. 다리가 바닥에 가까울수록 난이도가 높아진다.

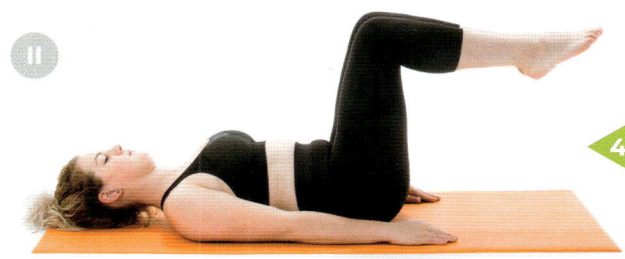

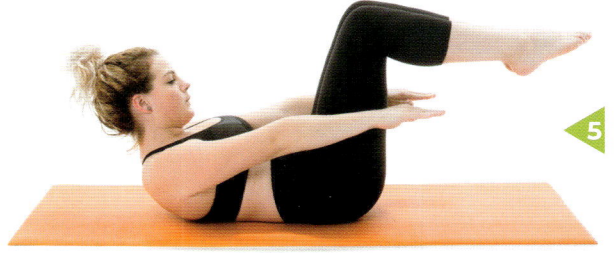

> ### 주의사항
> - 점차적으로 난이도를 높이는 것이 좋다.
> - 골반이 움직이지 않도록 하여 과전만과 복부 돌출을 방지해야 한다.
> - 턱을 가슴 가까이 가져와 머리를 지탱하는 근육의 과도한 사용을 피하도록 한다.
> - 머리를 지탱하고 호흡과 복부 수축 및 팔을 밑으로 치는 움직임 간의 조정을 연습할 수 있다.

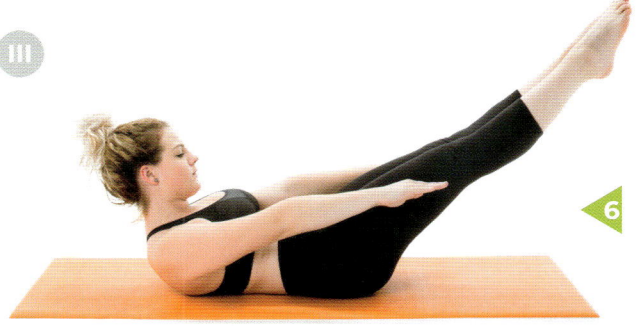

고급 운동

# 컨트롤 밸런스

**복**부 근력과 엉덩이 근육의 유연성이 필요한 운동이다.

### 목표
- 복부 및 고관절신전근을 강화한다.
- 고관절굴곡근을 유연하게 한다.

### 근육 작용

**주근육**
복근

**고관절 굴곡**
장요근, 대퇴직근. 대둔근, 햄스트링은 편심적으로 작용한다.

**척추 굴곡**
복근

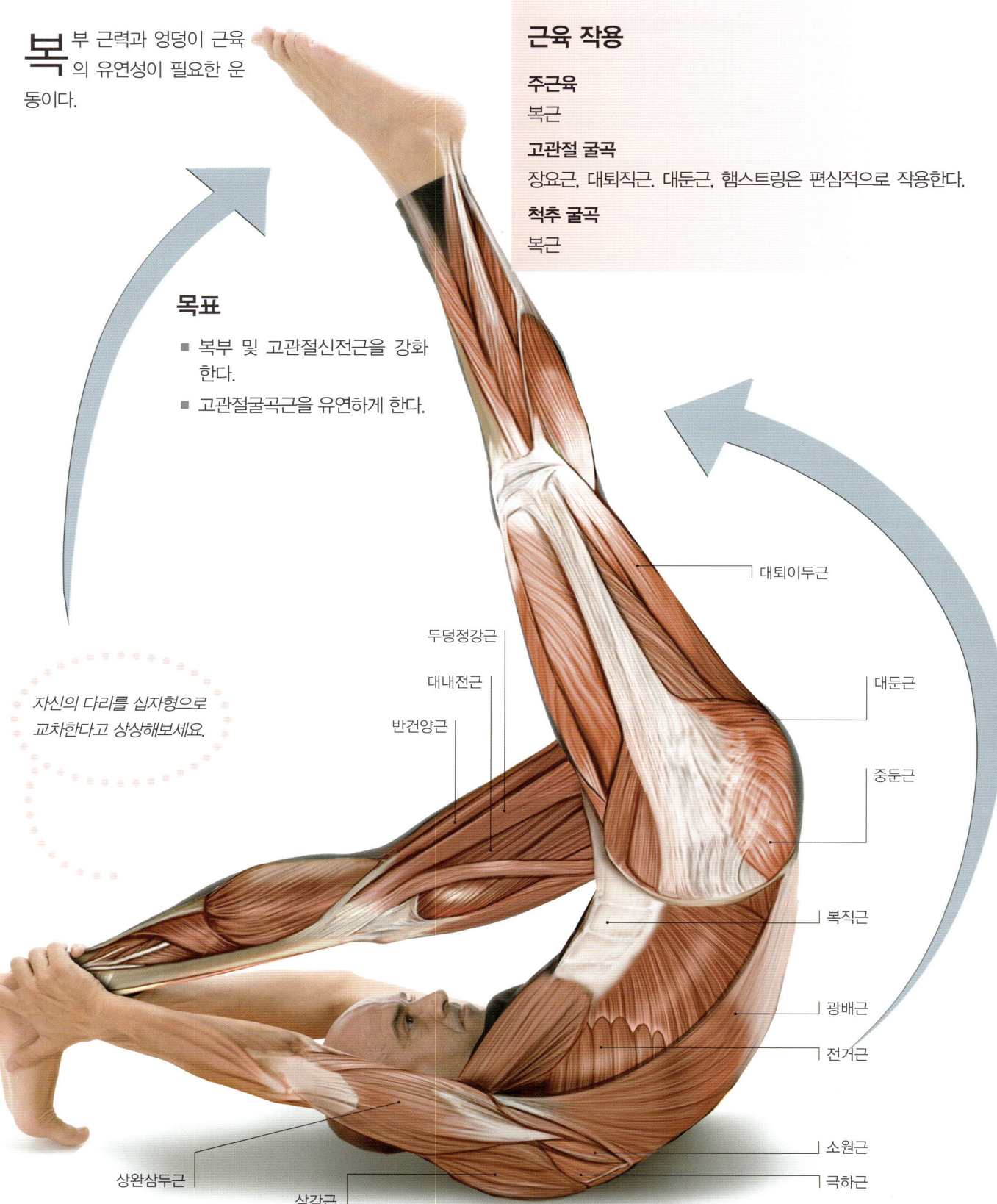

자신의 다리를 십자형으로 교차한다고 상상해보세요.

대퇴이두근
두덩정강근
대내전근
반건양근
대둔근
중둔근
복직근
광배근
전거근
소원근
극하근
상완삼두근
삼각근

# (CONTROL BALANCE)

### 테크닉

1. 누운 자세에서 다리를 구부려서 들어 올리고 팔은 몸을 따라 쭉 뻗는다.

2. 숨을 들이마시고 내쉬며 무릎을 대각선으로 뻗는다. 숨을 들이마신다.

3. 숨을 내쉬면서 다리를 위로 올리고 등을 뻗는다.

4. 손으로 발목을 잡고 발은 바닥을 지지한다.

5. 숨을 들이쉬고 내쉬면서 고관절을 늘리기 위해 한쪽 다리를 천장을 향해 들어 올리며 두 번 터치한다.

6. 골반이 안정된 상태에서 동시에 다리를 바꾸며 숨을 들이마신다. 마지막 움직임 반복 시 다시 시작 자세로 돌아간다.

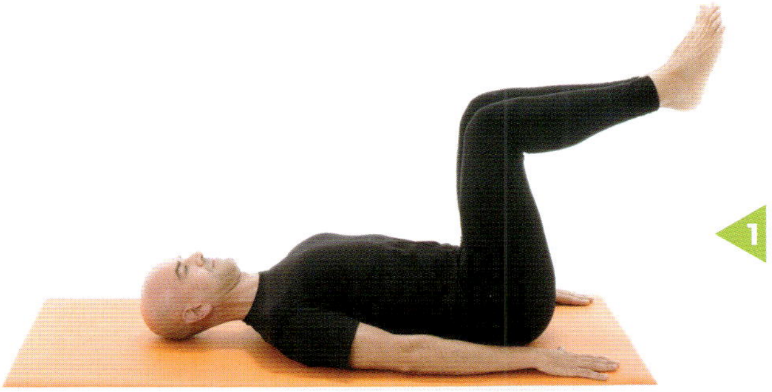

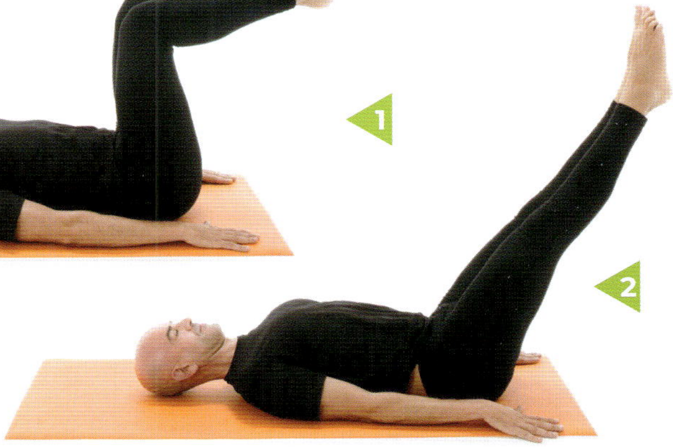

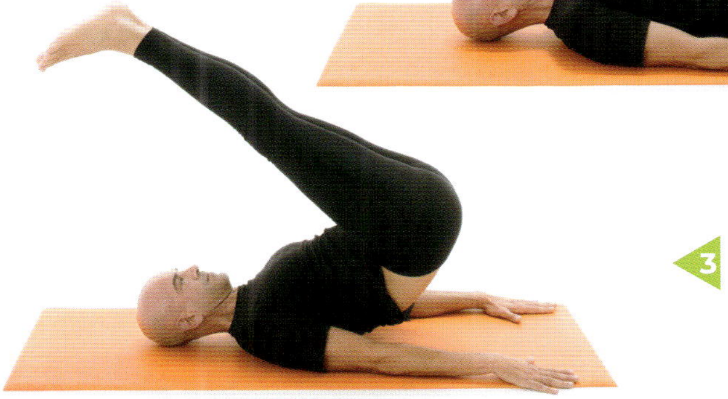

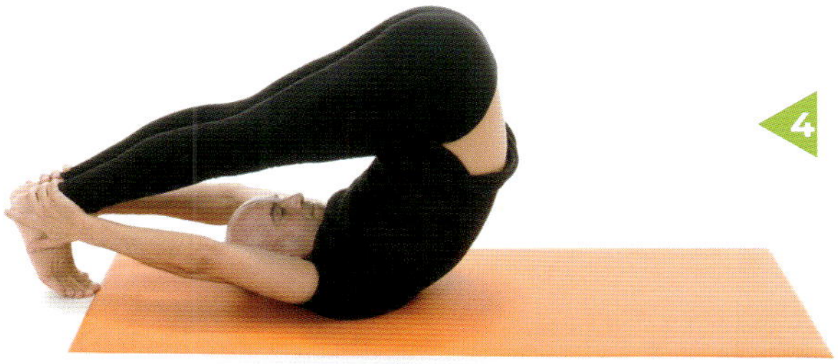

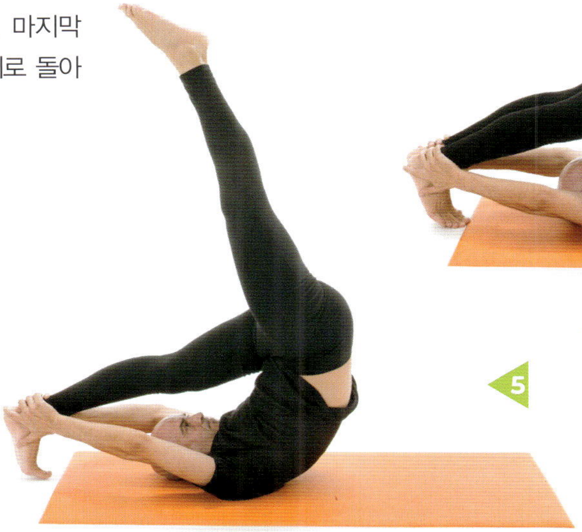

### 주의사항

- 경추에 문제가 있을 경우 이 운동은 자제한다.
- 체중은 목이 아닌 척추의 윗부분에 실어야 한다.
- 다리를 움직일 때 골반과 몸통은 움직이지 않는다.

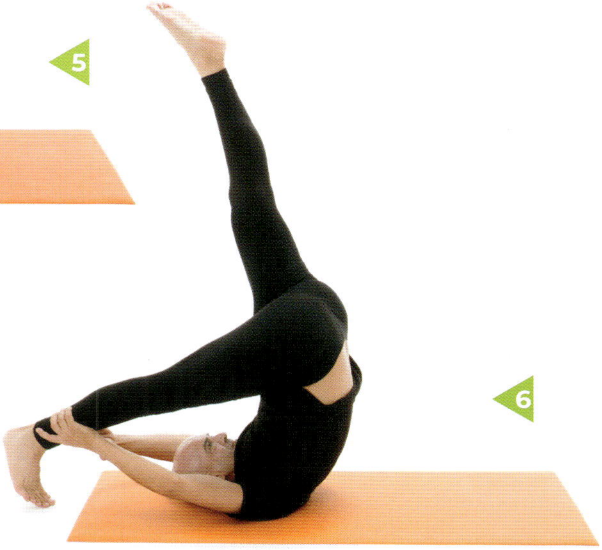

### 고급 운동
# 코르크스크루

다리를 안정시키고 움직이게 하는 복부 및 고관절굴곡근 조정 운동이다.

### 목표
- 복부 근육을 강화하고 요추–골반의 안정성을 높인다.

*자신의 다리가 하나의 진자라고 상상해보세요.*

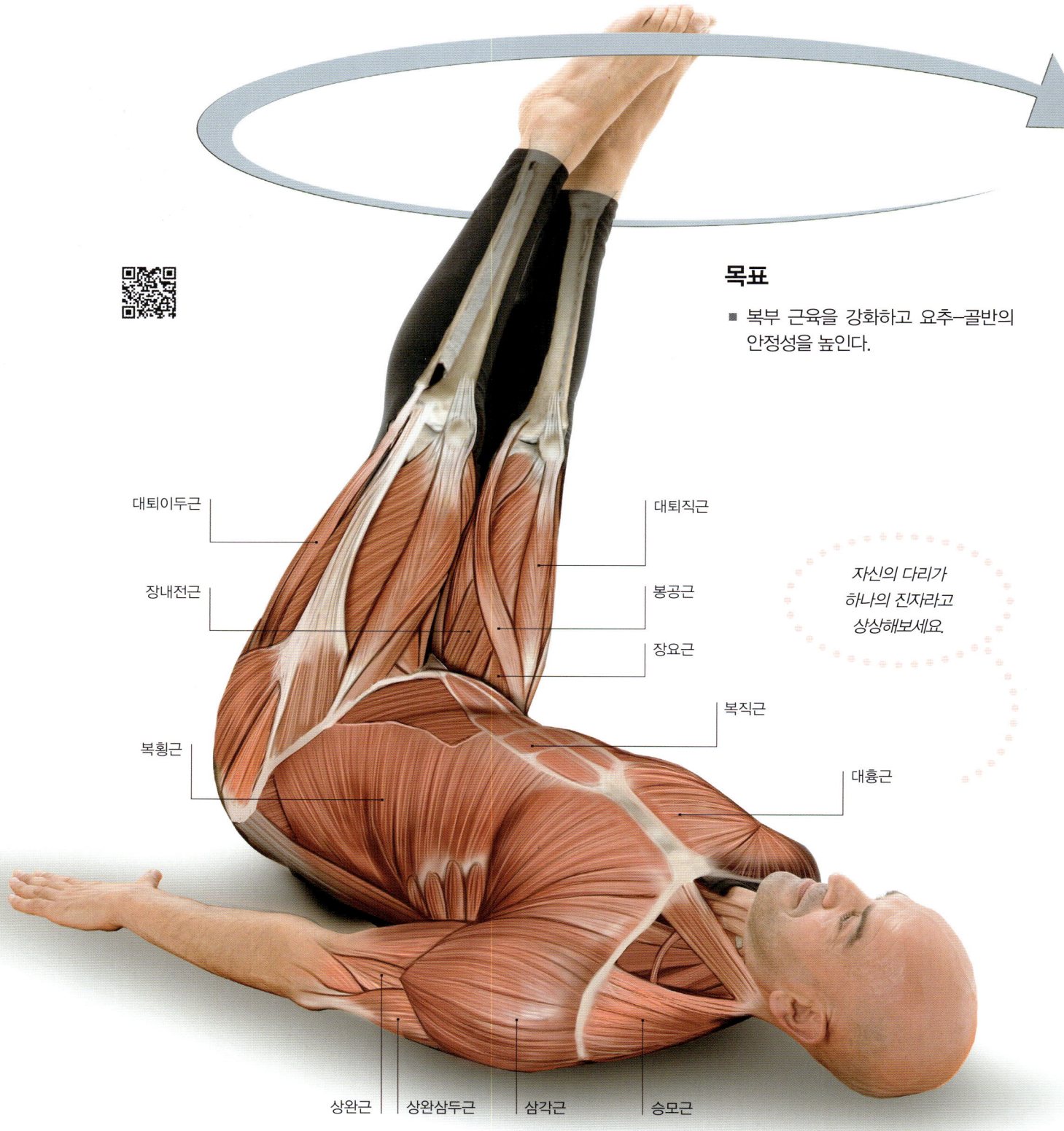

# (CORKSCREW)

## 근육 작용

**주근육**
비복근

**견갑골 안정화**
견갑골 주위 근육, 회전근개 및 팔 근육

**고관절 굴곡과 신전**
장요근, 대퇴직근, 봉공근, 중둔근, 소둔근, 대퇴근막장근
내전근이 다리를 계속 유지시킨다.

**척추 비틀기**
편심성 복사근(반대쪽)

## 테크닉

1. 요추를 지지하며 누운 자세에서 다리를 구부려 높이 들고 팔은 몸통을 따라 쭉 뻗는다. 숨을 들이마신다.

2. 숨을 내쉬면서 무릎을 펴서 직각을 만든다. 숨을 들이마신다.

3. 숨을 내쉬면서 척추를 약간 회전하고 다리로 반대편으로 닫히는 원을 그린다.

4. 원의 방향을 변경한다.

## 주의사항

- 견갑대는 고정한 채 안정적으로 유지하고, 다리는 모으고 발은 같은 높이로 유지한다.
- 다리의 움직임에 따라 골반은 균형을 맞추거나 바닥에 고정된다.
- 다리가 바닥과 수직이 될 때 요추 부위를 지지한다.
- 무릎을 편 채로 유지하기 어려운 경우 무릎을 구부린다.

고급 운동

# 숄더 브릿지

다음 운동인 '시저'와 '바이시클' 운동과 같이 골반과 허리를 점차적으로 더 안정화시키는 운동이다.

## 목표
- 고관절 굴곡근과 신전근의 제어력과 유연성을 높인다.
- 골반과 견갑골의 안정성을 향상시킨다.

## 근육 작용

### 주근육
고관절 굴곡근과 신전근, 중둔근, 소둔근과 내전근은 다리의 시상면을 유지한다.

### 고관절 굴곡
장요근, 대퇴직근, 대퇴근막장근, 봉공근

### 고관절 신전
햄스트링, 둔근

### 무릎 신전
사두근

### 몸통 안정화
복근과 팔

### 팔 안정화
상완이두근, 견갑주위근, 견갑상완근육

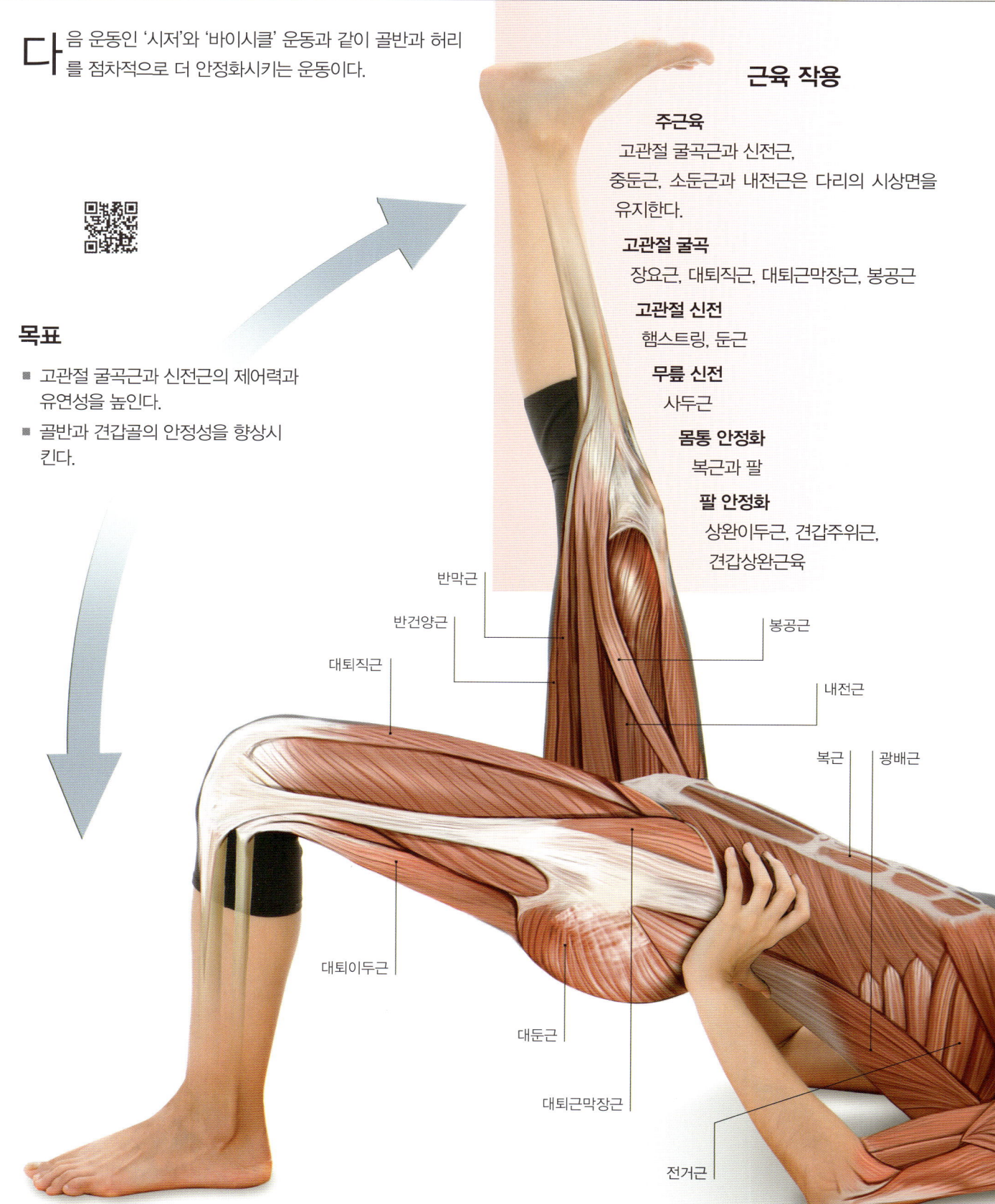

반막근, 반건양근, 대퇴직근, 봉공근, 내전근, 복근, 광배근, 대퇴이두근, 대둔근, 대퇴근막장근, 전거근

# (SHOULDER BRIDGE)

## 테크닉

1. 다리를 구부리고 발은 바닥에 평평하게 대고 골반을 들어 올린 후 팔을 바닥에 쭉 뻗은 누운 자세를 취한다.

2. 팔꿈치는 구부리고 양손을 허리에 올려놓는다. 숨을 들이마시면서 한쪽 다리를 들어 올린다.

3. 무릎을 펴고 뒤꿈치를 천장 쪽으로 가져가며 숨을 내쉬고 들이마신다.

4. 발바닥을 구부린 채 다리를 내리며 숨을 내쉰다. 숨을 들이마시면서 3번 자세로 돌아간다.

### 주의사항

- 등이나 팔에 부상이 있는 경우 이 동작을 수행하지 않도록 한다.
- 다리를 움직이는 동안 엉덩이를 움직이지 않고 복부 수축을 유지한다.
- 다리를 내릴 때 갑자기 떨어뜨리지 않도록 한다.

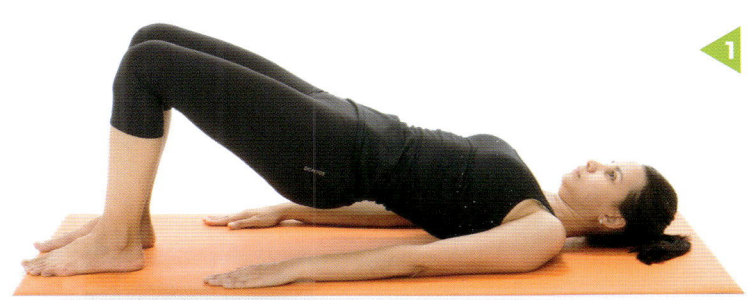

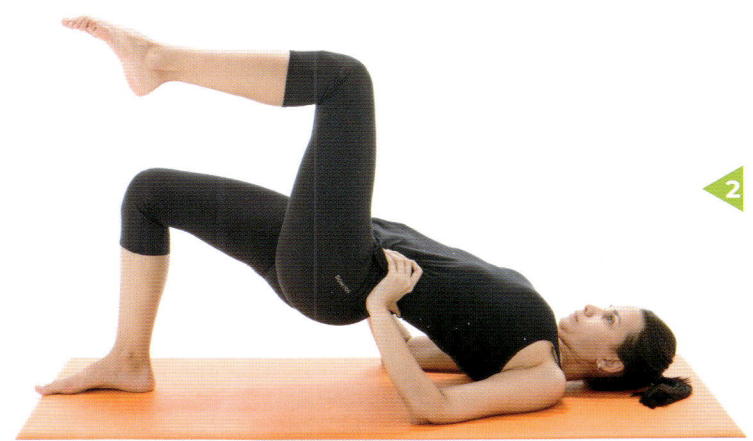

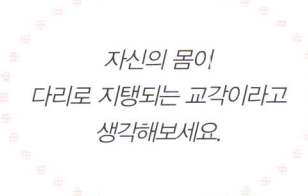

*자신의 몸이 다리로 지탱되는 교각이라고 생각해보세요.*

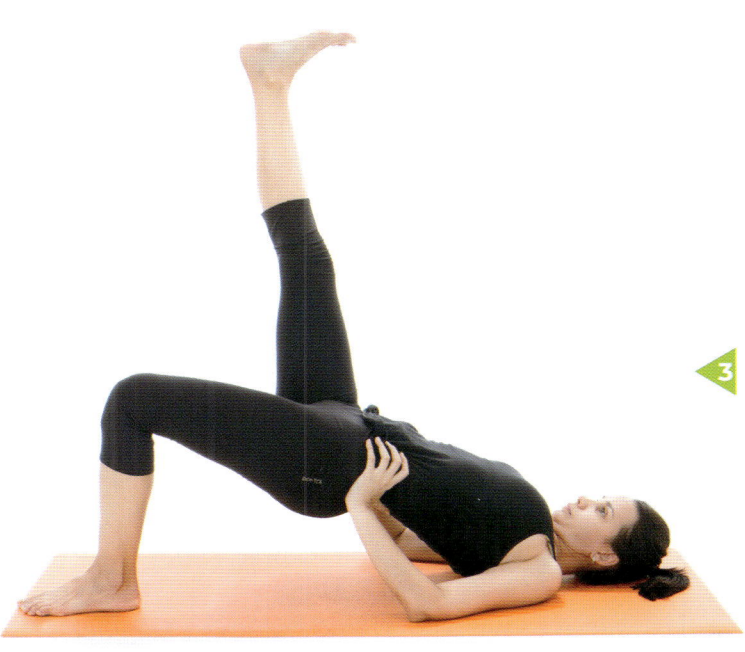

대흉근

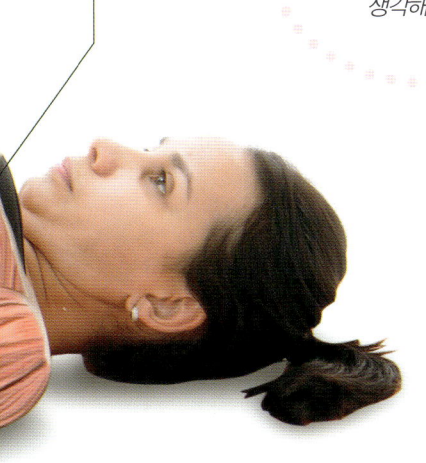

고급 운동
# 시저

이 운동은 '숄더 브릿지'를 마스터한 후 수행한다.

### 근육 작용

**주근육**
복근, 고관절 굴곡근과 신전근

**견갑골 안정화**
견갑 주위 근육과 어깨 근육

**골반 안정화**
복근

**고관절 굴곡과 신전**
주동근–길항근의 동심–편심성 작용:
장요근, 대퇴직근, 햄스트링, 대둔근
내전근과 둔근은 시상면을 유지한다.

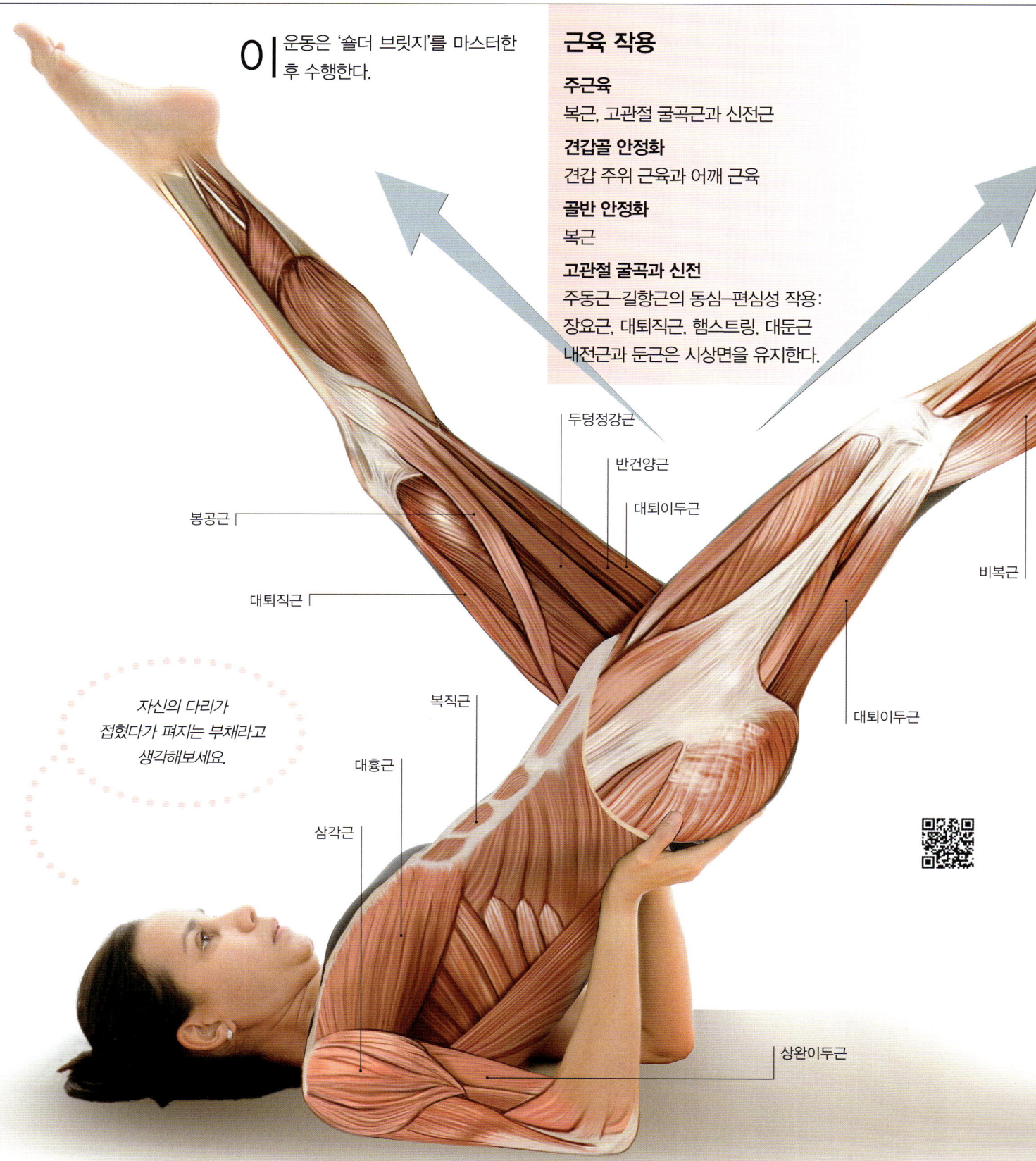

자신의 다리가 접혔다가 펴지는 부채라고 생각해보세요.

128 / 해부학과 필라테스

# (SCISSORS)

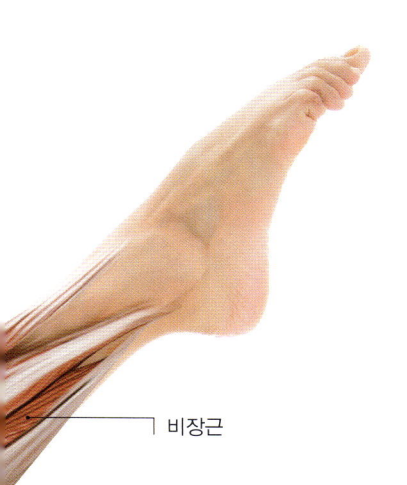

비장근

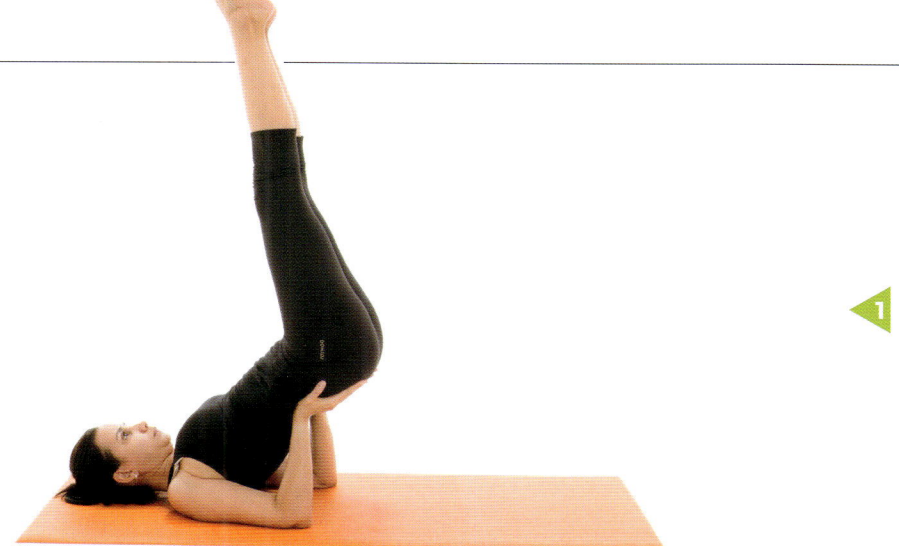

## 목표

- 어깨와 골반의 안정성을 개선한다.
- 복부 근육과 고관절 굴곡근 및 신전근을 강화하여 고관절 굴곡근과 신전근의 유연성을 높인다.

## 테크닉

1. 누운 자세에서 무릎을 가슴 쪽으로 가져와서 골반 아래에 손을 놓을 수 있을 때까지 뒤로 돌린다. 다리를 쭉 뻗는다.

2. 숨을 들이쉬고 내쉬면서 다리를 V자 모양으로 벌리면서 살짝 박동을 준다.

3. 다리를 교차하면서 숨을 들이마시고 동작을 바꾸면서 숨을 내쉰다.

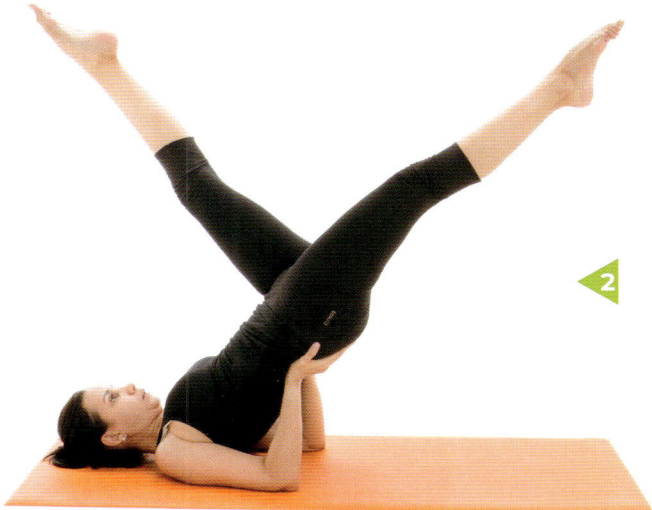

## 주의사항

- 경추, 어깨 또는 팔에 부상이 있는 경우 이 운동을 수행하지 않는다.
- 팔꿈치가 서로 평행이 되도록 하고 다리를 움직이는 동안 골반은 손 위에 안정적으로 고정해둔다.
- 체중이 목과 어깨 뒤쪽에 실리지 않도록 내리는 다리를 최대한 넓게 벌려야 한다.
- 동작은 크고 매끄럽게 이어지도록 수행한다.

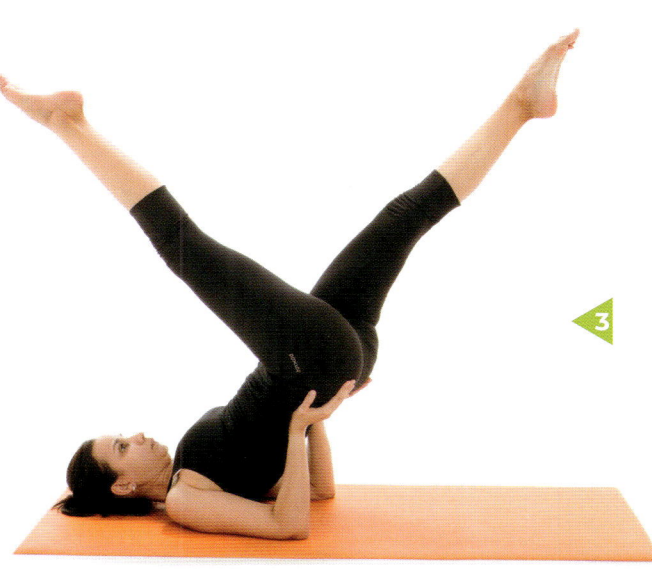

고급 운동

# 바이시클

이 동작은 '시저' 운동이 연속되는 것이다. 힘과 유연성이 필요하다.

### 목표
- 골반대와 견갑골의 안정성을 향상시킨다.
- 복부 근육을 강화한다. 고관절 굴곡근과 신전근을 강화하고 유연성을 높인다.

### 근육 작용

**주근육**
복근, 고관절 굴곡근과 신전근

**견갑골 안정화**
회전근개, 견갑골 주변 근육

**골반 안정화**
복근

**고관절 굴곡과 신전**
길항근의 동심-편심성 작용: 장요근, 대퇴직근/대둔근, 햄스트링

**무릎 굴곡**
햄스트링

**무릎 신전**
사두근

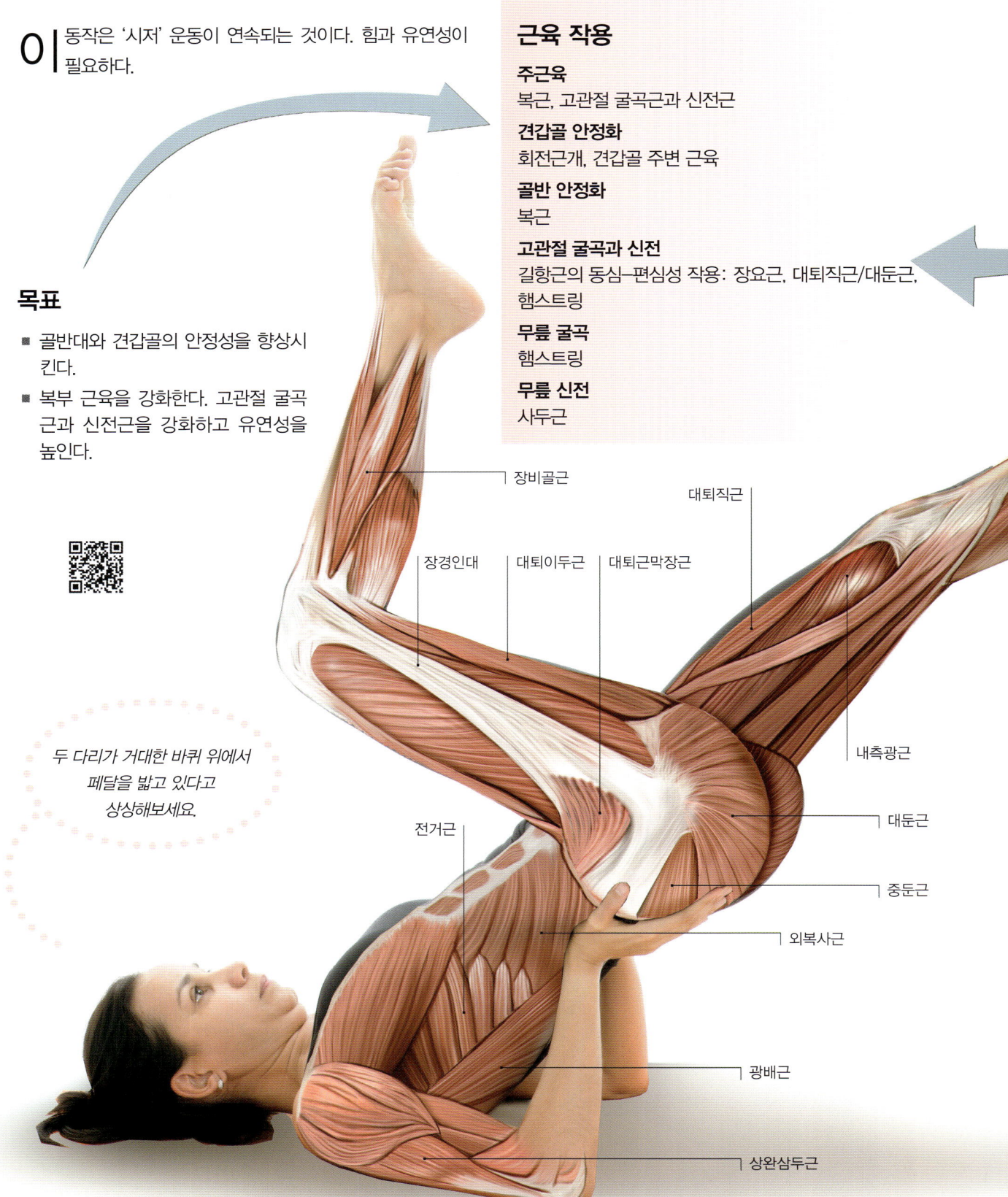

두 다리가 거대한 바퀴 위에서 페달을 밟고 있다고 상상해보세요.

장비골근, 대퇴직근, 장경인대, 대퇴이두근, 대퇴근막장근, 내측광근, 대둔근, 전거근, 중둔근, 외복사근, 광배근, 상완삼두근

# (BICYCLE)

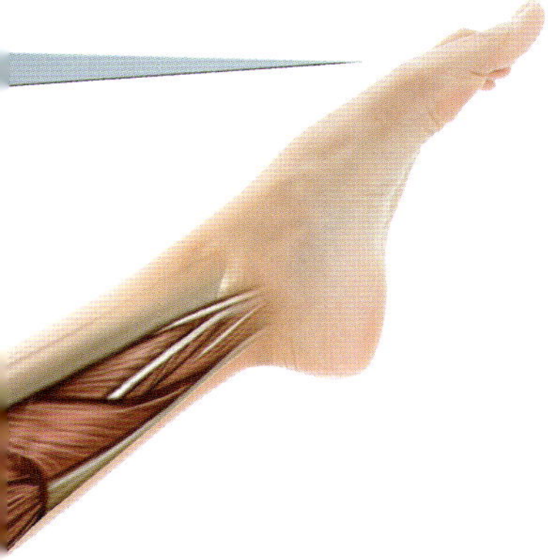

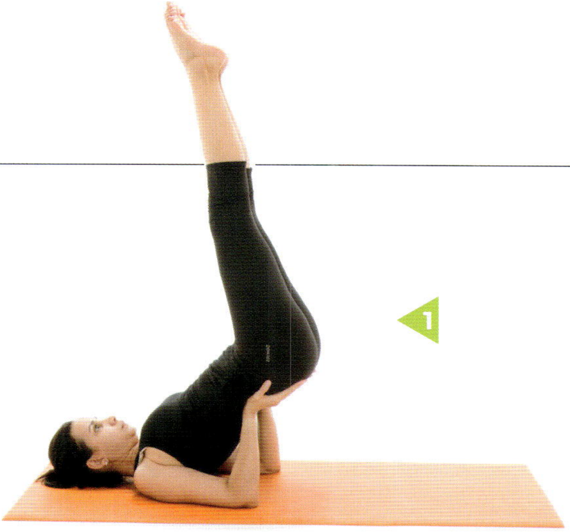

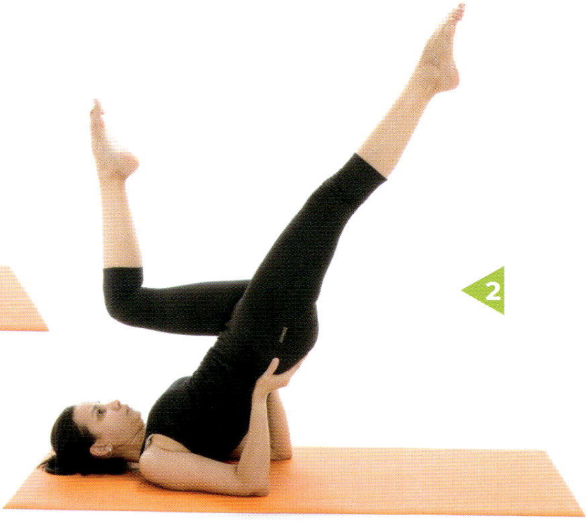

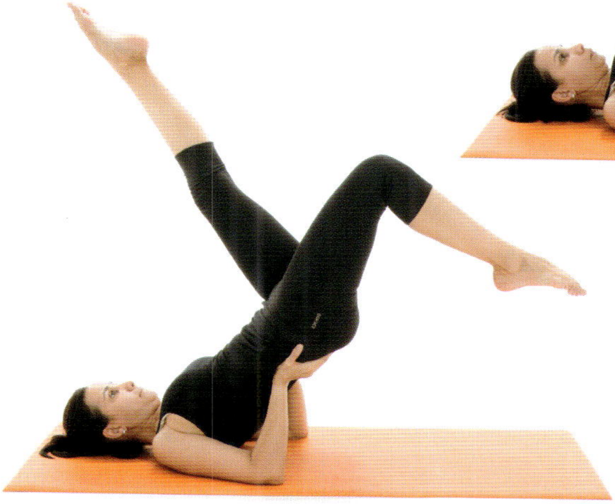

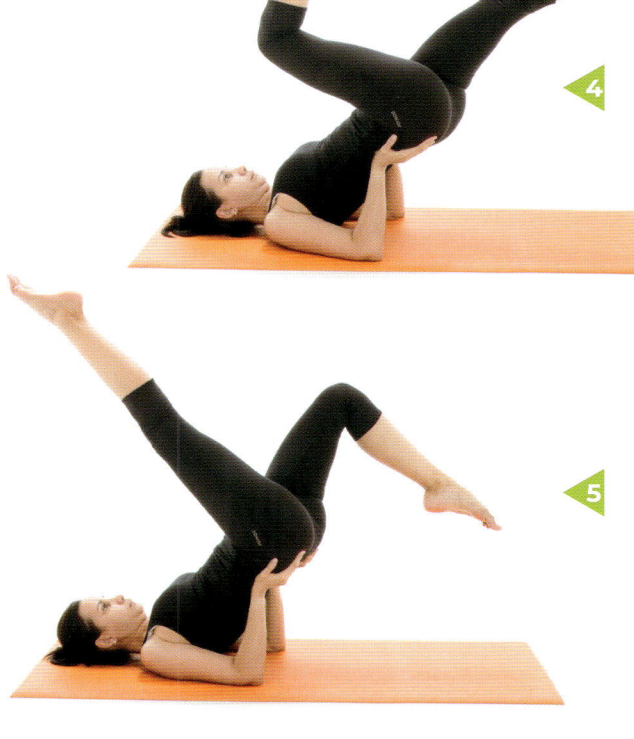

### 주의사항

- 경추, 어깨 또는 팔 부상이 있는 경우에는 삼간다.
- 다리를 평행하게 유지하고 동시에 움직인다. 한쪽 고관절은 구부리고 다른 쪽 고관절은 뻗는다.
- 움직임은 크고 유동적이어야 한다. 몸의 무게가 목과 어깨에 떨어지지 않도록 내려가는 다리를 최대한 벌려야 한다.

### 테크닉

1. 이전 운동과 동일한 시작 자세로 준비한다.

2. 한쪽 무릎을 가슴 쪽으로 구부리며 반대쪽 고관절을 펴고 숨을 들이마신다.

3. 뒷다리는 구부려서 바닥으로 더 가까이 가져오고 앞다리는 펴면서 숨을 내쉰다.

4. 두 다리를 교차하면서 숨을 들이마신다.

5. 뒷다리를 바닥 쪽으로 내리면서 숨을 내쉰다.

고급 운동

# 잭나이프

'롤'오버'와 비슷한 운동이지만, 복부의 더 큰 유연성과 제어력이 필요해 난이도가 더 높다.

## 목표

- 척추를 더 유연하게 만들고 복부와 어깨 안정근을 강화한다.

## 근육 작용

**주근육**
복근

**척추 굴곡**
복근

**고관절 굴곡**
장요근, 대퇴직근. 대둔근, 햄스트링은 편심적으로 작용한다.

**견갑골 안정화**
견갑 주위 근육
회전근개

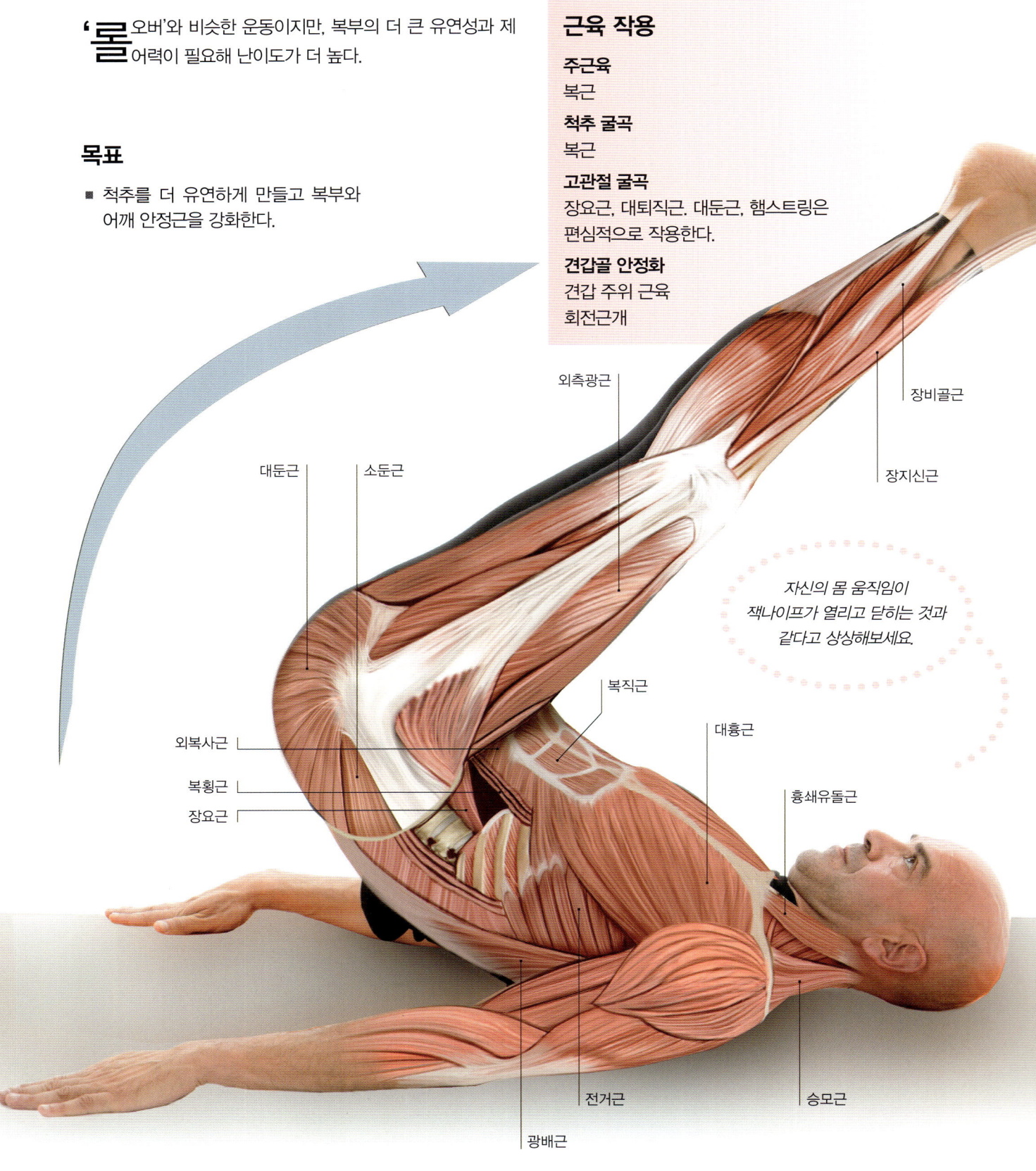

자신의 몸 움직임이 잭나이프가 열리고 닫히는 것과 같다고 상상해보세요.

# (JACK KNIFE)

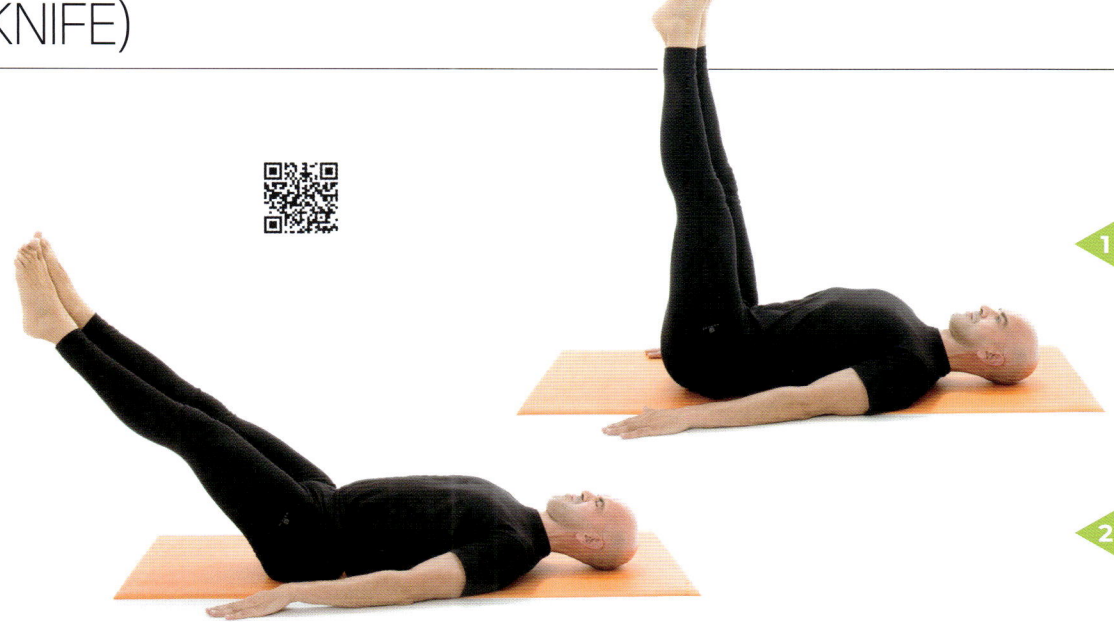

### 테크닉

1. 요추를 바닥에 바짝 붙이고 누운 자세에서 다리는 90°로, 팔은 몸과 평행하게 쭉 뻗는다. 숨을 들이마신다.

2. 다리를 바닥 쪽으로 구부리면서 숨을 내쉬고 들이마신다.

3. 고관절은 90°로 구부리고 다리가 바닥과 평행이 될 때까지 뒤로 내보내고 숨을 내쉰다.

4. 발을 바닥에 더 가까이 가져오며 숨을 들이마신다.

5. 숨을 내쉬면서 허리와 다리를 서서히 내린다.

### 주의사항

- 체중은 척추 윗부분, 어깨, 팔에 실어야 하며 목에 실리지 않도록 한다.
- 다리를 올린 채 등과 균형을 유지하려면 견갑대를 안정시켜야 한다.
- 발을 내릴 때는 머리 높이와 수평이 되어야 한다.

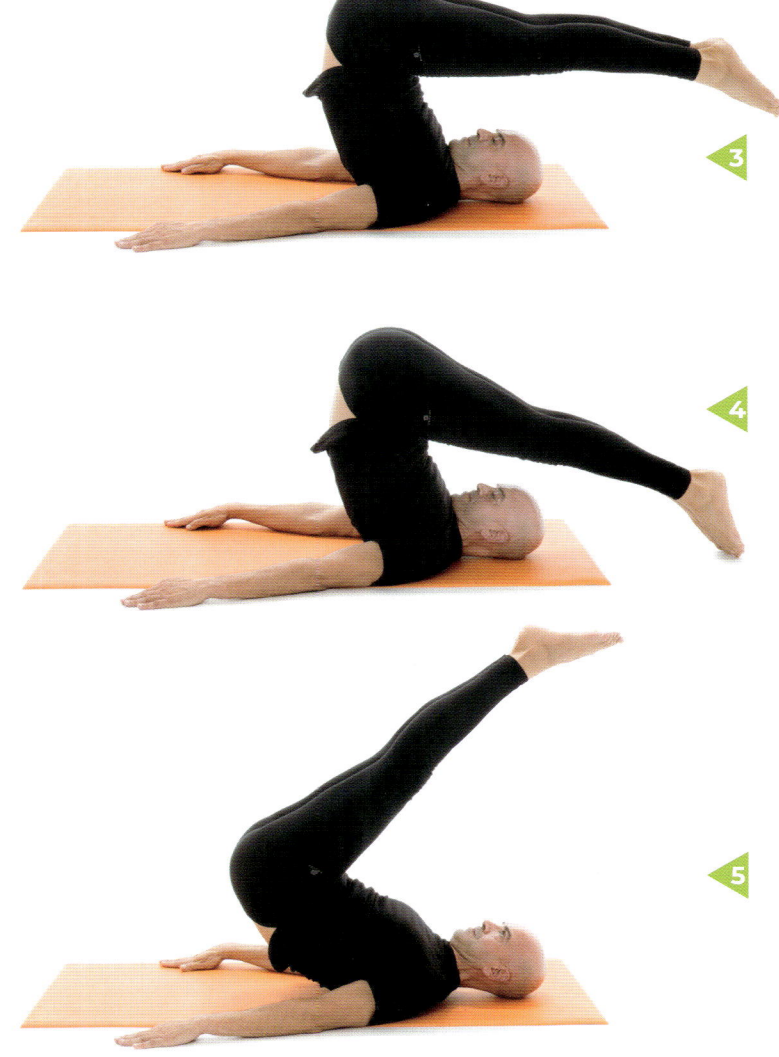

**고급 운동**

# 티저

'롤 업' 또는 '오픈 레그 라커'와 같은 다른 중급 수준의 운동의 복근 운동에서 난이도를 높인 운동이다.

## 목표

- 복부 근육과 척추기립근을 강화한다.
- 균형 감각과 협응력을 향상시킨다.

## 근육 작용

**주근육**
복근

**몸통 굴곡**
복부 근육

**허리와 고관절 굴곡**
장요근, 대퇴직근, 중둔근과 소둔근의 앞부분, 대퇴근막장근

**무릎 신전**
사두근, 햄스트링, 봉공근, 두덩정강근

**어깨 굴곡**
삼각근, 상완이두근, 대흉근, 오훼완근

자신의 몸이 V자 형태를 띠고 있다고 상상해보세요.

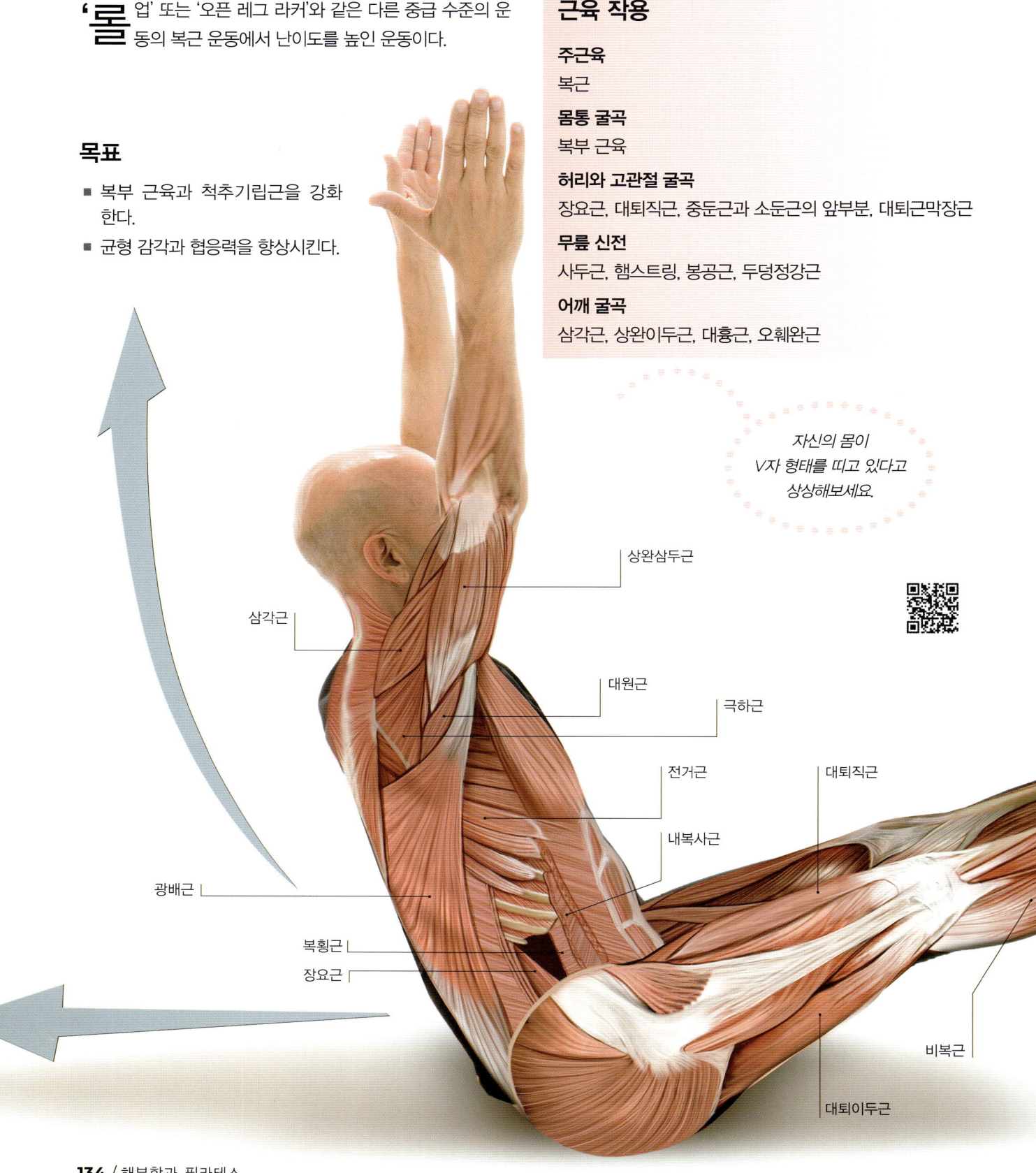

상완삼두근, 삼각근, 대원근, 극하근, 전거근, 대퇴직근, 내복사근, 광배근, 복횡근, 장요근, 비복근, 대퇴이두근

134 / 해부학과 필라테스

# (TEASER)

## 테크닉

1. 허리를 곧게 펴고 엉덩이 균형을 잡고 앉은 자세에서 발은 바닥에서 뗀다. 숨을 들이마신다.

2. 등을 둥글게 말며 숨을 내쉬고 견갑골에 힘을 주지 않고 바닥 쪽으로 내려간다. 숨을 들이마시고 내쉬며 다시 올라온다.

3. 숨을 들이마시고 내쉬는 숨에 다리와 팔을 머리 쪽으로 길게 늘리며 V자 모양을 만든다.

4. 등을 뒤로 둥글게 말며 숨을 들이마신다.

5. 넘어지지 않도록 몸을 내리면서 숨을 내쉰다.

6. 숨을 들이쉬고 내쉬면서 시작 자세로 돌아간다.

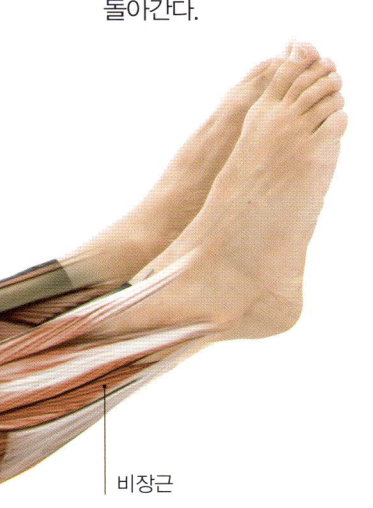

비장근

## 주의사항

- 올라가고 내려올 때 척추를 이어서 움직이고, 다리는 동일한 각도로 유지한 채 움직이지 않는다.
- 어깨에 힘을 주지 않는다.

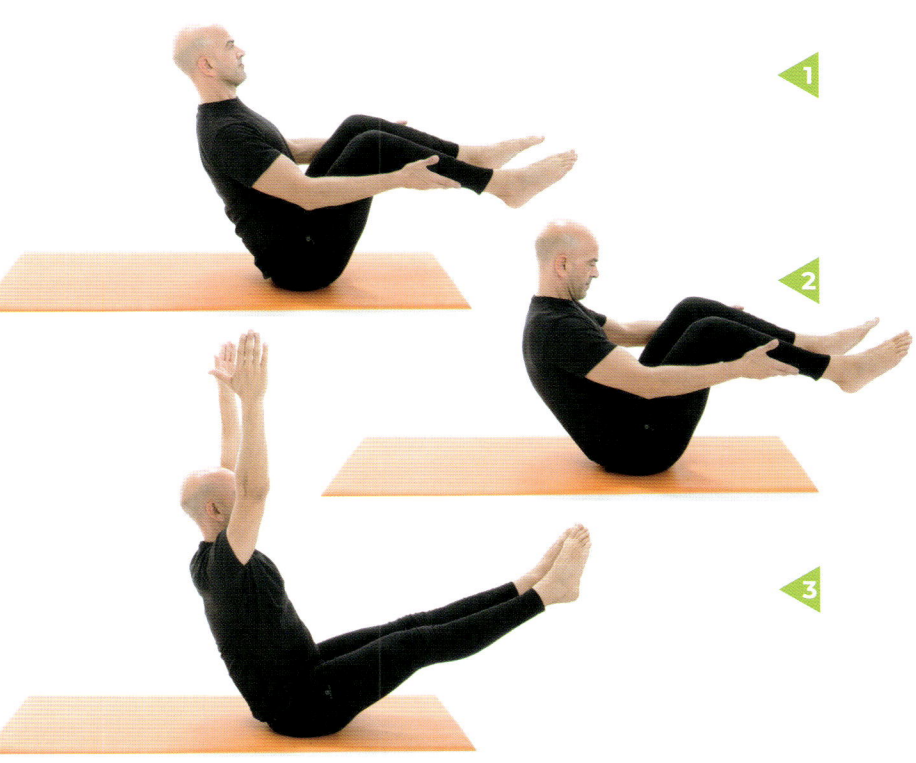

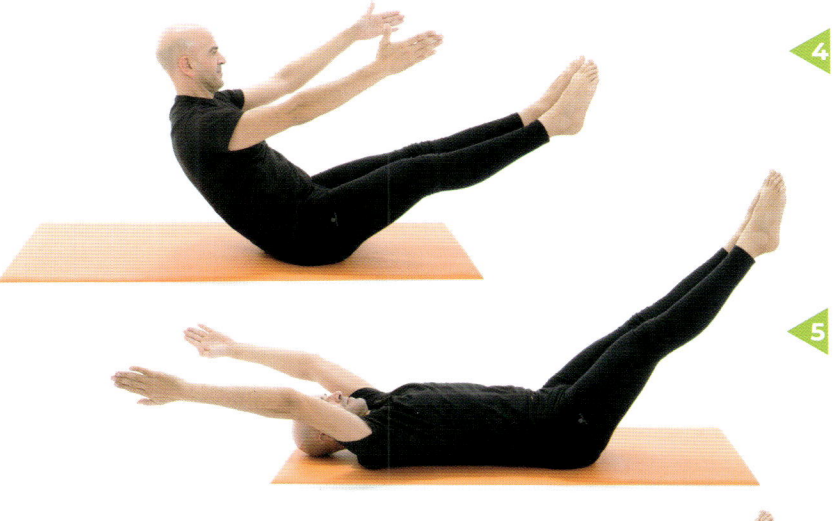

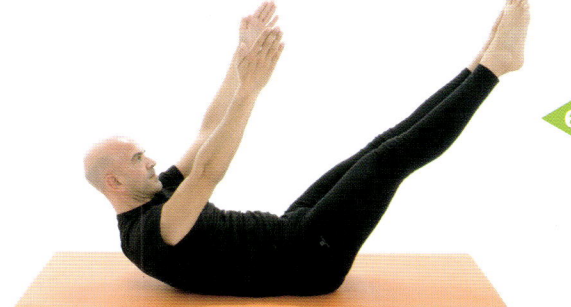

고급 운동

# 부메랑

이 운동에는 근력, 유연성 및 협응력이 필요하다. '롤업'과 '티저' 운동을 올바르게 수행할 수 있어야 한다.

## 목표
- 복부 근육과 척추기립근을 강화한다.

## 근육 작용

**주근육**
복근

**고관절 굴곡**
장요근, 대퇴직근, 중둔근, 소둔근, 봉공근, 대퇴근막장근, 내전근

**어깨 굴곡**
삼각근, 상완이두근, 대흉근

**어깨 신전**
삼각근, 상완삼두근

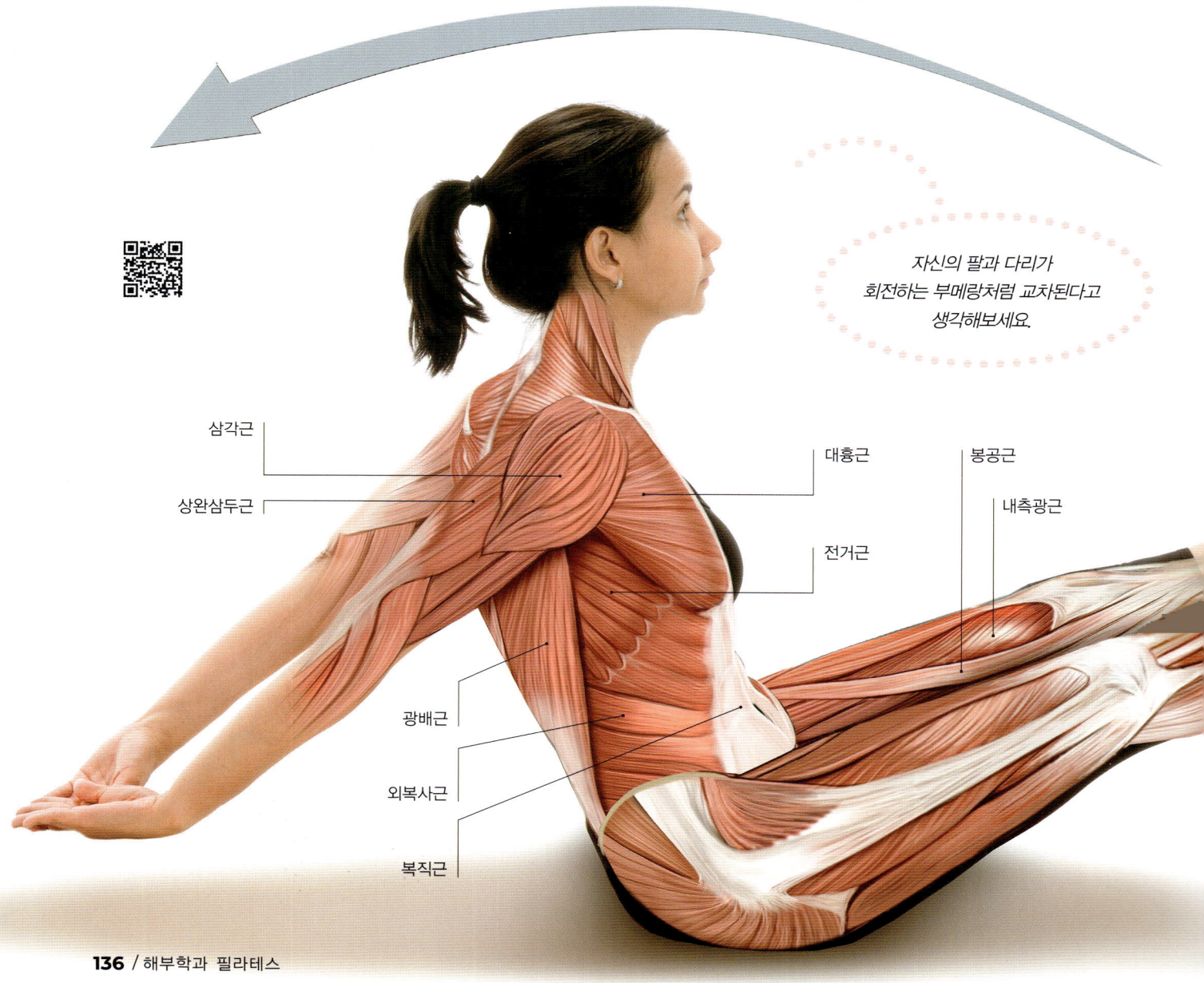

자신의 팔과 다리가 회전하는 부메랑처럼 교차된다고 생각해보세요.

# (BOOMERAN)

## 테크닉

1. 다리는 곧게 펴고 발바닥을 구부린 채 발목을 교차시키고 손은 골반 아래에 놓은 상태에서 앉은 자세를 취한다. 숨을 들이마신다.

2. 손을 발목 쪽으로 가져오고 몸을 구부리며 숨을 내쉰다.

3. 손바닥을 뒤로 하고 팔은 벌리고 숨을 들이마신다.

4. 숨을 내쉬면서 뒤로 구르며 다리와 등을 들어 올린다. 숨을 들이마신다.

5. 숨을 내쉬면서 골반의 균형을 유지하고 등은 곧게 펴고 다리를 들어 올린다. 숨을 들이마신다.

6. 숨을 내쉬면서 뒤로 손깍지를 끼고 가슴을 넓히며 척추를 길게 만든다. 숨을 들이마신다.

7. 고관절과 등을 구부려 이완한다.

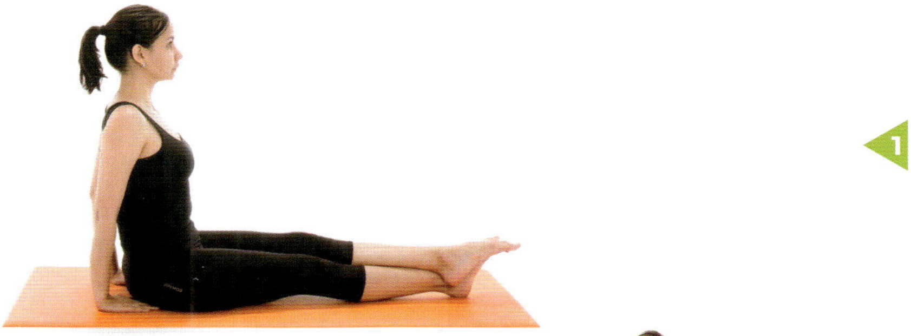

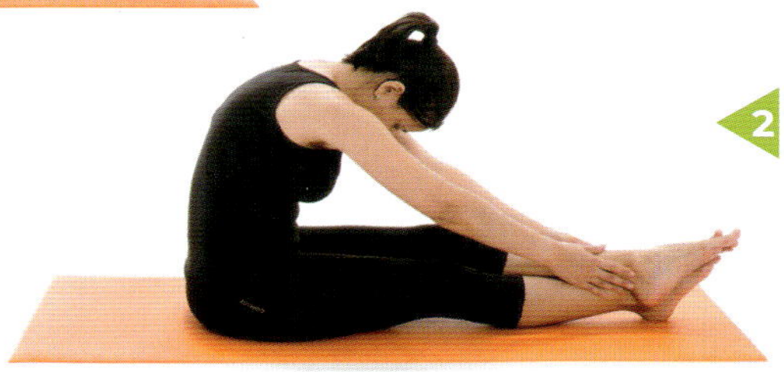

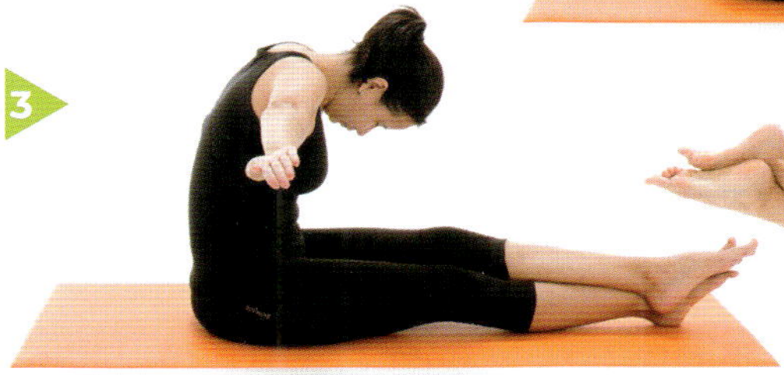

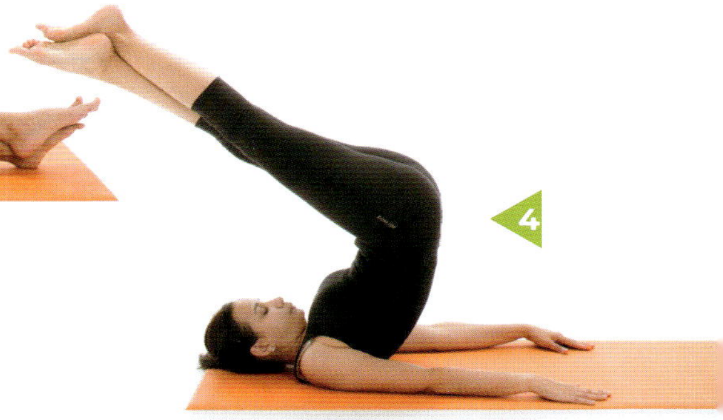

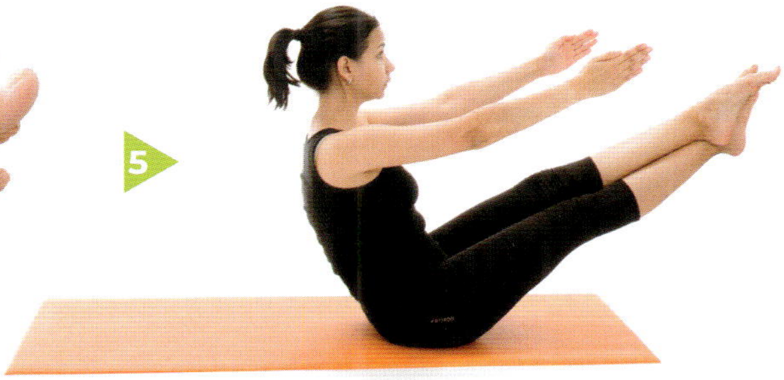

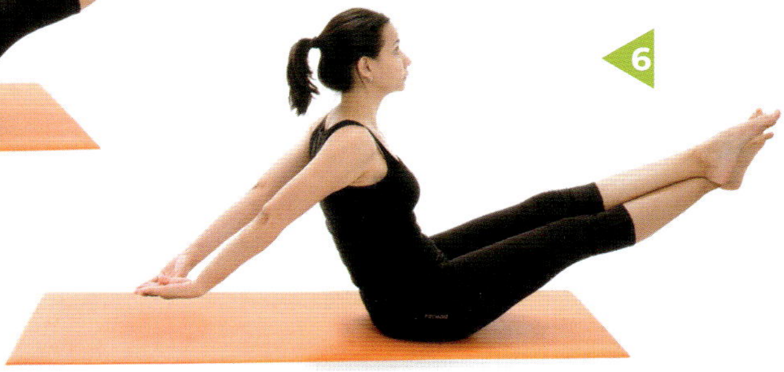

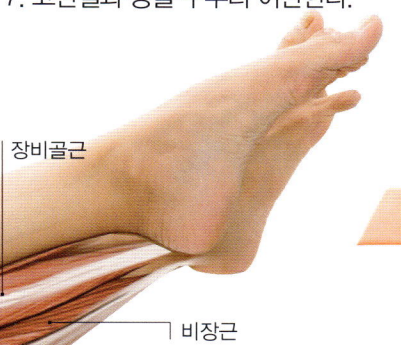

장비골근
비장근
비복근

### 주의사항

- 움직임은 유동적이어야 한다.
- 균형을 잡는 단계에서 다리를 최대한 높게 유지한다.
- 팔을 뒤로 보낼 때 가슴 근육을 스트레칭한다.
- 반복할 때마다 발목 교차 방향을 바꾼다.

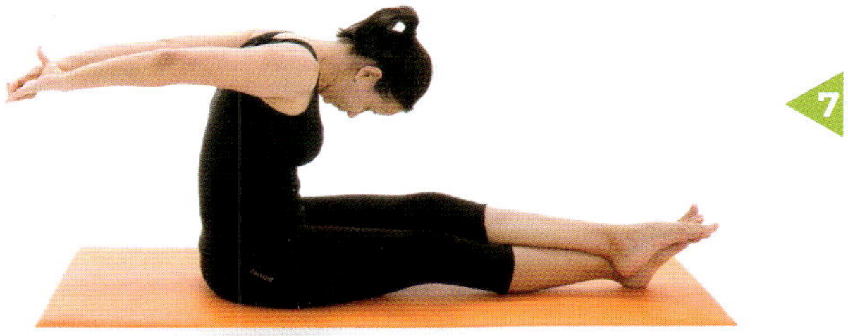

고급 운동

# 밸런스: 엎드린 자세

스윙을 통해 무게중심을 바꾸는 척추 및 고관절 신전 운동이다.

## 목표

- 척추와 고관절 신전근을 강화한다.
- 고관절 굴곡근과 가슴 근육을 스트레칭한다.

## 근육 작용

### 주근육
척추와 머리의 신전근과 사두근은 무게 중심을 바꾸고 몸에 관성을 부여한다.

### 척추 신전
척추 주위 근육, 승모근, 광배근, 판상근, 요방형근

### 무릎 신전
사두근
상지 근육은 발을 잡고 있도록 도와준다.

*자신의 몸이 활이고 팔이 현이라고 상상해보세요.*

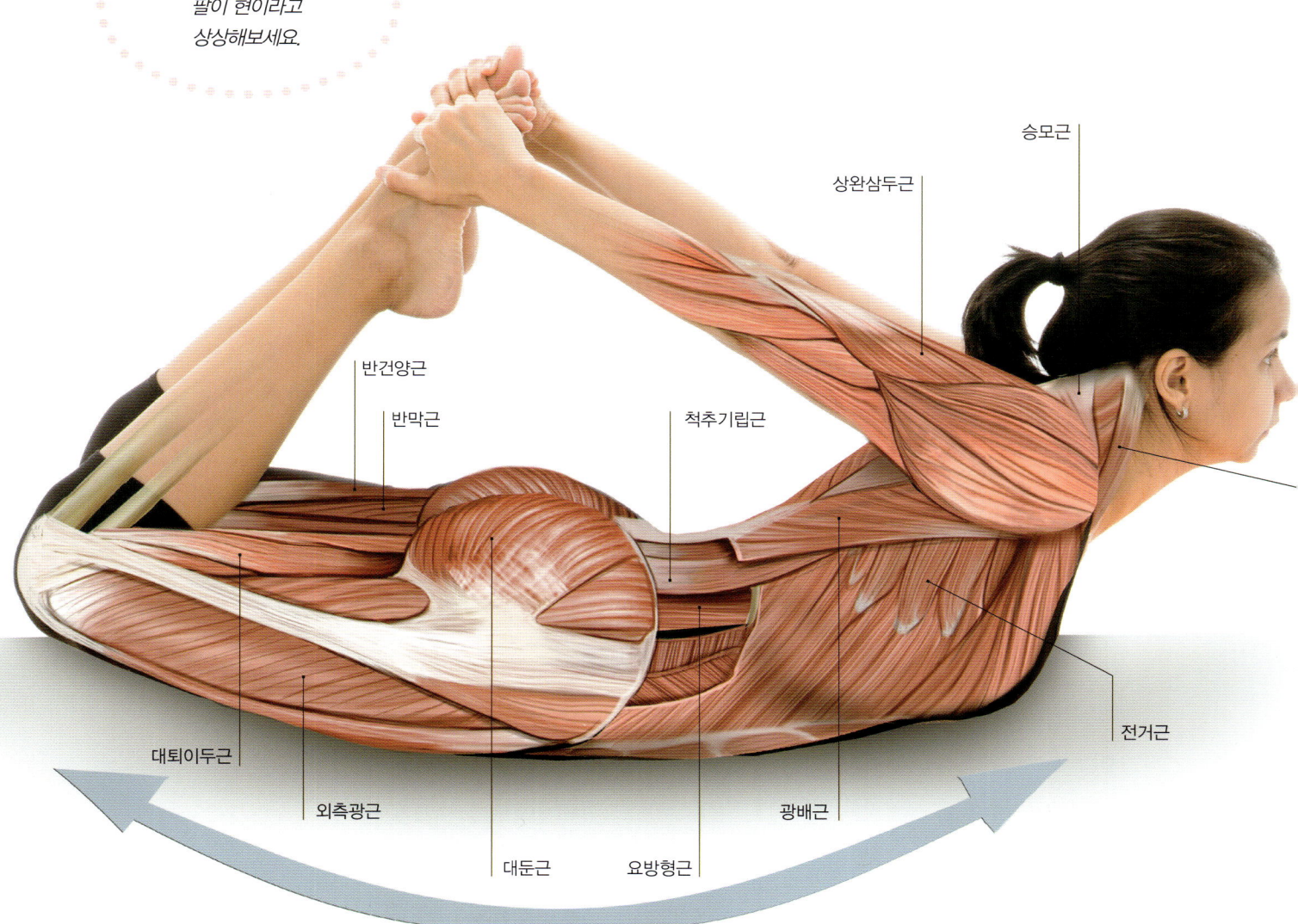

# (BALANCE IN PRONE)

## 테크닉

1. 엎드린 자세에서 무릎은 구부리고 손으로 발목을 잡는다. 숨을 들이마신다.

2. 숨을 내쉬면서 다리를 앞으로 들고 균형을 유지한다. 숨을 들이마신다.

3. 몸통을 들어 올리고 뒤쪽으로 균형을 잡으며 숨을 들이마신다.

4. 고관절과 등을 구부려 이완한다.

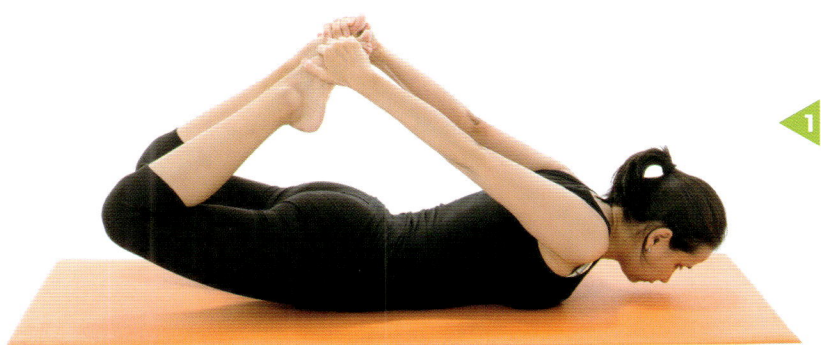

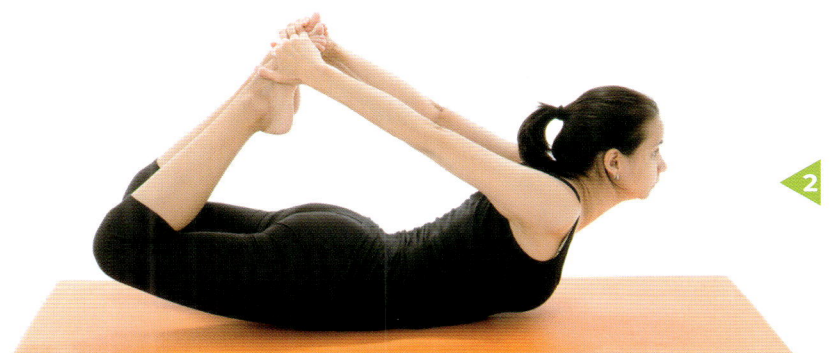

흉쇄유돌근

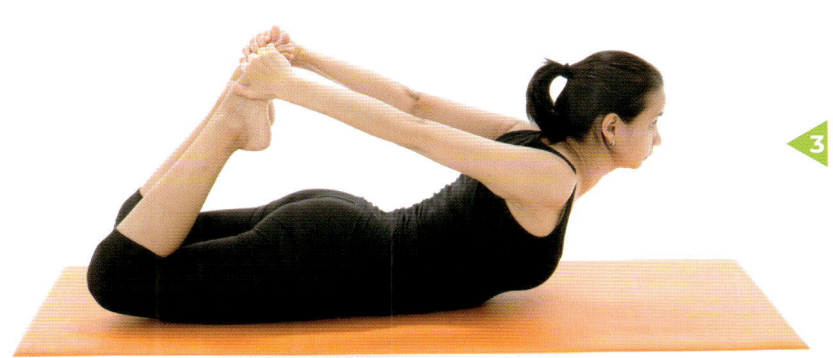

### 주의사항

- 머리는 척추와 일직선을 유지하고 어깨는 견갑골과 같이 내린다.
- 운동하는 동안 복부 수축을 계속 유지한다.
- 치골에 가해지는 압력을 줄이기 위해 다리를 벌린다.

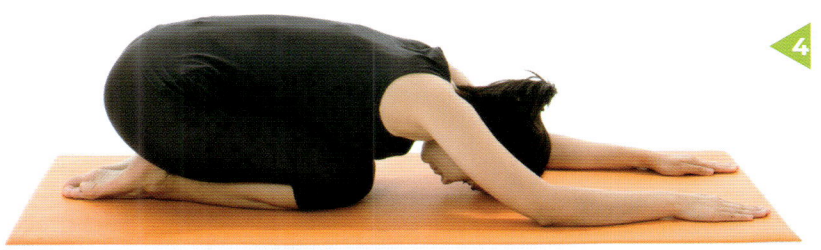

고급 운동

# 레그 풀 프런트

이 운동에서는 플랭크 자세를 취하고 고관절을 신전하여 난이도를 높인다.

## 목표

- 몸통, 견갑대 안정근 및 고관절 신전근을 강화한다.

## 근육 작용

**주근육**
고관절 신전근, 복근, 척추 주위 근육이 몸통을 안정화시킨다.

**팔꿈치 신전**
삼두근

**팔을 구부릴 때 견갑골을 안정화:**
대흉근, 삼각근, 광배근, 견갑골 주위 근육 및 전거근

**골반 신전**
둔근, 햄스트링

**지지하는 다리의 안정화**
장요근, 사두근, 둔근, 내전근, 골반과 엉덩이 근육

*자신의 몸이 하나의 널빤지라고 상상해보세요.*

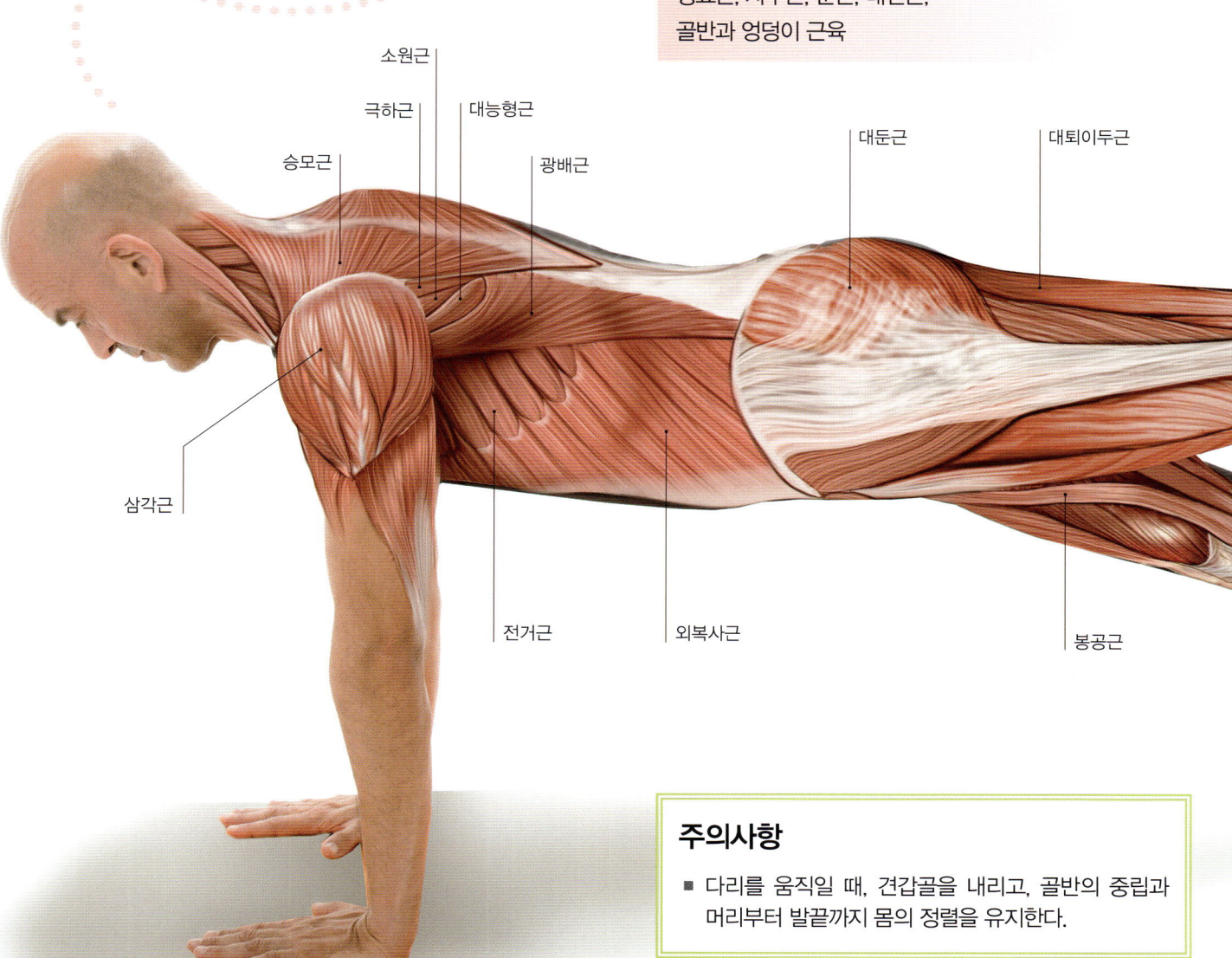

## 주의사항

- 다리를 움직일 때, 견갑골을 내리고, 골반의 중립과 머리부터 발끝까지 몸의 정렬을 유지한다.

# (LEG PULL FRONT)

## 테크닉

1. 네발 자세로 팔과 다리를 바닥에 수직으로 세운다. 머리는 등과 일직선이 되도록 한다.

2. 숨을 들이마시며 등의 자세를 바꾸지 않고 한쪽 무릎을 뻗는다.

3. 숨을 내쉬며 다른 쪽 다리를 뻗고 플랭크 자세를 유지한다.

4. 숨을 들이쉬고 내쉬면서 한쪽 다리를 들어 올려 뒤로 가져와 고관절을 늘린다. 다리를 내리며 숨을 들이쉰다.

5. 다리를 바꾸며 숨을 내쉰다.

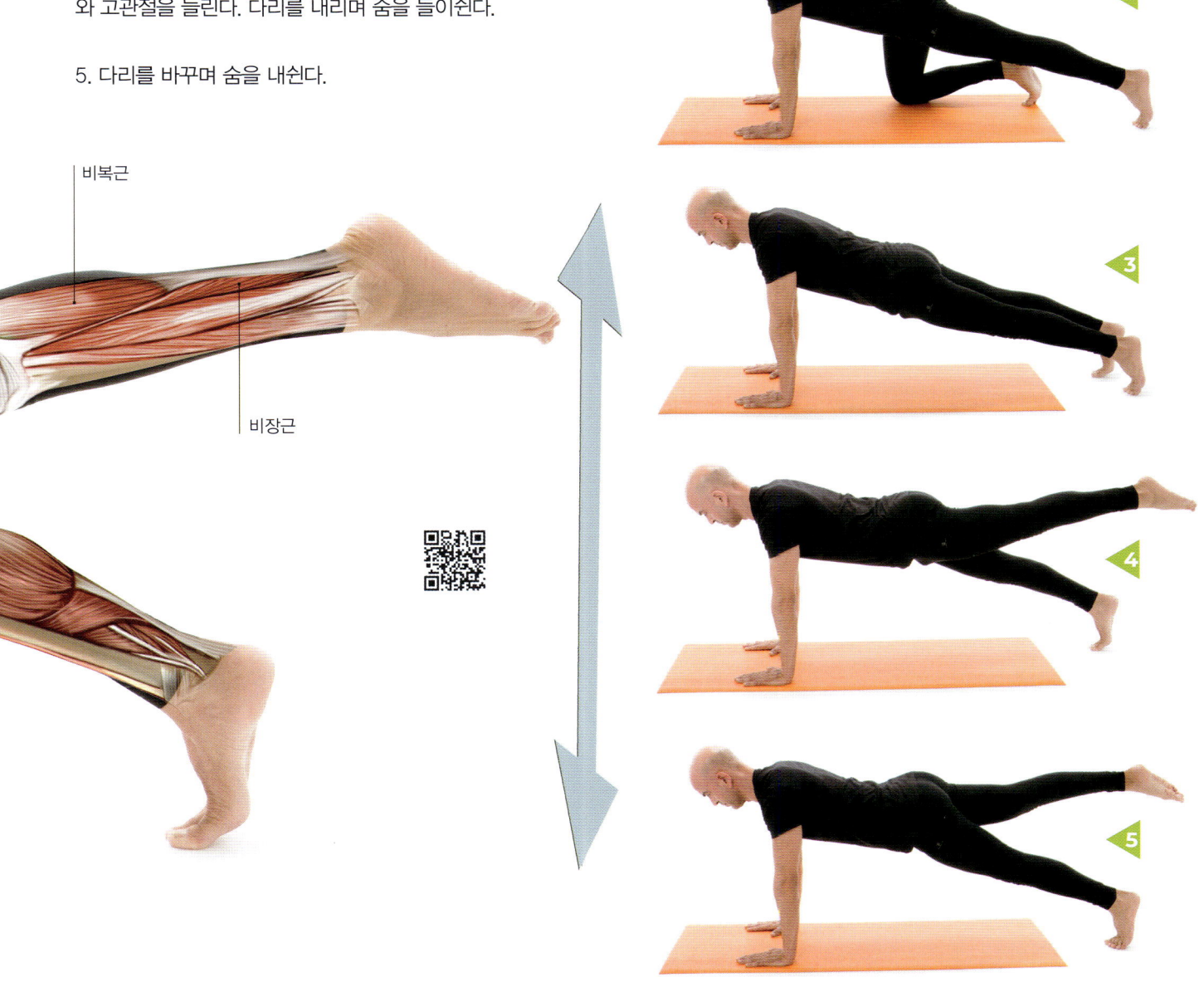

고급 운동

# 푸시업

**필**라테스에서는 하체 운동을 할 때 팔꿈치를 몸에 밀착시키고 똑바로 설 때까지 동작을 추가한다.

## 목표
- 팔꿈치 신전근과 가슴 근육을 강화한다.
- 몸통의 안정성을 향상시킨다.

## 주의사항
- 운동하는 동안 어깨는 내리고 골반은 중립을 유지하며 복부 수축을 유지한다.

## 근육 작용

**주근육**
어깨 굴곡근과 팔꿈치 신전근
등 근육과 복근이 몸통의 안정성을 높인다.

**어깨 굴곡**
삼각근, 대흉근. 전거근은 견갑골을 안정화시킨다.

**팔꿈치 신전**
상완삼두근

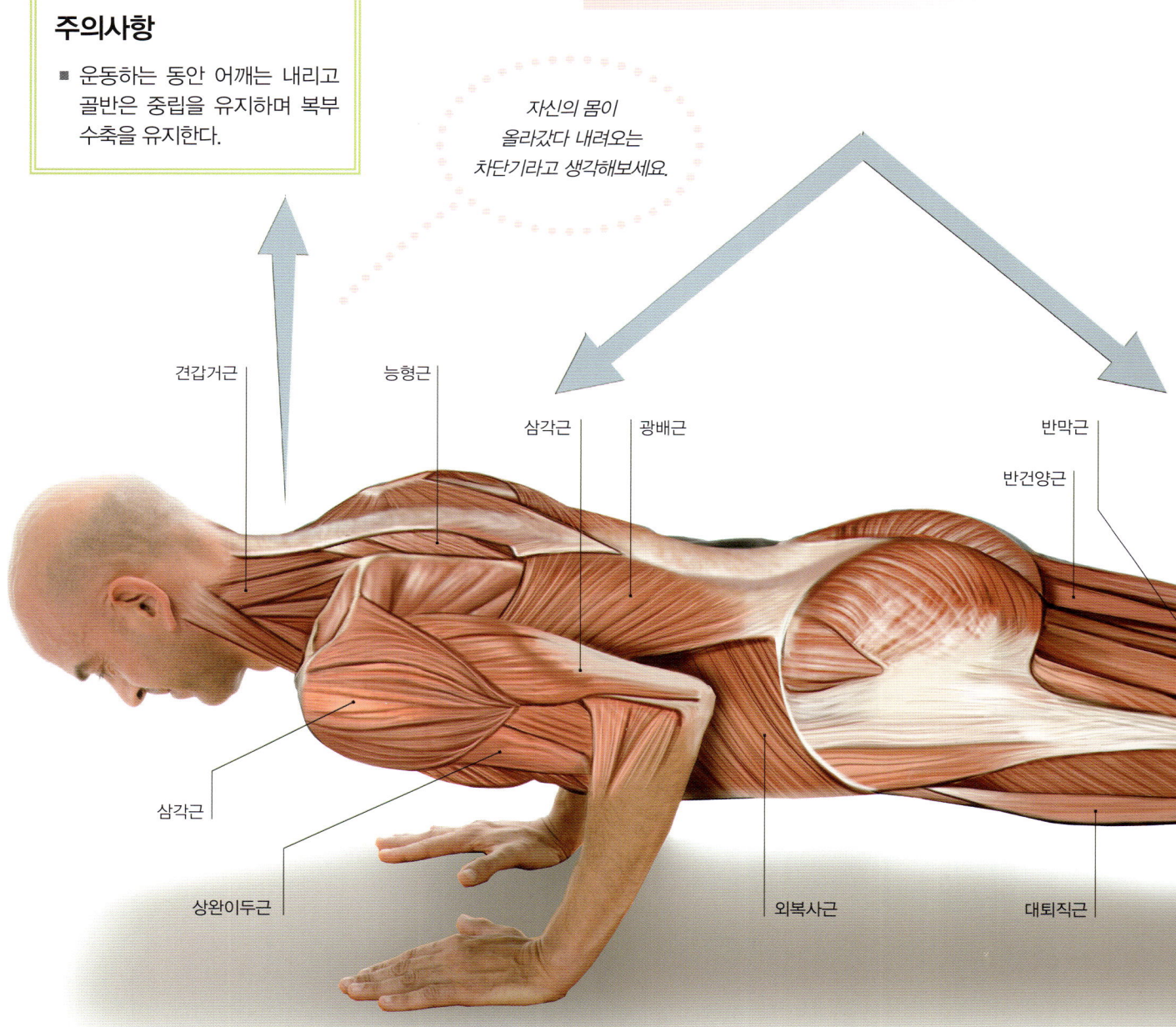

자신의 몸이 올라갔다 내려오는 차단기라고 생각해보세요.

견갑거근 / 능형근 / 삼각근 / 광배근 / 반막근 / 반건양근 / 삼각근 / 상완이두근 / 외복사근 / 대퇴직근

142 / 해부학과 필라테스

# (PUSH UP)

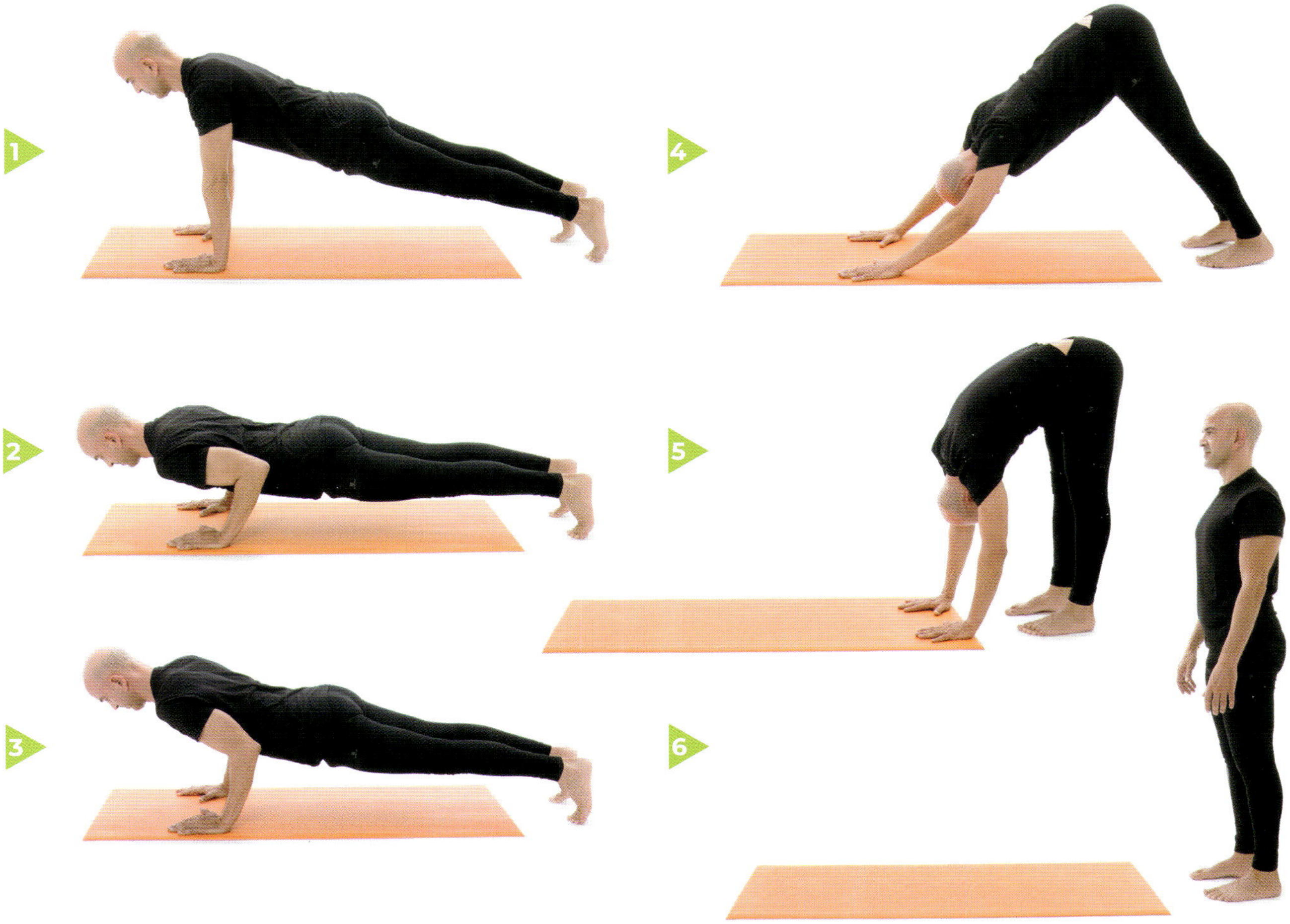

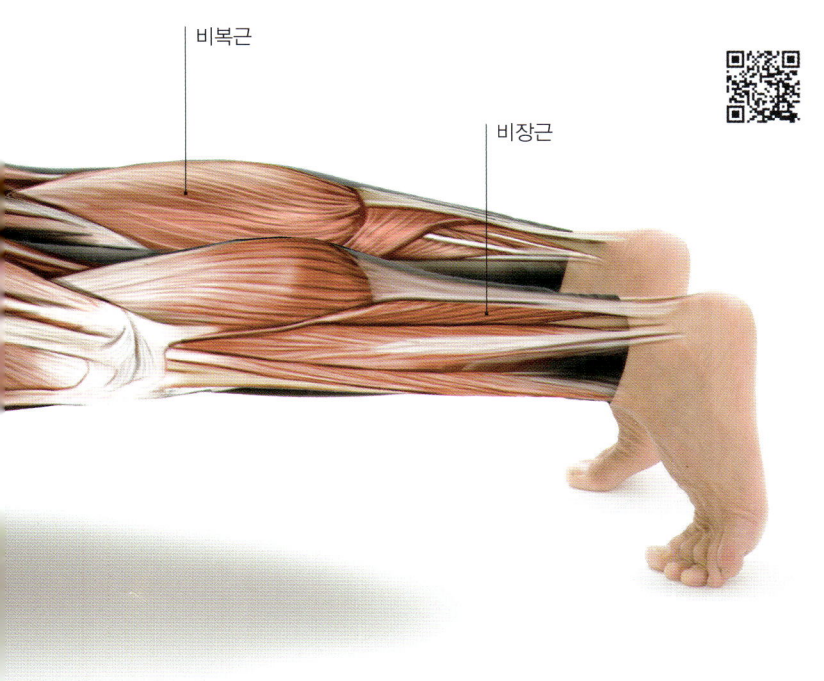

### 테크닉

1. 플랭크 자세에서 팔을 뻗어 비장근이 바닥과 수직이 되도록 한다.

2. 팔꿈치를 구부리며 숨을 들이마신다.

3. 팔꿈치를 늘리면서 숨을 내쉰다. 두세 번 반복한다.

4. 고관절을 구부리고 골반을 위로 올리며 등은 곧게 유지한다.

5. 손을 이용해 발 쪽을 향해 걸어간다.

6. 등을 구부리고 서있는 자세로 들어 올린다. 반복한다.

고급 운동

# 스완 다이빙

**필**라테스 운동을 구성하는 많은 원리를 포괄하는 어려운 운동이다.

## 목표
- 척추와 엉덩이의 신전근을 강화한다.
- 몸통의 안정성을 높인다.

### 주의사항
- 복부 수축은 요추를 보호한다.
- 몸을 아치 모양으로 하여 안정적으로 유지한다.
- 운동을 반복하는 동안 팔을 머리 양쪽에 둔다. 운동이 끝나면 팔을 시작 위치로 되돌린다.

## 근육 작용

**주근육**
척추기립근, 고관절 신전근

**골반 안정화**
복근

**척추 신전**
승모근, 견갑거근, 판상근, 후두하근, 척추 주위 근육, 요방형근

**골반 신전**
둔근, 햄스트링

**어깨 신전**
승모근, 전거근, 삼각근, 극상근

*자신의 몸이 아치 모양이라고 상상해보세요.*

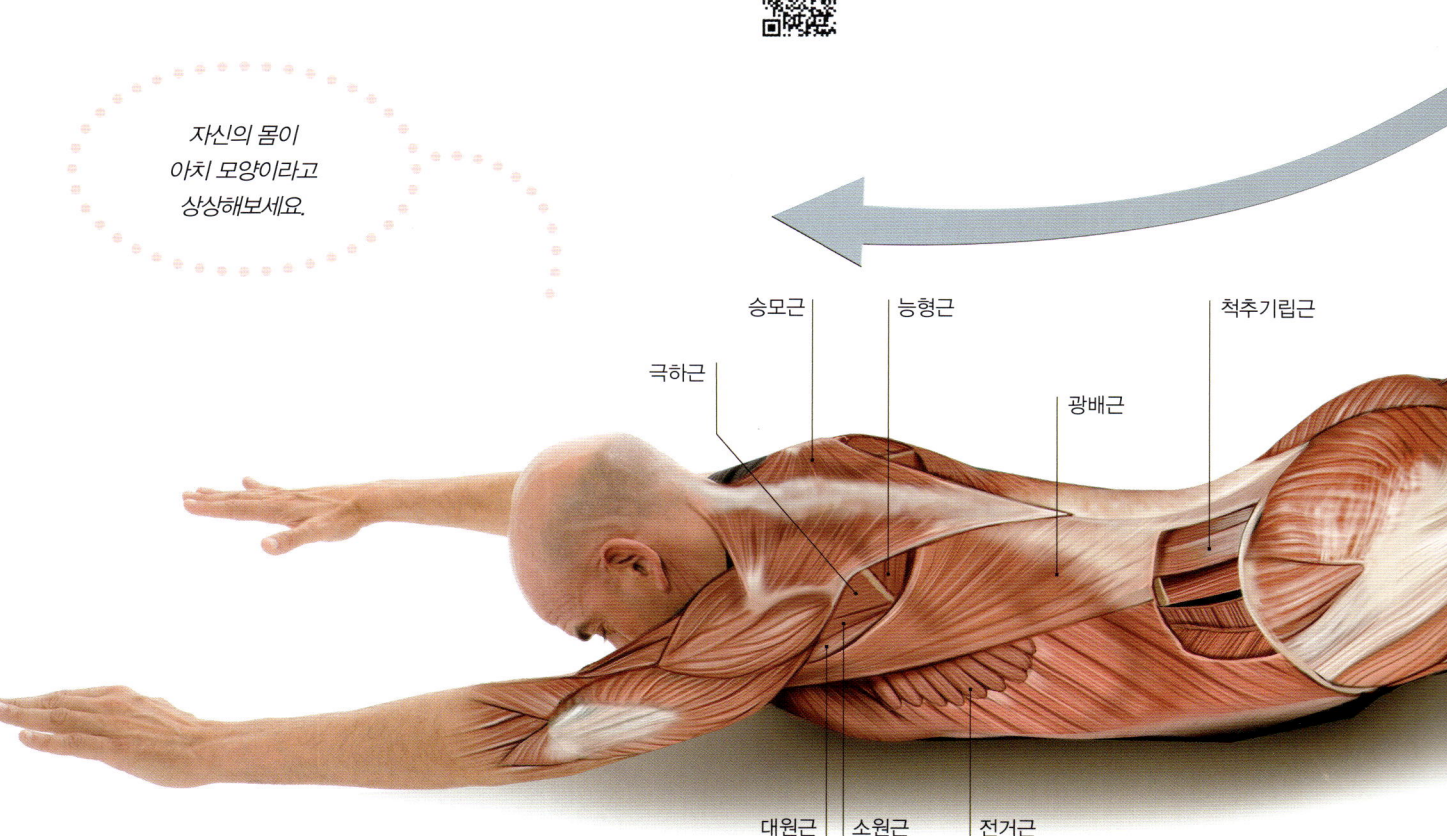

144 / 해부학과 필라테스

# (THE SWAN DIVING)

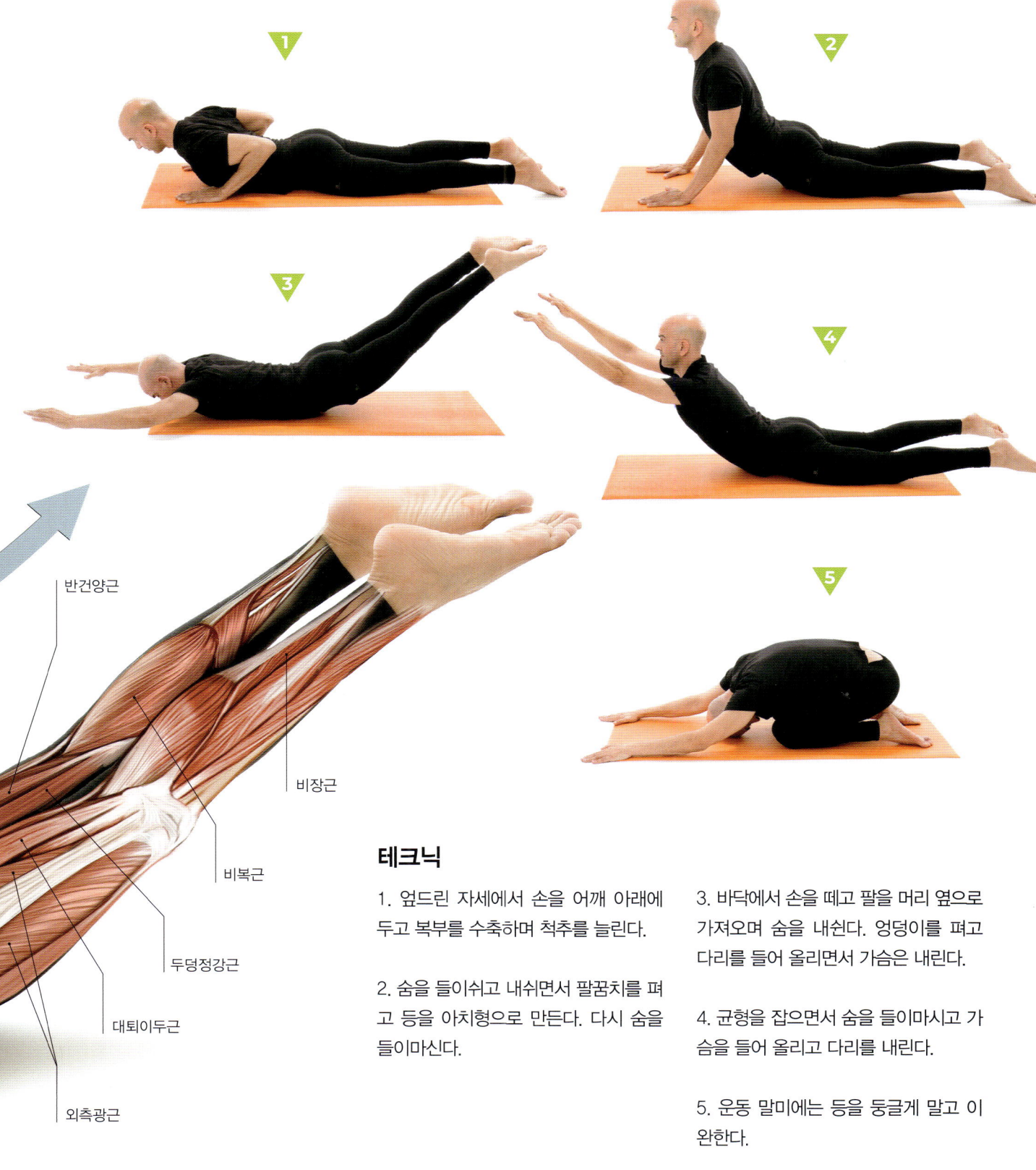

## 테크닉

1. 엎드린 자세에서 손을 어깨 아래에 두고 복부를 수축하며 척추를 늘린다.

2. 숨을 들이쉬고 내쉬면서 팔꿈치를 펴고 등을 아치형으로 만든다. 다시 숨을 들이마신다.

3. 바닥에서 손을 떼고 팔을 머리 옆으로 가져오며 숨을 내쉰다. 엉덩이를 펴고 다리를 들어 올리면서 가슴은 내린다.

4. 균형을 잡으면서 숨을 들이마시고 가슴을 들어 올리고 다리를 내린다.

5. 운동 말미에는 등을 둥글게 말고 이완한다.

고급 운동

# 닐링 사이드 킥

지지대의 강도를 올리며 난이도별로 이 운동을 수행한다.

## 목표

- 어깨와 몸통을 안정화시킨다.
- 엉덩이 가동성을 개선하고 엉덩이 주변 근육을 강화한다.

## 근육 작용

**주근육**
복근, 견갑골 주위 근육, 외전근, 고관절 굴곡근, 신전근

**척추 안정화**
복근

**어깨 안정화**
회전근개, 견갑골 주위 근육

**지지하는 다리의 안정화**
전체적인 고관절 근육의 등척성 수축

**고관절 외전**
중둔근, 소둔근(굴곡과 신전에도 참여)

**고관절 굴곡**
장요근, 대퇴직근, 대퇴근막장근, 봉공근

**고관절 신전**
대둔근, 햄스트링

고관절을 경첩이라고 생각해보세요.

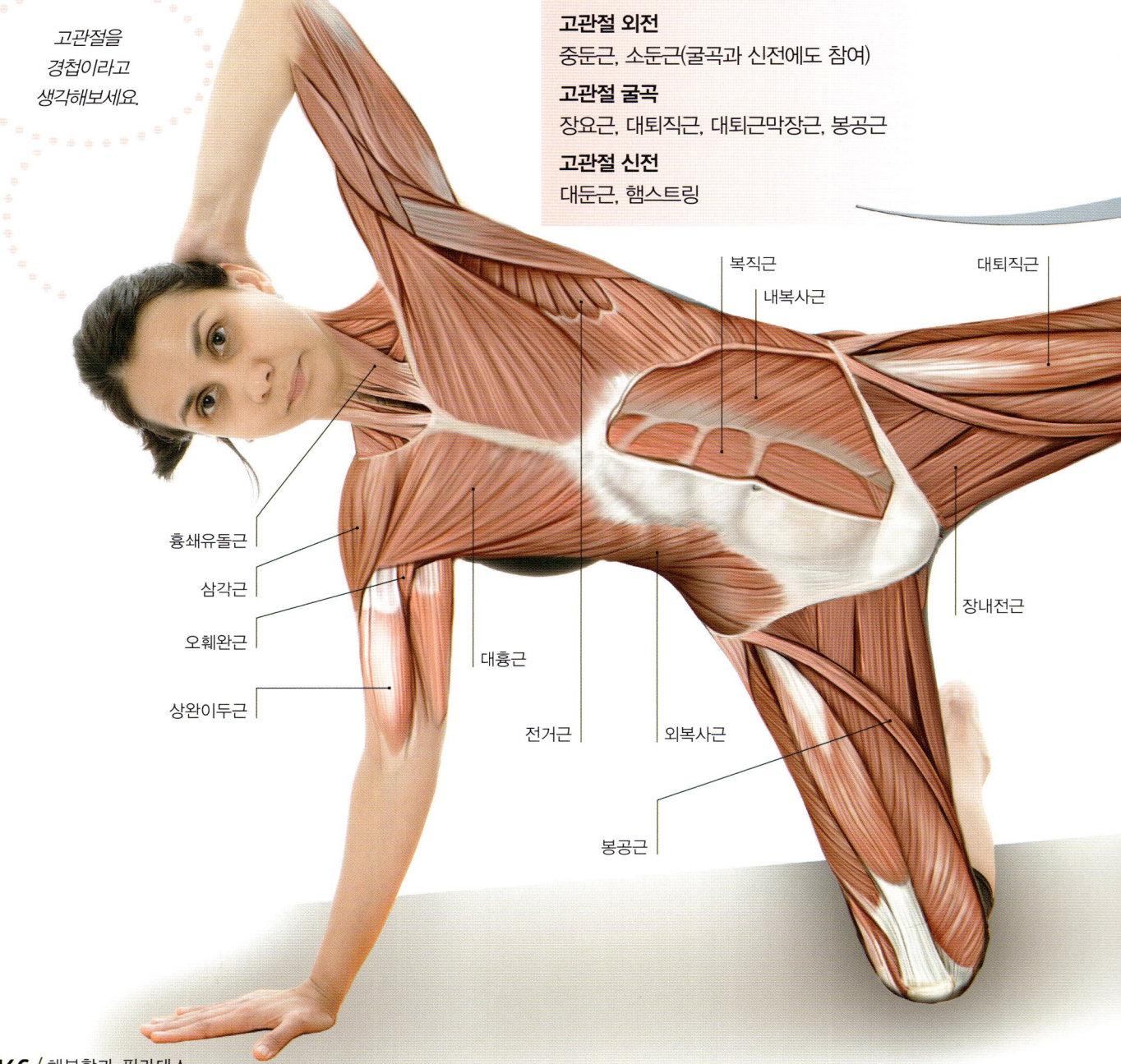

# (KNEELING SIDE KICK)

**테크닉**

1. 한 손과 무릎으로 지지하고, 다른 손은 머리 뒤로 두고, 위쪽 다리는 엉덩이 높이로 든다. 숨을 들이마신다.

2. 숨을 내쉴 때 다리를 앞으로 가져가며 뒤꿈치로 밀어낸다. 숨을 들이마신다.

3. 숨을 내쉬면서 발목을 굴곡했다가 펴면서 다리를 뒤로 가져온다.

4. 숨을 들이마시고 내쉬면서 고관절을 더 늘려준다.

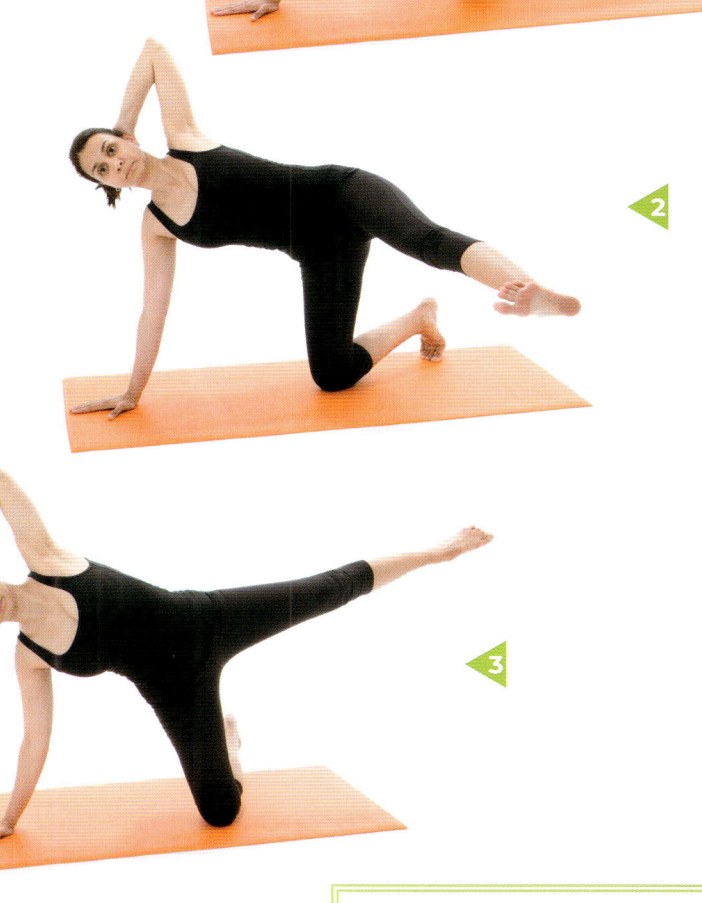

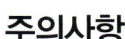

**주의사항**

- 골반을 중립으로 유지하고 경추 정렬을 유지한다.
- 체중을 분산하여 어깨를 안정화한다.
- 지지하는 손목이 아플 경우 손가락으로 바닥을 누르거나 주먹으로 바닥을 지지한다.

고급 운동

# 트위스트

**몸**통과 어깨 근육 전체를 강화하고 안정화시키는 운동이다.

## 목표
- 복사근과 어깨 관절을 안정화하는 근육을 강화한다.

### 주의사항
- 머리는 척추와 정렬한다.
- 체중은 한쪽 팔과 어깨 관절에만 실어야 한다.

## 근육 작용

**주근육**
복사근, 요방형근 및 어깨 안정화 근육

**어깨 안정화 근육**
회전근개, 견갑골 주변 근육

**측면 구부리기, 척추 비틀기**
복사근, 척추 주위 근육

**고관절 외전근**
중둔근, 소둔근, 대퇴근막장근

*자신의 몸이 하나의 아치라고 상상해보세요.*

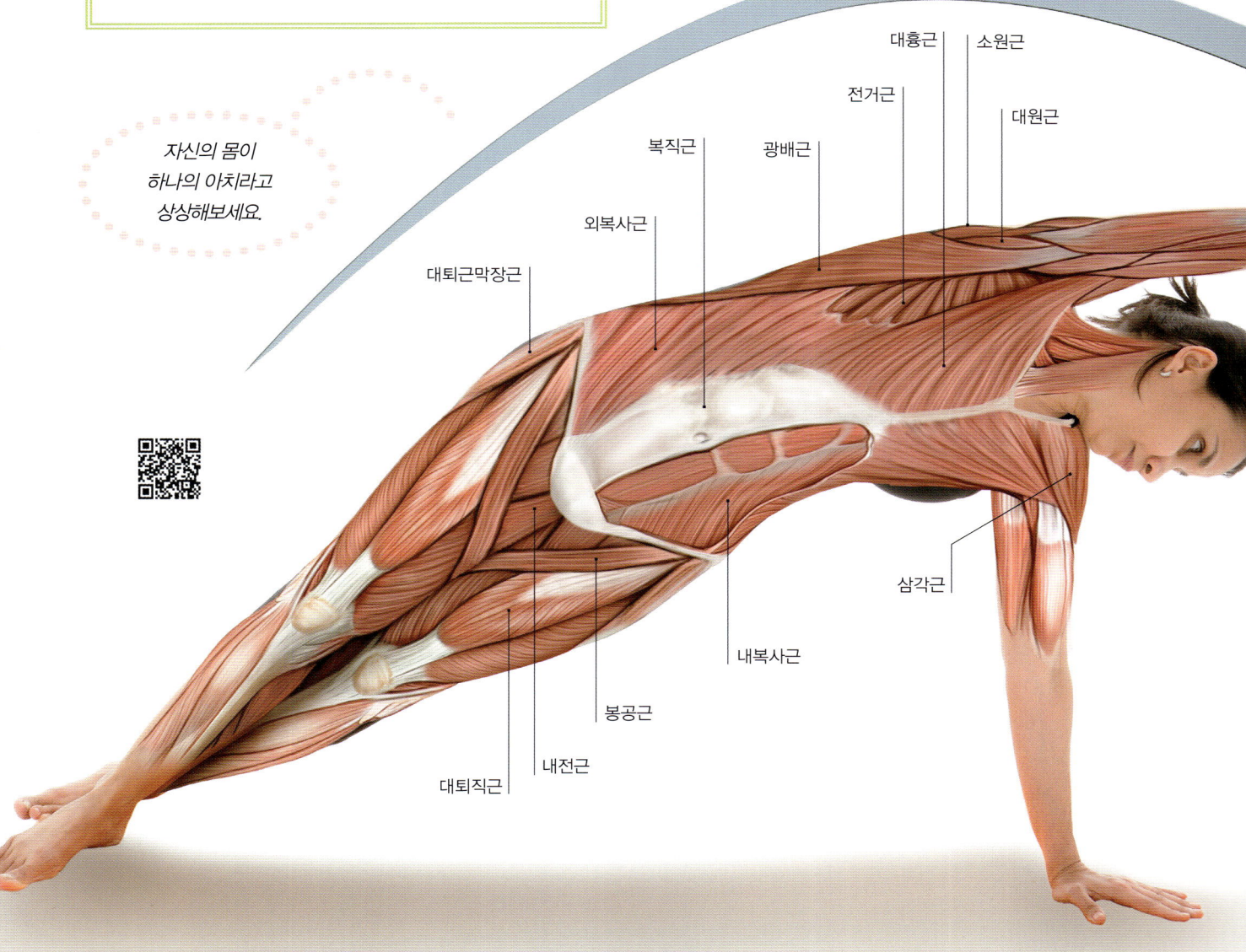

대흉근 · 소원근 · 전거근 · 대원근 · 복직근 · 광배근 · 외복사근 · 대퇴근막장근 · 삼각근 · 내복사근 · 봉공근 · 내전근 · 대퇴직근

# (THE TWIST)

**테크닉**

1. 앉은 자세에서 두 다리를 한쪽에 둔다. 한 손으로 몸을 지지하고 위쪽의 팔은 몸에 붙인다. 숨을 들이마신다.

2. 숨을 내쉬면서 골반과 팔이 십자 모양이 될 때까지 들어 올린다. 숨을 들이쉰다.

3. 숨을 내쉴 때 골반을 더 들어 올리고 위의 팔로 활을 그리며 머리 위로 가져온다.

4. 숨을 들이마시고 2번 위치로 돌아간다. 엉덩이는 움직이지 않은 채 시작 자세로 내려오며 숨을 내쉰다.

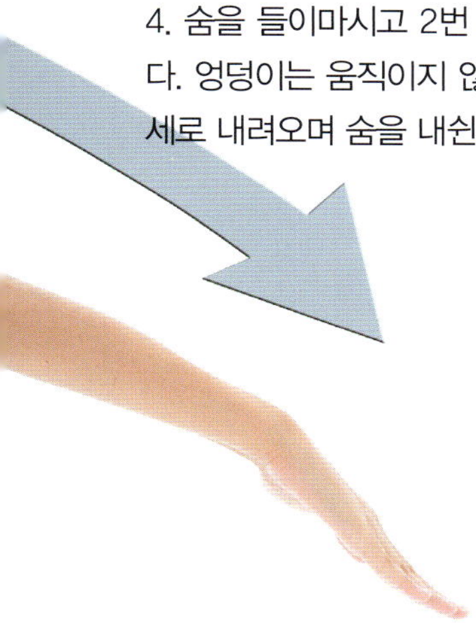

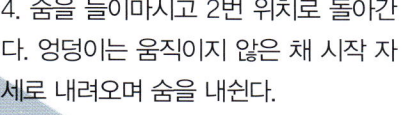

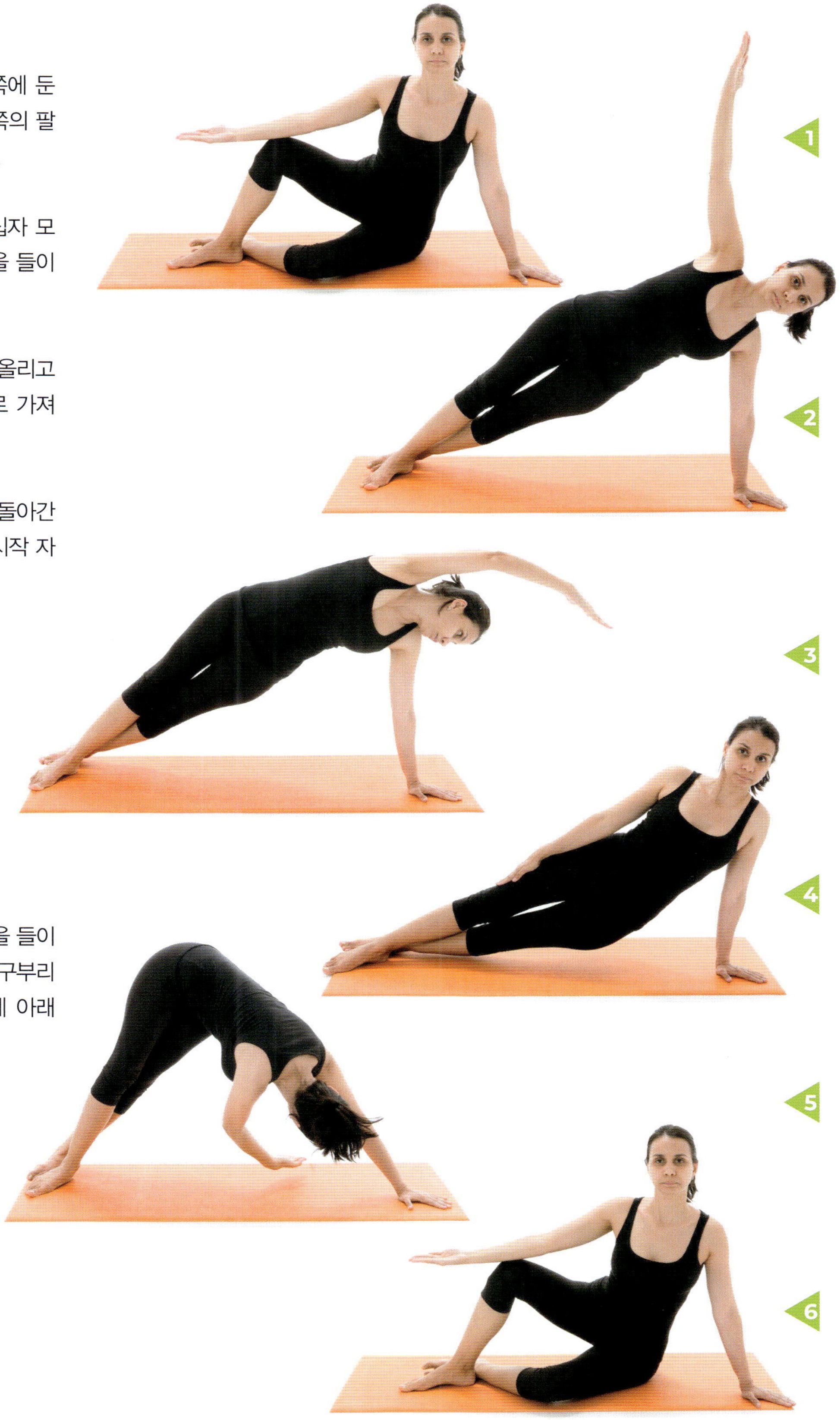

5. 다시 2번 위치로 돌아가며 숨을 들이마신다. 숨을 내쉴 때 고관절을 구부리고 척추를 회전하며 팔을 편하게 아래로 내린다.

6. 시작 자세로 돌아간다.

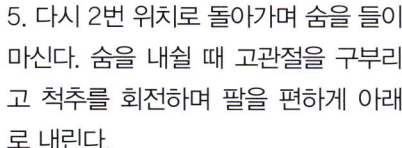

**필라테스 표**

# 기초 입문

이 책에서 다룬 모든 운동이 난이도에 따라 기초 입문, 초급 필라테스, 중급 필라테스, 고급 필라테스로 정리된 표에 요약되어 있다.

초급 동작을 마스터하면 중급, 그다음에는 고급 운동으로 넘어갈 수 있다. 난이도 순서를 따르는 것이 좋지만, 연습을 통해 자신의 한계나 필요에 따라 일부 동작을 다른 동작으로 대체하거나 고급 동작을 포함하여 점진적으로 자신만의 시퀀스를 만들 수 있다.

항상 호흡과 동작을 일치시키고, 느린 리듬으로 시작하여 연습을 통해 반복 횟수를 늘리거나 줄이면서 유동적인 전환을 통해 더욱 역동적인 동작을 만들어내도록 한다.

**슬라이딩 레그** 40–41쪽

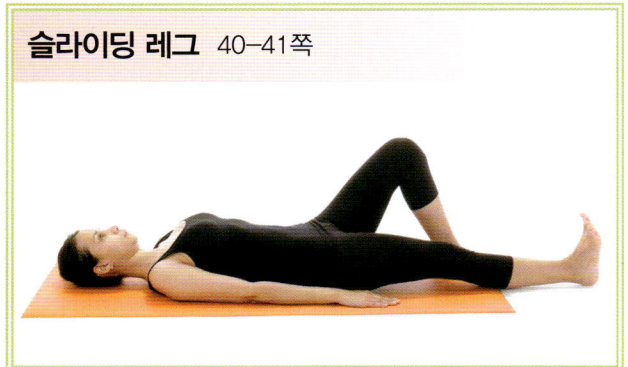

**힙 릴리즈** 42–43쪽

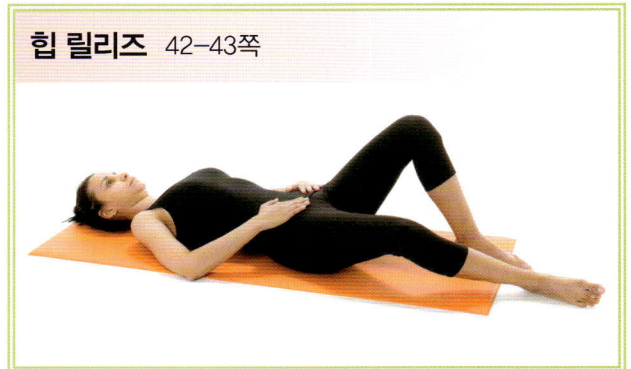

**레그 스윙** 44–45쪽

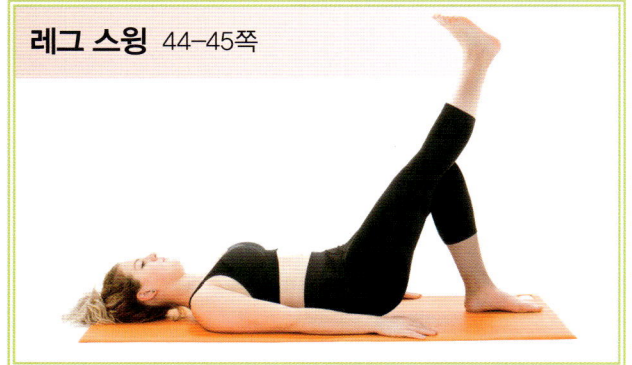

**싱글 레그 체인지** 46–47쪽

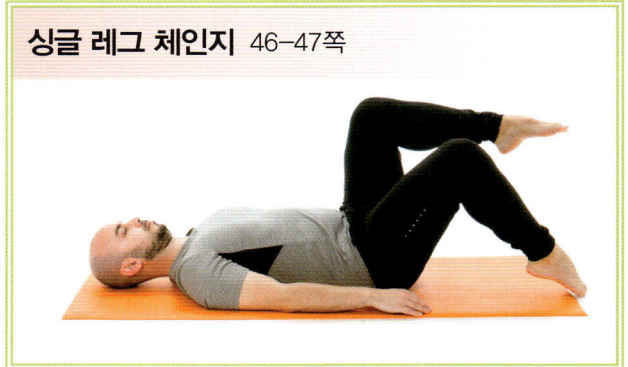

**체스트 리프트** 48–49쪽

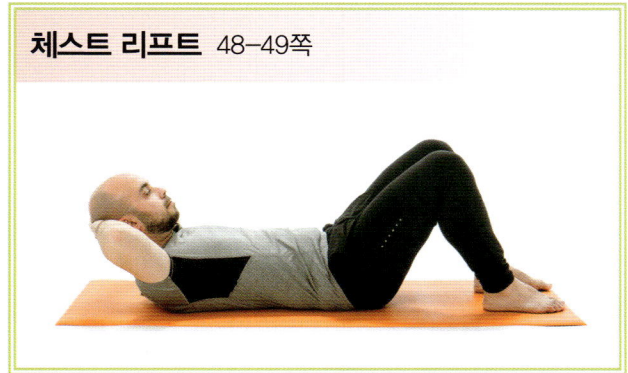

**오블리크** 50–51쪽

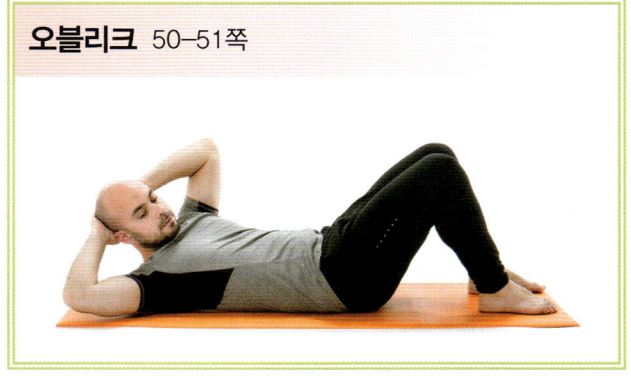

### 사이드 투 사이드 52–53쪽
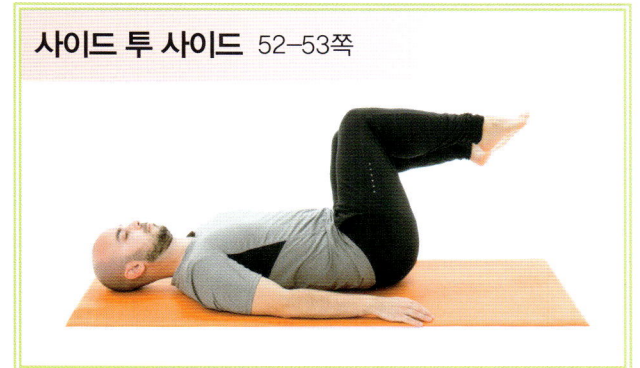

### 고양이 자세 54–54쪽
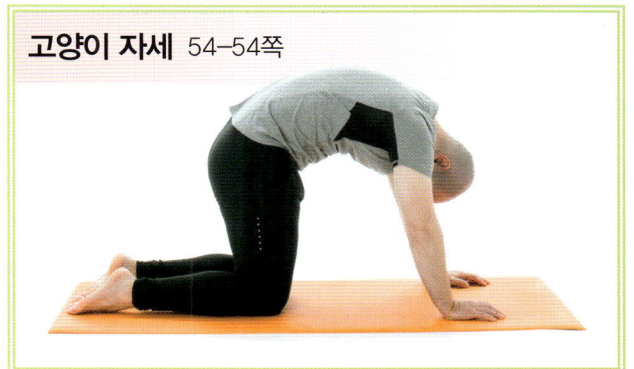

### 네 발 자세 56–57쪽
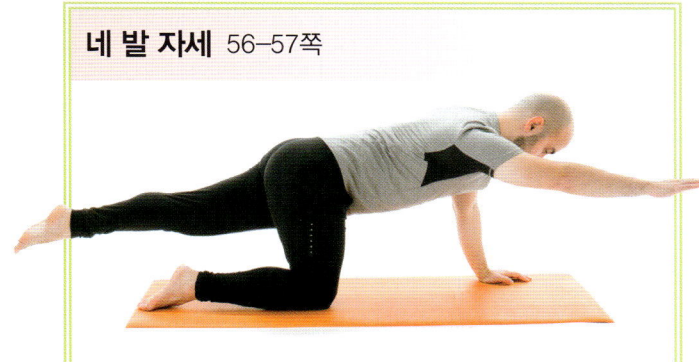

### 브릿지 58–59쪽
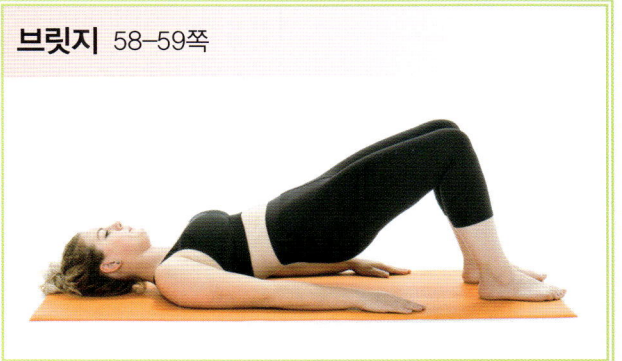

필라테스 표

# 초급

| | |
|---|---|
| 햄스트링 익스텐션 60–61쪽 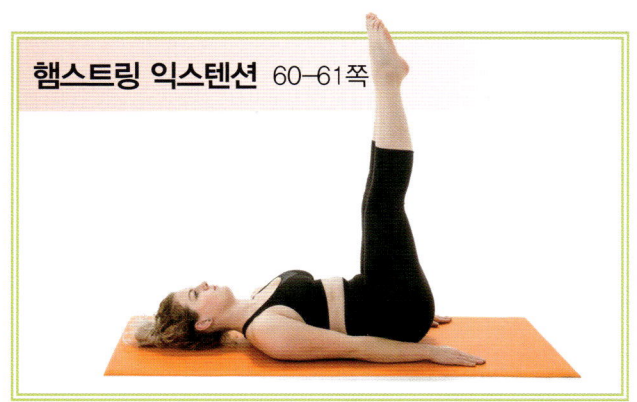 | 레그 서클 62–63쪽 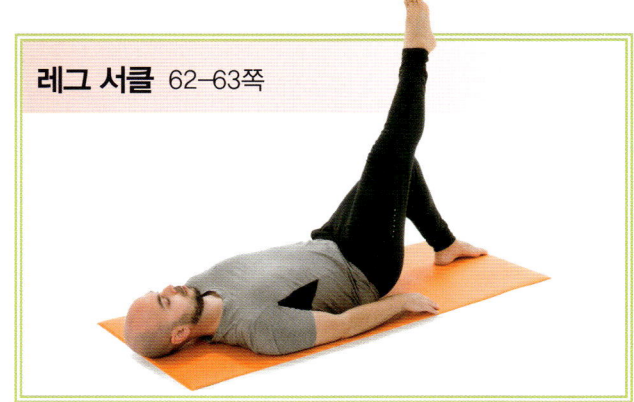 |
| 롤업 64–65쪽 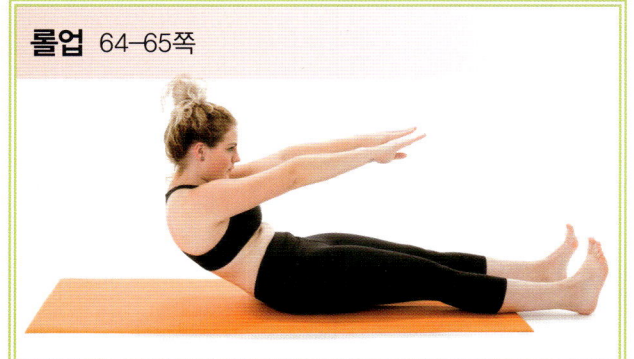 | 롤링 66–67쪽 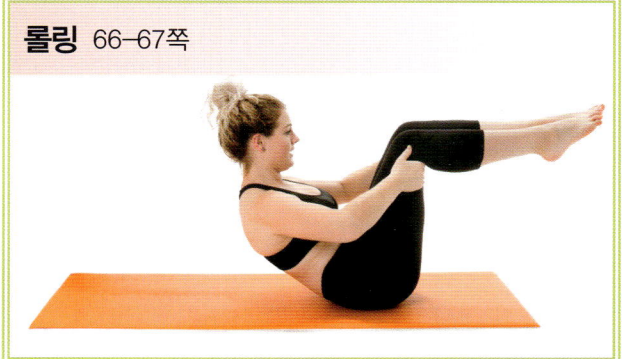 |
| 싱글 레그 스트레치 68–69쪽 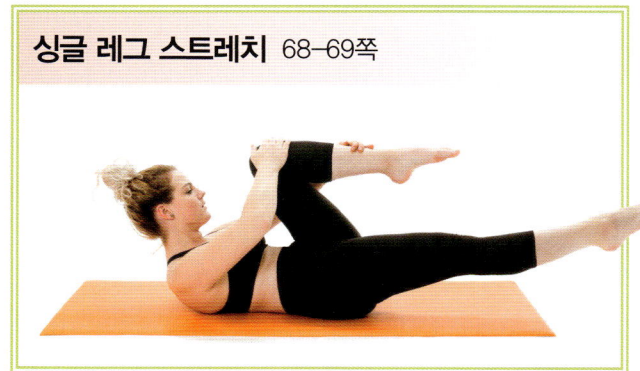 | 햄스트링 풀 70–71쪽 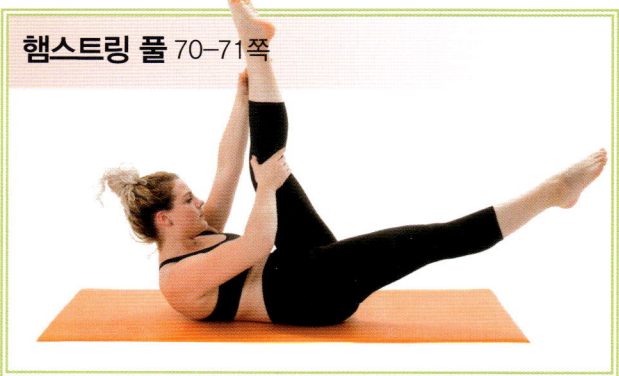 |
| 스파인 스트레치 72–73쪽 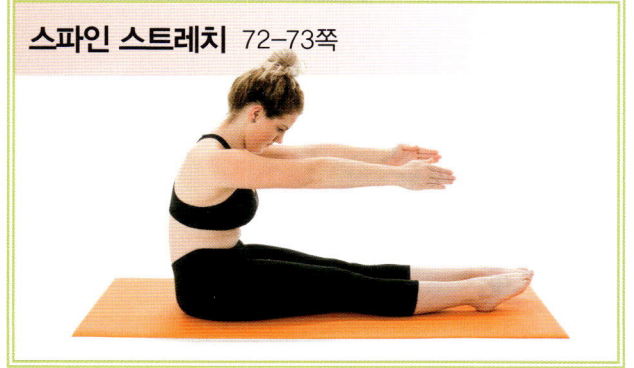 | |

## 스파인 트위스트 74-75쪽

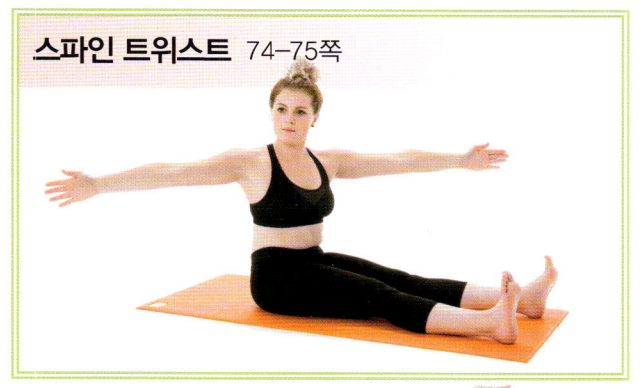

## 쏘우 76-77쪽

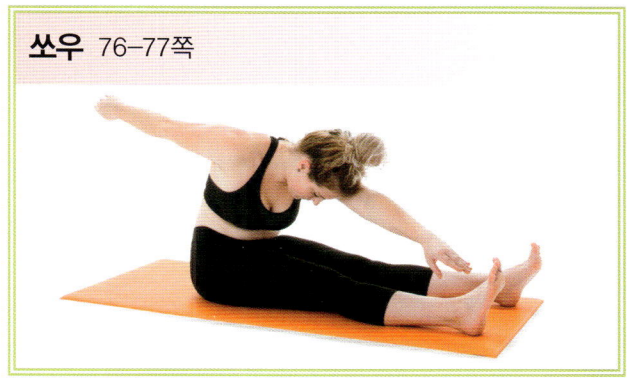

## 머메이드 78-79쪽

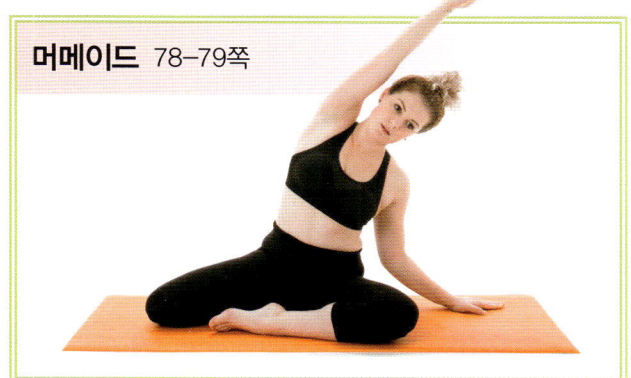

## 백 익스텐션 80-81쪽

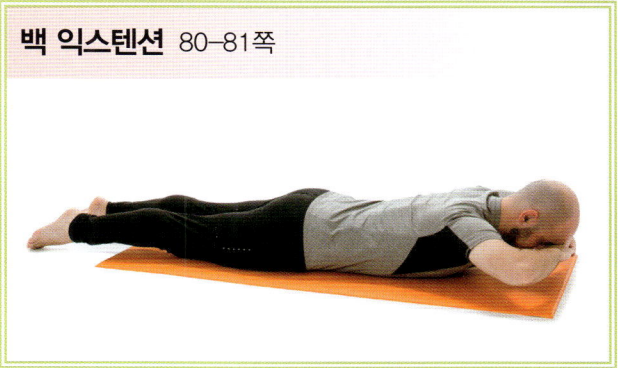

## 싱글 레그 킥 82-83쪽

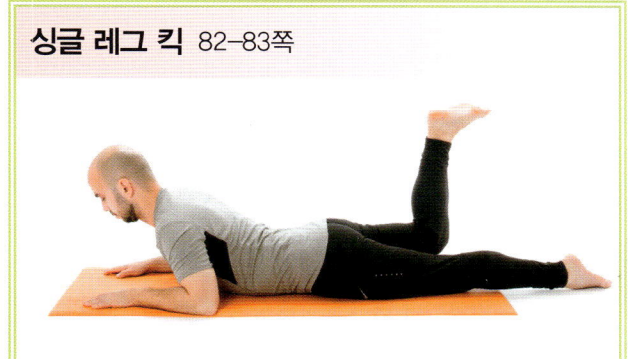

## 사이드 킥 시리즈 84-85쪽

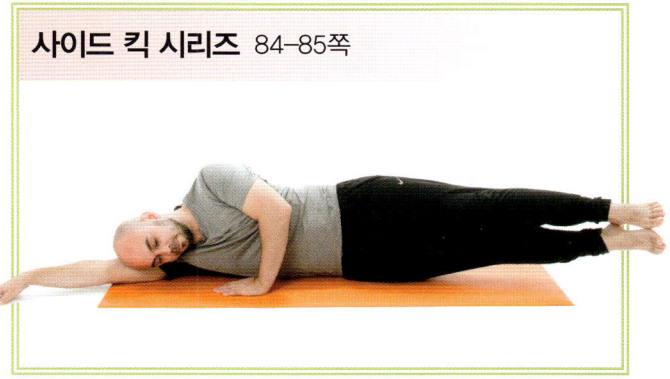

## 사이드 킥 시리즈 서클 86-87쪽

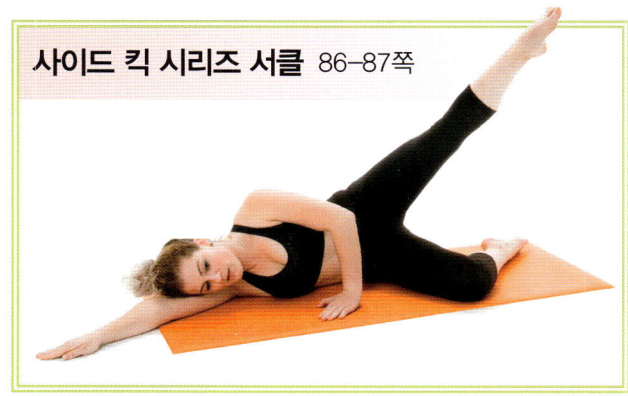

## 사이드 킥 시리즈 시저 88-89쪽

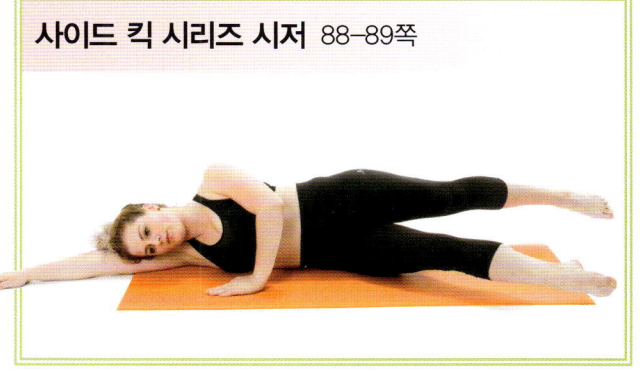

필라테스 표

# 중급

크리스크로스 90–91쪽
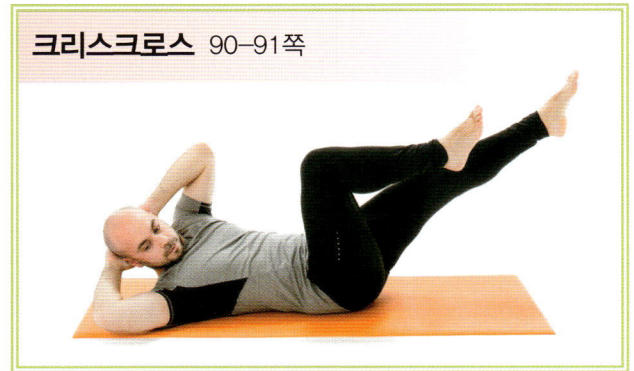

물개 92–93쪽
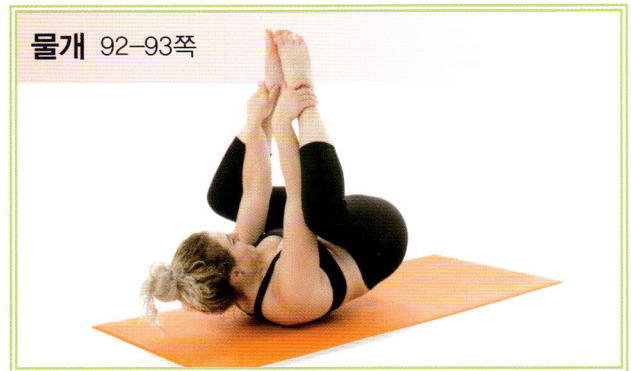

더블 레그 스트레치 94–95쪽
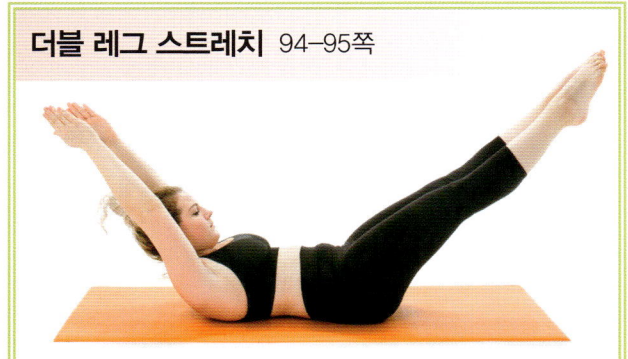

업 앤 다운 96–97쪽
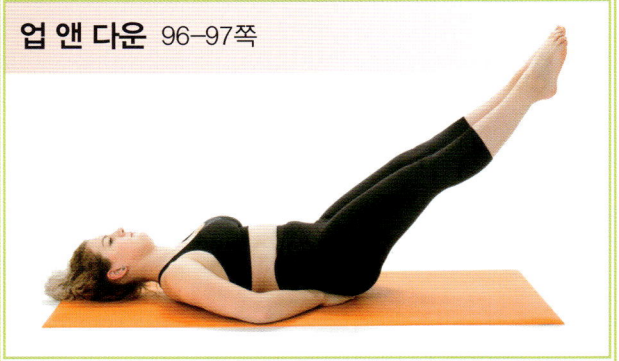

더블 레그 오프닝 + 익스텐션 98–99쪽
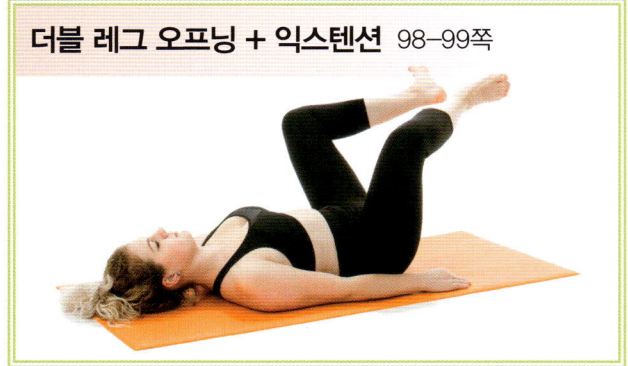

넥풀 100–101쪽
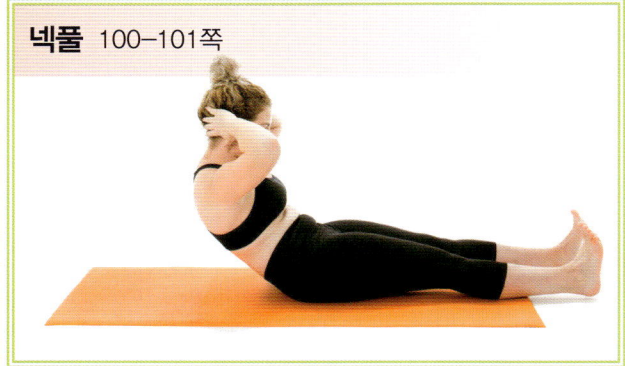

롤오버 102–103쪽
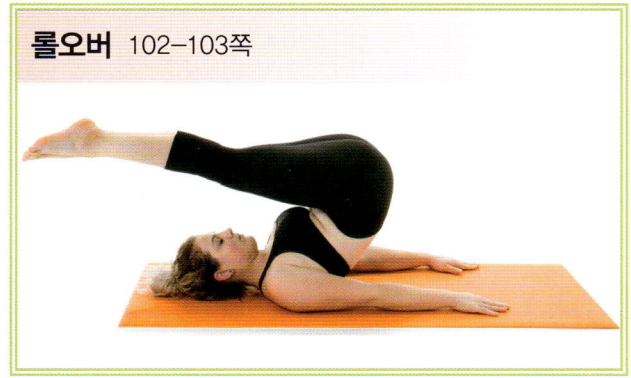

중급

**오픈 레그 라커** 104–105쪽

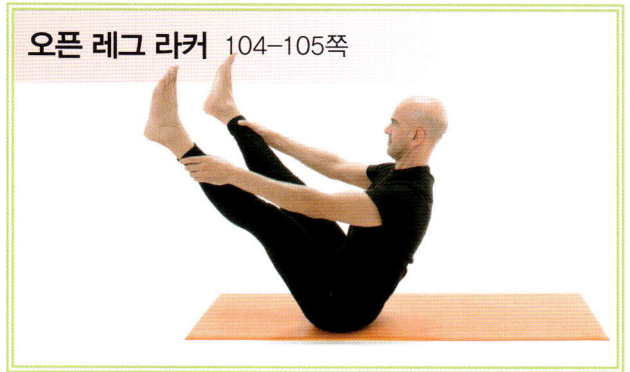

**크랩** 106–107쪽

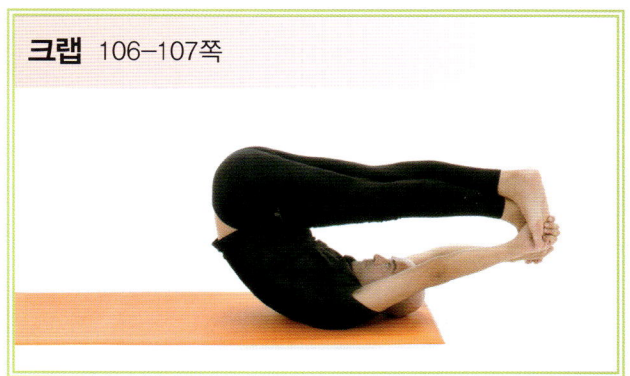

**더블 레그 킥** 108–109쪽

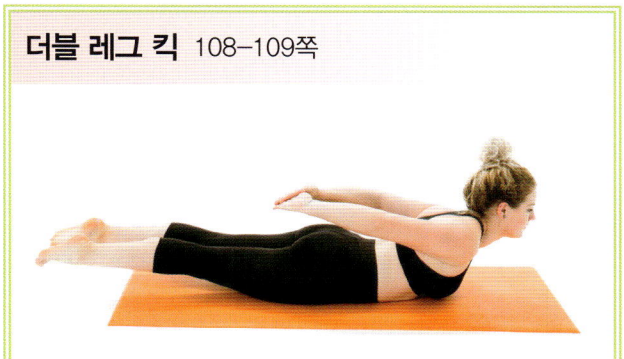

**스위밍** 110–111쪽

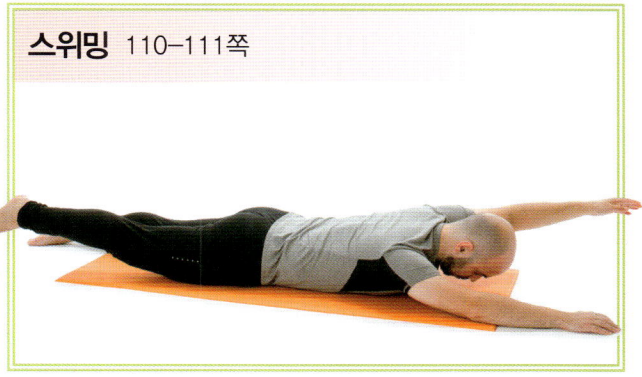

**암 서클: 엎드린 자세** 112–113쪽

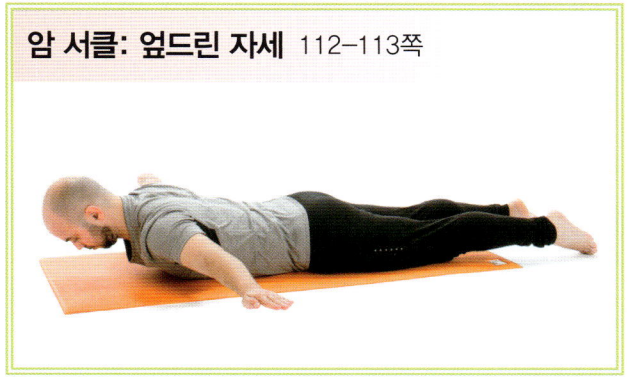

**사이드 킥** 114–115쪽

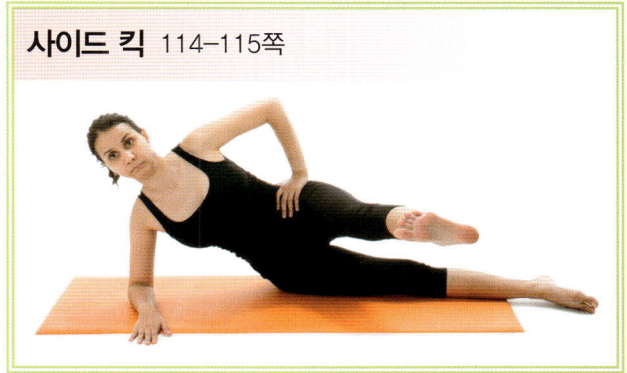

**레그 풀** 116–117쪽

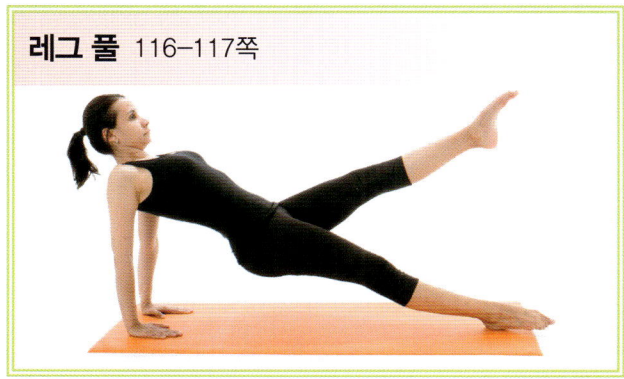

**힙 서클** 118–119쪽

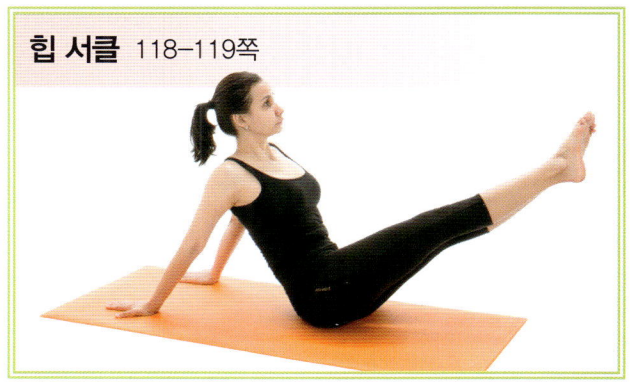

필라테스 표 / **155**

필라테스 표

# 고급

### 헌드레드 120-121쪽
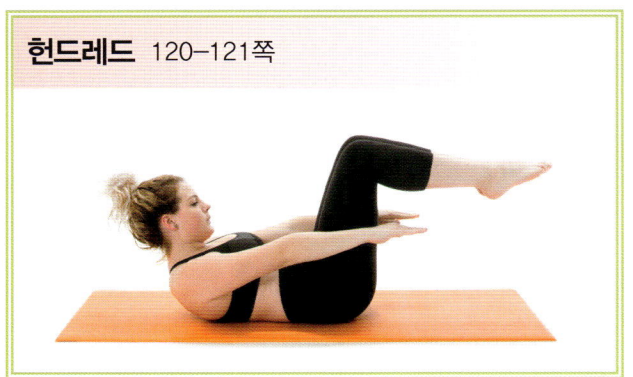

### 컨트롤 밸런스 122-123쪽
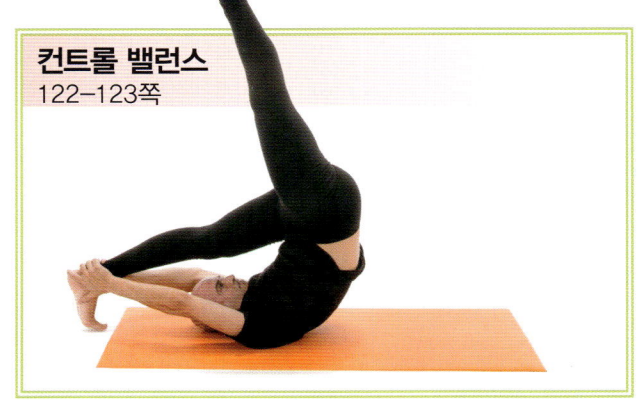

### 코르크스크루 124-125쪽
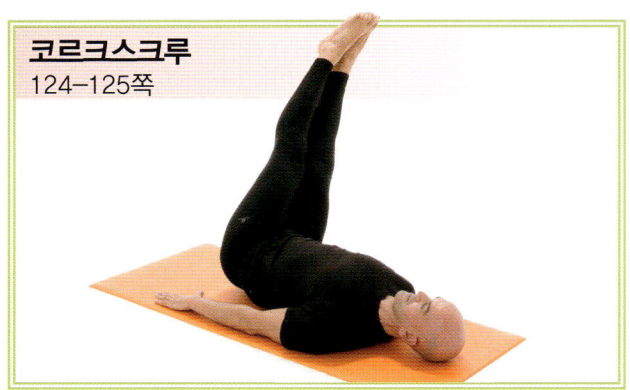

### 숄더 브릿지 126-127쪽
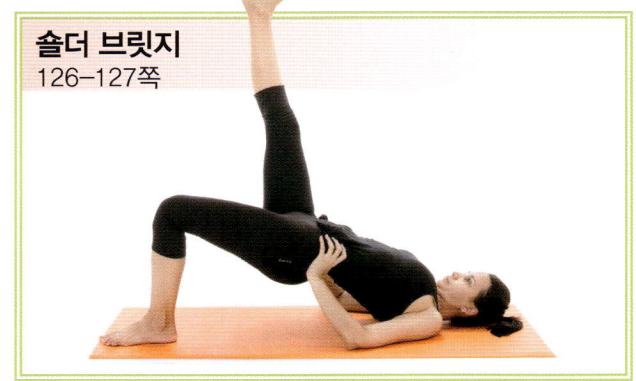

### 시저 128-129쪽
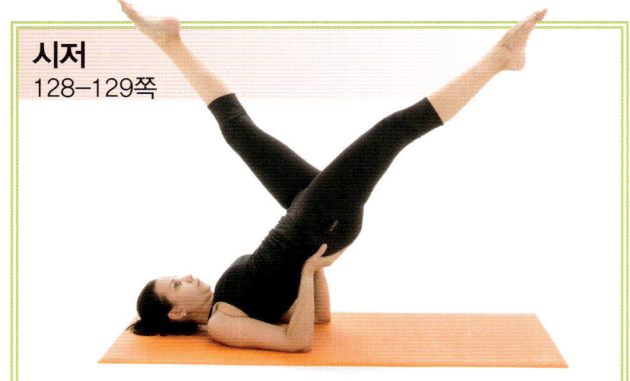

### 바이시클 130-131쪽
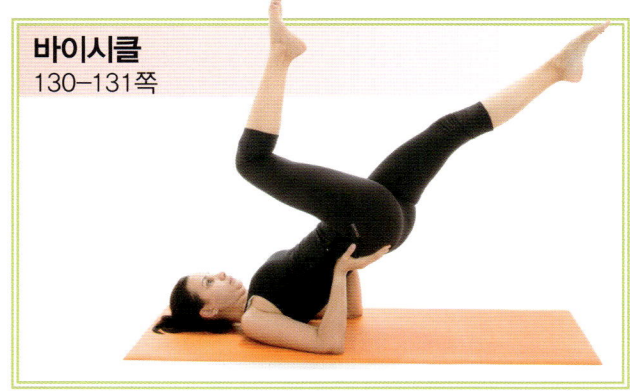

### 잭나이프 132-129쪽
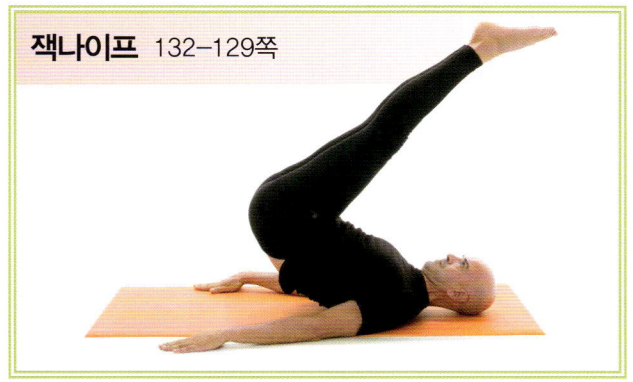

고급

**티저** 134-135쪽
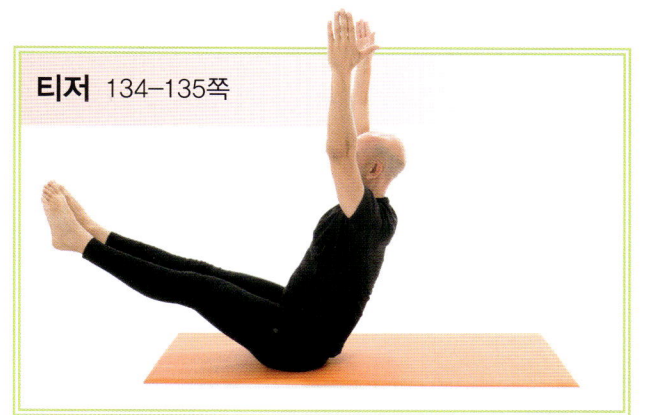

**부메랑** 136-137쪽
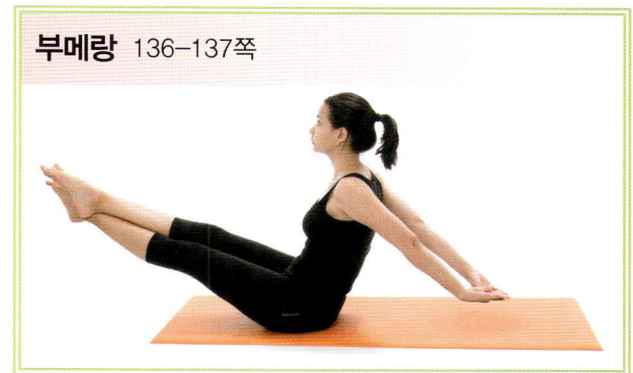

**밸런스: 엎드린 자세** 138-139쪽
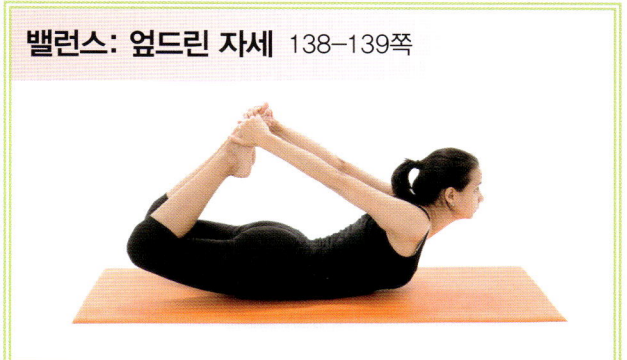

**레그 풀 프런트** 140-141쪽
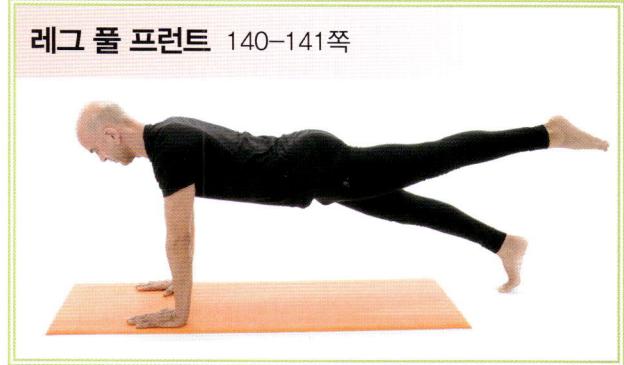

**푸시업** 142-143쪽
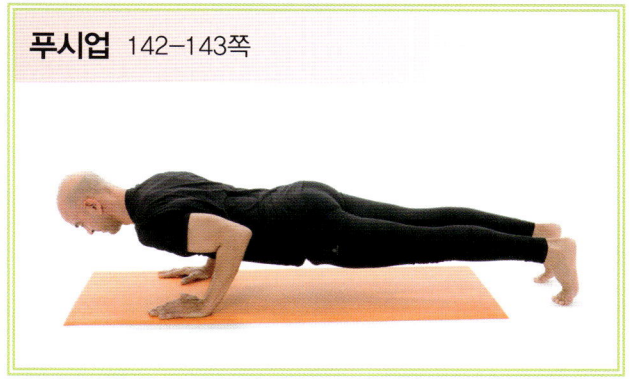

**스완 다이빙** 144-145쪽
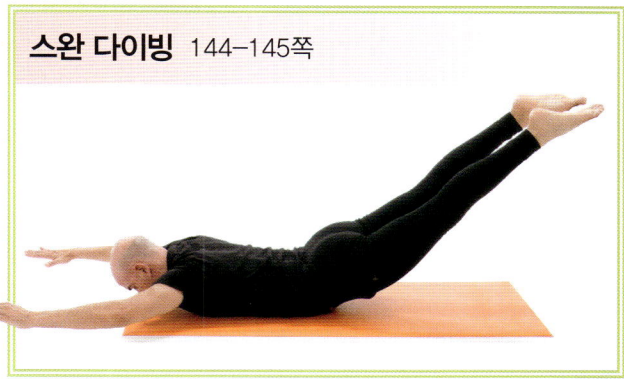

**닐링 사이드 킥** 146-147쪽
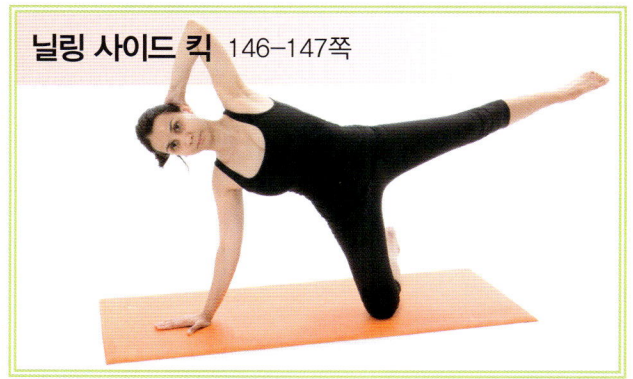

**트위스트** 148-149쪽
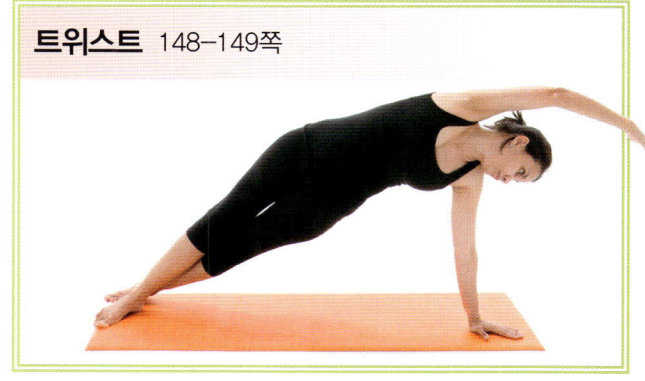

필라테스 표 / **157**

# 용어

### 외전
시상(전후)축을 중심으로 정면에서의 관절 움직임으로, 팔과 다리가 신체를 두 대칭 부분으로 나누는 가상의 중앙선에서 멀어지는 것을 의미한다.

### 내전
시상(전후)축을 중심으로 정면에서의 관절 움직임으로, 팔과 다리가 신체를 두 대칭 부분으로 나누는 가상의 중앙선에 가까워지는 것을 말한다.

### 골반 전방경사
골반의 전방 회전 움직임. 골반 중립 위치를 고려하면, 이 경우 앞쪽 장골뼈 상부가 치골보다 더 앞으로 나와있다. 이 움직임은 요추전만증을 증가시키고 과전만증으로 이어질 수 있다.

### 무호흡
일시적인 호흡 중단을 의미한다.

### 양측
몸의 양쪽에 영향을 미치는 것을 의미한다.

### 횡간근 복합체
척추관(횡돌기와 극돌기 사이)에 위치한 깊은 등 근육 복합체로, 기능은 척추의 확장 및 회전이다.

### 동심성 수축
근육이 짧아지는 수축 단계. 근육의 시작 부분과 끝 부분이 서로 가까워진다.

### 편심성 수축
긴장을 받으면서 근육이 길어지고 확장되는 수축의 단계. 근육의 시작 부분과 끝이 분리되어 있다(거리가 멀어짐).

### 등척성 수축
관절을 주어진 각도 또는 위치에 고정시키는 수축 단계. 근육의 시작과 끝 부분은 가까워지거나 멀어지지 않고 상대적인 위치를 유지한다.

### 반대쪽
신체의 반대쪽을 말한다.

### 옆으로 누운 자세
옆이나 측면으로 누워 있는 상태를 말한다.

### 엎드린 자세
머리를 옆으로 향하게 하여 엎드린 자세를 말한다.

### 누운 자세
등을 대고 누운 자세를 말한다.

### 후만증
흉추와 천골의 생리적 만곡으로, 후방으로 돌출된 볼록한 모양으로 관찰되며, 만곡이 휠 경우에는 '과후만증'이라고 한다.

### 관절 과신전
관절이 정상적인 신장 범위를 초과했을 때의 관절 위치. 과신전이 지속되면 관절을 안정시키는 캡슐과 인대가 비정상적으로 늘어나 관절이 불안정해지고 탈구 및 기타 부상의 위험이 높아질 수 있다.

### 과전만
척추전만증은 척추의 정상 또는 생리적 만곡으로, 부위에 따라 경추 또는 요추가 될 수 있으며 전방으로 오목하게 휘어진 것으로 관찰된다. 이 곡선이 증가하면 '과전만증'이라고 한다.

### 동측
신체의 같은 쪽을 의미한다.

### 회전근개
견갑골에서 시작하여 상완골을 감싸고 있는 4개의 근육으로 이루어진 부위이며 극상근, 극하근, 소원근 및 견갑하근을 지칭한다. 이름에서 알 수 있듯이 선회하는 부분이며 어깨의 능동 인대(능동 안정성)로 기능한다. 극상근은 외전근이기도 하다.

## 복근
복벽을 형성하는 근육 그룹으로 복직근, 내복사근, 외복사근, 복횡근, 요방형근 및 장요근을 지칭한다. 이 근육들은 몸통의 이동성과 안정성을 제공하고, 올바른 자세를 유지하고 팔다리를 움직일 수 있도록 하며, 균형과 호흡을 돕는다.

## 둔근
골반의 둔부 쪽에 위치한 근육으로 둔부 부위를 정의하는 것으로 대둔근, 중둔근, 소둔근이 있다. 이 근육은 활성화되는 섬유에 따라 굴곡-신전, 외회전-내회전, 외전 등의 다양한 움직임을 만들어낸다. 또한 엉덩이를 안정시키고 보행에 매우 중요한 역할을 한다.

## 견갑골 주위 근육
견갑골과 관련된 근육으로 견갑골과 어깨를 안정시키는 것이 일반적인 기능이다.

## 전척추근
후두골, 경추 및 상부 흉추의 앞쪽에 위치한 깊은 근육의 집합으로, 머리와 목을 구부리는 기능을 한다.

## 대퇴근막장근
골반의 전외측 부위(장골능선)와 허벅지의 근위 및 전외측에 위치한다. 장경인대를 통해 허벅지의 외전 및 내회전, 무릎의 굴곡을 만든다.

## 외전근
관절의 외전을 수행하는 근육이다.

## 내전근
관절의 내전을 수행하는 근육이다.

## 비복근
종아리(비장)에 위치하며, '하퇴 삼두근'으로 알려진 근육 중 가장 표층에 있는 근육이다. 주요 기능은 발목의 발바닥 굴곡을 만드는 것이며. 두 갈래(내측과 외측)로 이루어져 있고, 흔히 쌍둥이라고도 알려져 있다.

## 허벅지 뒤쪽 근육
허벅지 뒤쪽 구획의 근육으로 바깥쪽 근육인 대퇴이두근과 두 개의 안쪽 근육인 반건양근과 반막양근으로 구성된다. 좌골결절('좌골')에서 시작하여 다리 뼈(골반 부위)까지이며, 고관절 확장 및 무릎 굴곡 기능을 수행한다.

## 골반 및 엉덩이 근육
골반과 대전자 사이에 위치한 둔부 부위의 심부 근육. 고관절과 외회전에 안정성을 부여하는 것이 주요 기능이다.

## 골반 중립
골반의 생리학상 위치. 두 개의 전상장골극(ASIS)이 치골과 정렬되며 발생하는 자세.

## 네 발 자세
무릎을 꿇고 손바닥은 어깨 아래 바닥에 평평하게 놓고 무릎은 엉덩이 아래에 직각을 이루는 자세.

## 골반 후방 경사
골반의 후방 회전 움직임을 말한다. 골반 중립 자세를 고려했을 때, 이 경우 전산장골극은 치골보다 더 후방에 위치한다. 이러한 움직임은 요추전만증을 완화시키며, 직립 상태의 요추를 유지하게 한다.

# 역자 소개

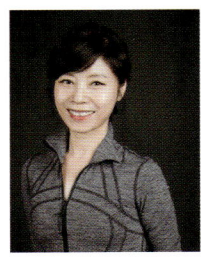

**윤숙향** (대표역자, 감수)
- 국민대학교 스포츠산업대학원 메디컬필라테스 전공 주임교수
- Polestar Pilates 한국 호스트 & 에듀케이터
- 자이로토닉/자이로키네시스 마스터 트레이너
- 주)에코밸런스 대표

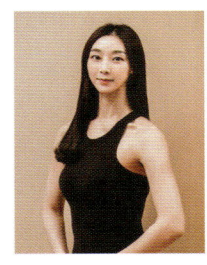

**심소연**
- 대한재활필라테스협회장
- 자이로토닉에코대구점 대표
- 대구보건대학교 스포츠재활학과 초빙교원
- 자이로토닉 프리트레이너

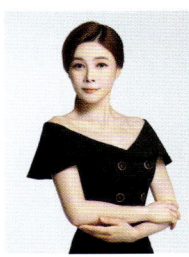

**박지윤**
- AIO Pilates 대표원장
- 경희대학교 체육학 박사
- 한국체육학회 필라테스위원회 전문위원

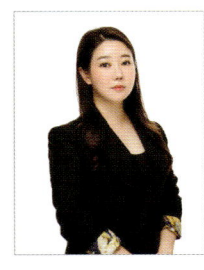

**전유범**
- 자이로토닉, 자이로키네시스 프리트레이너
- 폴스타필라테스 에듀케이터
- 자이로토닉에코 인천송도 대표
- IPEA 국제필라테스교육협회 교육이사

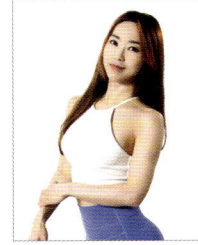

**박혜원**
- NPCA국제필라테스인증협회 협회장
- 리움필라테스 대표원장
- 신구대학교 스포츠재활과 외래교수
- 용인대학교 물리치료학 박사과정

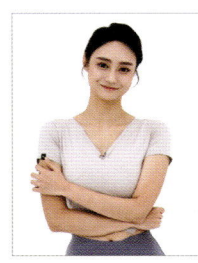

**최예지**
- 국가대표 사격선수, 한국체육대학교 스포츠의학 석사 수료
- KBS「그녀들의 여유만만」52회, 159회 출연
- 2020년 채널A「슬기로운 관절생활」출연
- 한국평생스포츠코칭협회 운영이사

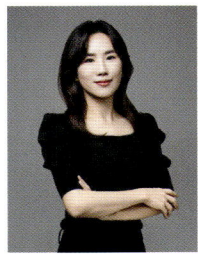

**손세인**
- 미국 Balanced body_Faculty Member
- 미국 Balanced body_CoreAlign Master
- 미국 ACSM-CPT / CET
- 한국체육대학교 석사

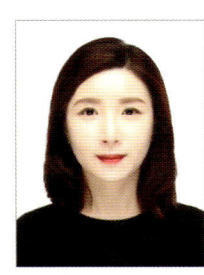

**현채원**
- 더노아필라테스 원장
- 경남정보대학교 외래교수
- 부산보건대학교 외래교수